U0198346

临床专科基础护理操作

LINCHUANG ZHUANKE JICHU HULI CAOZUO

主编

张举红　郑　霞　徐婷婷　吕洪清

韩艳玲　王　娜　李　婧　王红俊

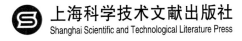

上海科学技术文献出版社

Shanghai Scientific and Technological Literature Press

图书在版编目（CIP）数据

临床专科基础护理操作 / 张举红等主编 .-- 上海：
上海科学技术文献出版社,2023
ISBN 978-7-5439-8910-8

Ⅰ.①临…　Ⅱ.①张…　Ⅲ.①护理学　Ⅳ.① R47

中国国家版本馆CIP数据核字（2023）第155442号

组稿编辑：张　树
责任编辑：苏密娅
封面设计：宗　宁

临床专科基础护理操作

LINCHUANG ZHUANKE JICHU HULI CAOZUO

主　　编：张举红　郑　霞　徐婷婷　吕洪清　韩艳玲　王　娜　李　婧　王红俊
出版发行：上海科学技术文献出版社
地　　址：上海市长乐路746号
邮政编码：200040
经　　销：全国新华书店
印　　刷：山东麦德森文化传媒有限公司
开　　本：787mm×1092mm　1/16
印　　张：18.5
字　　数：474千字
版　　次：2023年8月第1版　2023年8月第1次印刷
书　　号：ISBN 978-7-5439-8910-8
定　　价：198.00元

前　言

近年来,护理学在理论和实践方面均取得重大成就,充分显示了其作为一门独立专业学科的强大生命力。随着现代医学日新月异的发展,护理专业内涵的加深,使护理学面临着多元化的变更,从而加快了护理模式的转变,体现了以人为本的先进护理理念,推动了护理学新理论、新技术的发展。与此同时,伴随着护理模式的转变和整体护理观的确立,对护士的专科知识、技术水平、业务素质和人文素养等提出了更高的要求。为了能够使广大护理人员适应现代医学及护理学的发展,编者本着科学、严谨的态度,融入长期临床实践的经验积累及研究成果编写了《临床专科基础护理操作》一书。

本书通过参考众多中西方护理书籍与最新护理相关的研究成果,对临床基础护理技术和临床各科室常见疾病的护理内容进行重点阐述。不仅对各疾病的护理评估、常见护理问题、护理措施、护理评价及健康指导进行了全面地描述,而且包括了疾病的病因与发病机制、病理生理、临床表现、诊断与鉴别诊断、治疗及预后等内容。本书内容丰富,同时包含了较为全面的疾病护理知识与专业的实操技能指导,具有科学性、全面性和强指导性的特点,希望可以为从事护理及相关医学事业的工作者提供重要参考,为培养更多的医学护理人才做出突出贡献。

由于本书编者较多,编写风格不尽相同,加之学识水平及自身经验有限,书中存在的疏漏或不当之处,希望各位读者见谅,同时也欢迎各位读者在阅读过程中提出意见和建议。

《临床专科基础护理操作》编委会

2023 年 6 月

目　　录

第一章

临床护理技术

第一节 生命体征的观察与护理

生命体征是体温、脉搏、呼吸及血压的总称,是机体生命活动的客观反映,是评价生命活动状态的重要依据,也是护士评估患者身心状态的基本资料。

正常情况下,生命体征在一定范围内相对稳定,相互之间保持内在联系;当机体患病时,生命体征可发生不同程度的变化。护士通过对生命体征的观察,可以了解机体重要脏器的功能状态,了解疾病的发生、发展和转归,并为疾病预防、诊断、治疗和护理提供依据;同时,可以发现患者现存的或潜在的健康问题,以正确制订护理计划。因此,生命体征的测量及护理是临床护理工作的重要内容之一,也是护士应掌握的基本技能。

一、体温

体温由三大营养物质氧化分解而产生。50%以上迅速转化为热能,50%贮存于 ATP 内,供机体利用,最终仍转化为热能散发到体外。正常人体的温度是由大脑皮质和丘脑下部体温调节中枢所调节(下丘脑前区为散热中枢,下丘脑后区为产热中枢),并通过神经、体液因素调节产热和散热过程,保持产热与散热的动态平衡,所以正常人有相对恒定的体温。

(一)正常体温及生理性变化

1.正常体温

通常说的体温是指机体内部的温度,即胸腔、腹腔、中枢神经的温度,又称体核温度,较高且稳定。皮肤温度称体壳温度。临床上通常用口温、肛温、腋温来代替体温。在这三个部位测得的温度接近身体内部的温度,且测量较为方便。三个部位测得的温度略有不同,口腔温度居中,直肠温度较高,腋下温度较低。同时在三个部位进行测量,其温度差一般不超过 1 ℃。这是由于血液在不断地流动,将热量很快地由温度较高处带往温度较低处,因而机体各部的温度一般差异不大。

体温的正常值不是一个具体的点,而是一个范围。机体各部位由于代谢率的不同,温度略有差异,常以口腔、直肠、腋下的平均温度为标准,个体体温可以较正常的平均温度增减 0.3～0.6 ℃,健康成人的平均温度波动范围见表 1-1。

表 1-1　健康成人不同部位温度的波动范围

部位	波动范围
口腔	36.2～37.0 ℃
直肠	36.5～37.5 ℃
腋窝	36.0～37.2 ℃

2.生理性变化

人的体温在一些因素的影响下,会出现生理性的变化,但这种体温的变化,往往是在正常范围内或是一闪而过的。

(1)时间:人的体温 24 小时内的变动在 0.5～1.5 ℃,一般清晨 2～6 时体温最低,下午 2～8 时体温最高。这种昼夜的节律波动,可能与人体活动代谢的相应周期性变化有关。如长期从事夜间工作的人员,可出现夜间体温上升、日间体温下降的现象。

(2)年龄:新生儿因体温调节中枢尚未发育完全,调节体温的能力差,体温易受环境温度影响而变化;儿童由于代谢率高,体温可略高于成人;老年人代谢率较低,血液循环变慢,加上活动量减少,因此体温偏低。

(3)性别:一般来说,女性比男性有较厚的皮下脂肪层,维持体热能力强,故女性体温较男性高约 0.3 ℃。并且女性的基础体温随月经周期出现规律变化,即月经来潮后逐渐下降,至排卵后,体温又逐渐上升。这种体温的规律性变化与血中孕激素及其代谢产物的变化相吻合。

(4)环境温度:在寒冷或炎热的环境下,机体的散热受到明显的抑制或加强,体温可暂时性地降低或升高。另外,气流、个体暴露的范围大小亦影响个体的体温。

(5)活动:任何需要耗力的活动,都使肌肉代谢增强,产热增加,可以使体温暂时性上升 1～2 ℃。

(6)饮食:进食的冷热可以暂时性地影响口腔温度,进食后,由于食物的特殊动力作用,可以使体温暂时性地升高 0.3 ℃左右。

另外,强烈的情绪反应、冷热的应用及个体的体温调节机制都对体温有影响,在测量体温的过程中要加以注意并能够做出解释。

3.产热与散热

(1)产热过程:机体产热过程是细胞新陈代谢的过程。人体通过化学方式产热,即食物氧化、骨骼肌运动、交感神经兴奋、甲状腺素分泌增多,以及体温升高均可提高新陈代谢率,而增加产热量。

(2)散热过程:机体通过物理方式进行散热。机体大部分的热量通过皮肤的辐射、传导、对流、蒸发来散发;一小部分的热量通过呼吸、尿、粪便而散发于体外。①辐射:是热由一个物体表面通过电磁波的形式传至另一个与它不接触物体表面的一种形式。在低温环境中,它是主要的散热方式,安静时的辐射散热所占的百分比较大,可达总热量的 60%。其散热量的多少与所接触物质的导热性能、接触面积和温差大小有关。②传导:是机体的热量直接传给同它接触的温度较低的物体的一种散热方法。③对流:是传导散热的特殊形式。是指通过气体或液体的流动来交换热量的一种散热方法。④蒸发:由液态转变成气态,同时带走大量热量的一种散热方法。当外界温度等于或高于皮肤温度时,蒸发就是人体唯一的散热形式。

(二)异常体温的观察

人体最高的耐受热为 40.6～41.4 ℃,低于 34 ℃或高于 43 ℃,则极少存活。升高至超过 41 ℃可引起永久性的脑损伤;高热持续在 42 ℃以上 24 小时常导致休克及严重并发症。所以对于体温过高或过低者应密切观察病情变化,不能有丝毫的松懈。

1.体温过高

体温过高又称发热,是由于各种原因使下丘脑体温调节中枢的调定点上移,产热增加而散热减少,导致体温升高超过正常范围。

(1)原因。①感染性:如病毒、细菌、真菌、螺旋体、立克次体、支原体、寄生虫等感染引起的发热,最多见。②非感染性:无菌性坏死物质的吸收引起的吸收热、变态反应性发热等。

(2)以口腔温度为例,按照发热的高低将发热分为如下几类。①低热:37.5～37.9 ℃。②中等热:38.0～38.9 ℃。③高热:39.0～40.9 ℃。④超高热:41 ℃及以上。

(3)发热过程:发热的过程常依疾病在体内的发展情况而定,一般分为三个阶段。①体温上升期:特点是产热大于散热。主要表现为皮肤苍白、干燥无汗,患者畏寒、疲乏,体温升高,有时伴寒战。方式为骤升和渐升。骤升指体温在数小时内升至高峰,如肺炎球菌导致的肺炎;渐升指体温在数小时内逐渐上升,数天内达高峰,如伤寒。②高热持续期:特点是产热和散热在较高水平上趋于平衡。主要表现为体温居高不下,皮肤潮红,呼吸加深加快,脉搏增快并有头痛、食欲缺乏、恶心、呕吐、口干、尿量减少等症状,甚至惊厥、谵妄。③体温下降期:特点是散热增加,产热趋于正常,体温逐渐恢复至正常水平。主要表现为大量出汗、皮肤潮湿、温度降低。老年人易出现血压下降、脉搏细速、四肢厥冷等循环衰竭的症状。方式为骤降和渐降。骤降指体温在数小时内降至正常,如大叶性肺炎、疟疾;渐降指体温在数天内降至正常,如伤寒、风湿热。

(4)热型:将不同时间测得的体温绘制在体温单上,互相连接就构成体温曲线。各种体温曲线形状称为热型。有些发热性疾病有特殊的热型,通过观察体温曲线可协助诊断。但需注意,药物的应用可使热型变得不典型。常见的热型如下。①稽留热:体温持续在 39～40 ℃,达数天或数周,24 小时波动范围不超过 1 ℃。常见于大叶性肺炎、伤寒等急性感染性疾病的极期。②弛张热:体温在 39 ℃以上,24 小时体温波动幅度可超过 2 ℃,但最低温度仍高于正常水平。常见于化脓性感染、败血症、浸润性肺结核等疾病。③间歇热:体温骤然升高达高峰后,持续数小时又迅速降至正常,经过一天或数天间歇后,体温又突然升高,如此有规律地反复发作,常见于疟疾。④不规则热:发热不规律,持续时间不定。常见于流行性感冒、肿瘤等疾病引起的发热。

2.体温过低

体温过低是指由于各种原因引起的产热减少或散热增加,导致体温低于正常范围,称为体温过低。当体温低于 35 ℃时,称为体温不升。体温过低的原因如下:

(1)体温调节中枢发育未成熟:如早产儿、新生儿。

(2)疾病或创伤:见于失血性休克、极度衰竭等患者。

(3)药物中毒。

(三)体温异常的护理

1.体温过高

降温措施有物理降温、药物降温及针刺降温。

(1)观察病情:加强对生命体征的观察,定时测量体温,一般每天测温 4 次,高热患者应每 4 小时测温一次,待体温恢复正常 3 天后,改为每天 1～2 次,同时观察脉搏、呼吸、血压、意识状态的变化;及时了解各种有关检查结果及治疗护理后病情好转还是恶化。

(2)饮食护理:①补充高蛋白、高热量、高维生素、易消化的流质或半流质饮食,如粥、鸡蛋羹、面片汤、青菜、新鲜果汁等。②多饮水,每天补充液量3 000 mL,必要时给予静脉点滴,以保证摄入量。

由于高热时,热量消耗增加,全身代谢率加快,蛋白质、维生素的消耗量增加,水分丢失增多,同时消化液分泌减少,胃肠蠕动减弱,所以宜及时补充水分和营养。

(3)使患者舒适:①安置舒适的体位让患者卧床休息,同时调整室温和避免噪声。②口腔护理:每天早、晚刷牙,饭前、饭后漱口,不能自理者,可行特殊口腔护理。由于发热患者唾液分泌减少,口腔黏膜干燥,机体抵抗力下降,极易引起口腔炎、口腔溃疡,因此口腔护理可预防口腔及咽部细菌繁殖。③皮肤护理:发热患者退热期出汗较多,此时应及时擦干汗液并更换衣裤和大单等,以保持皮肤的清洁和干燥,防止皮肤继发性感染。

(4)心理调护:注意患者的心理状态,对体温的变化给予合理的解释,以缓解患者紧张和焦虑的情绪。

2.体温过低

(1)保暖:①给患者加盖衣被、毛毯、电热毯等或放置热水袋,注意小儿、老人、昏迷者,热水袋温度不宜过高,以防烫伤。②暖箱适用于体重小于2 500 g,胎龄不足35周的早产儿、低体重儿。

(2)给予热饮。

(3)监测生命体征:每小时测体温1次,直至恢复正常且保持稳定,同时观察脉搏、呼吸、血压、意识的变化。

(4)设法提高室温:以22~24 ℃为宜。

(5)积极宣教:教会患者避免导致体温过低的方法。

(四)测量体温的技术

1.体温计的种类及构造

(1)水银体温计:水银体温计又称玻璃体温计,是最常用的最普通的体温计。它是一种外标刻度为红线的真空玻璃毛细管。其刻度范围为35~42 ℃,每小格0.1 ℃,在37 ℃刻度处以红线标记,以示醒目。体温计一端贮存水银,当水银遇热膨胀后沿毛细管上升;因毛细管下端和水银槽之间有一凹陷,所以水银柱遇冷不致下降,以便检视温度。

根据测量部位的不同可将体温计分为口表、肛表、腋表。口表的水银端呈圆柱形,较细长;肛表的水银端呈梨形,较粗短,适合插入肛门;腋表的水银端呈扁平鸭嘴形。临床上口表可代替腋表使用。

(2)其他:如电子体温计、感温胶片、可弃式化学体温计等。

2.测体温的方法

(1)目的:通过测量体温,了解患者的一般情况及疾病的发生、发展规律,为诊断、预防、治疗提供依据。

(2)用物准备:①测温盘内备体温计(水银柱甩至35 ℃以下)、秒表、纱布、笔、记录本。②若测肛温,另备润滑油、棉签、手套、卫生纸、屏风。

(3)操作步骤:洗手、戴口罩,备齐用物,携至床旁;核对患者并解释目的;协助患者取舒适卧位;根据病情选择合适的测温方法。①测腋温:擦干汗液,将体温计放在患者腋窝,紧贴皮肤屈肘臂过胸,夹紧体温计。测量 10 分钟后,取出体温计用纱布擦拭。②测口温法:嘱患者张口,将口表汞柱端放于舌下热窝。嘱患者闭嘴用鼻呼吸,勿用牙咬体温计。测量时间 3～5 分钟。嘱患者张口,取出口表,用纱布擦拭。③测肛温法:协助患者取合适卧位,露出臀部。润滑肛表前端,戴手套用手垫卫生纸分开臀部,轻轻插入肛表 3～4 cm。测量时间 3～5 分钟。用卫生纸擦拭肛表。④检视读数,放体温计盒内,记录。⑤整理床单位。⑥洗手,绘制体温于体温单上。⑦消毒用过的体温计。

(4)注意事项:①测温前应注意有无影响体温波动的因素存在,如 30 分钟内有无进食、剧烈活动、冷热敷、坐浴等。②体温值如与病情不符,应重复测量。③腋下有创伤、手术或消瘦夹不紧体温计者不宜测腋温;腹泻、肛门手术、心肌梗死的患者禁测肛温;精神异常、昏迷、婴幼儿等不能合作者及口鼻疾病或张口呼吸者禁测口温;进热食或面颊部热敷者,应间隔 30 分钟后再测口温。④对小儿、重症患者测温时,护士应守护在旁。⑤测口温时,如不慎咬破体温计,应立即清除玻璃碎屑,以免损伤口腔黏膜;口服蛋清或牛奶,以保护消化道黏膜并延缓汞的吸收;病情允许者,进食粗纤维食物,以加快汞的排出。

3.体温计的消毒与检查

(1)体温计的消毒:为防止测体温引起的交叉感染,保证体温计清洁,用过的体温计应消毒。先将体温计分类浸泡于含氯消毒液/乙醇内 30 分钟后取出,再用冷开水冲洗擦干,放入清洁容器中备用。集体测温后的体温计,用后全部浸泡于消毒液中。①5 分钟后取出用清水冲净,擦干后放入另一消毒液容器中进行第二次浸泡,半小时后取出用清水冲净,擦干后放入清洁容器中备用。②消毒液的容器及清洁体温计的容器每周进行 2 次高压蒸汽灭菌消毒,消毒液每天更换一次,若有污染随时消毒。③传染病患者应设专人体温计,单独消毒。

(2)体温计的检查:在使用新的体温计前,或定期消毒体温计后,应对体温计进行校对,以检查其准确性。将全部体温计的水银柱甩至 35 ℃以下,同一时间放入已测好的 40 ℃水内,3 分钟后取出检视。若体温计之间相差0.2 ℃以上或体温计上有裂痕者,取出不用。

二、脉搏

(一)正常脉搏及生理性变化

1.正常脉搏

随着心脏节律性收缩和舒张,动脉内的压力也发生周期性的波动,这种周期性的压力变化可引起动脉血管发生扩张与回缩的搏动,这种搏动在浅表的动脉可触摸到,临床简称为脉搏。正常人的脉搏节律均匀、规则,间隔时间相等,每搏强弱相同且有一定的弹性,每分钟搏动的次数为60～100 次(即脉率)。脉搏通常与心率一致,是心率的指标。

2.生理性变化

脉率受许多生理性因素影响而发生一定范围的波动。

(1)年龄:一般新生儿、幼儿的脉率较成人快。

(2)性别:同龄女性比男性快。

(3)情绪:兴奋、恐惧、发怒时脉率增快,忧郁时则慢。

(4)活动:一般人运动、进食后脉率会加快;休息、禁食则相反。

(5)药物:兴奋剂可使脉搏增快,镇静剂、洋地黄类药物可使脉搏减慢。

(二)异常脉搏的观察

1.脉率异常

(1)速脉:成人脉率在安静状态下大于100次/分,又称为心动过速。见于高热、甲状腺功能亢进(甲亢,由于代谢率增加而使脉率增快)、贫血或失血等患者。正常人可有窦性心动过速,为一过性的生理现象。

(2)缓脉:成人脉率在安静状态下低于60次/分,又称心动过缓。颅内压增高、病窦综合征、二度以上房室传导阻滞,或服用某些药物,如地高辛、普尼拉明、利血平、普萘洛尔等可出现缓脉。正常人可有生理性窦性心动过缓,多见于运动员。

2.脉律异常

脉搏的搏动不规则,间隔时间时长时短,称为脉律异常。

(1)间歇脉:在一系列正常均匀的脉搏中出现一次提前而较弱的脉搏,其后有一较正常延长的间歇(即代偿性间歇),亦称期前收缩。见于各种心脏病或洋地黄中毒的患者;正常人在过度疲劳、精神兴奋、体位改变时也偶尔出现间歇脉。

(2)脉搏短绌:同一单位时间内脉率少于心率。绌脉是由于心肌收缩力强弱不等,有些心排血量少的搏动可发出心音,但不能引起周围血管搏动,导致脉率少于心率。特点:脉律完全不规则、心率快慢不一、心音强弱不等。多见于心房纤颤者。

3.强弱异常

(1)洪脉:当心排血量增加,血管充盈度和脉压较大时,脉搏强大有力,称洪脉。见于高热、甲状腺功能亢进、主动脉关闭不全等患者,运动后、情绪激动时也常触到洪脉。

(2)细脉:当心排血量减少,动脉充盈度降低时,脉搏细弱无力,扣之如细丝,称细脉或丝脉。见于大出血、主动脉瓣狭窄和休克、全身衰竭的患者,是一种危险的脉象。

(3)交替脉:节律正常而强弱交替时出现的脉搏,称为交替脉。交替脉是左心室衰竭的重要体征。常见于高血压性心脏病、急性心肌梗死、主动脉关闭不全等患者。

(4)水冲脉:脉搏骤起骤落,有如洪水冲涌,故名水冲脉,主要见于主动脉关闭不全、动脉导管未闭、甲亢、严重贫血患者,检查方法是将患者前臂抬高过头,检查者用手紧握患者手腕掌面,可明显感知。

(5)奇脉:在吸气时脉搏明显减弱或消失为奇脉。其产生主要与吸气时,左心室的搏出量减少有关。常见于心包腔积液、缩窄性心包炎等患者,是心脏压塞的重要体征之一。

4.动脉壁异常

由于动脉壁弹性减弱,动脉变得迂曲不光滑,有条索感,如按在琴弦上,多见于动脉硬化的患者。

(三)测量脉搏的技术

1.部位

临床上常在靠近骨骼的动脉测量脉搏。最常用最方便的是桡动脉,患者也乐于接受。其次为颞动脉、颈动脉、肱动脉、腘动脉、足背动脉和股动脉等。如怀疑患者心搏骤停或休克时,应选择大动脉为诊脉点,如颈动脉、股动脉。

2.测脉搏的方法

(1)目的:通过测量脉搏,可间接了解心脏的情况,观察相关疾病发生、发展规律,为诊断、治疗提供依据。

（2）准备：治疗盘内备带秒钟的表、笔、记录本及听诊器。

（3）操作步骤：①洗手、戴口罩，备齐用物，携至床旁。②核对患者，解释目的。③协助患者取坐位或半坐卧位，手臂放在舒适位置，腕部伸展。④以示指、中指、无名指的指端按在桡动脉表面，压力大小以能清楚地触及脉搏为宜，注意脉律、强弱、动脉壁的弹性。⑤一般情况下所测得的数值乘以2，心脏病患者、脉率异常者、危重患者则应以1分钟记录。⑥协助患者取舒适体位。⑦将脉搏记录在体温单上。

（4）注意事项：①诊脉前患者应保持安静，剧烈运动后应休息20分钟后再测。②偏瘫患者应选择健侧肢体测量。③脉搏细、弱难以测量时，用听诊器测心率。④脉搏短细的患者，应由2名护士同时测量，一人听心率，另一人测脉率，一人发出"开始""停止"的口令，记数1分钟，以分数式记录：心率/脉率，若心率每分钟120次，脉率90次，即应写成120/90次/分。

三、呼吸

（一）正常呼吸及生理变化

1.正常呼吸的观察

在安静状态下，正常成人的呼吸频率为16～20次/分。正常呼吸表现为节律规则，均匀无声且不费力。

2.生理性变化

（1）年龄：一般年龄越小，呼吸频率越快，小儿比成年人稍快，老年人稍慢。

（2）性别：同龄的女性呼吸频率比男性稍快。

（3）运动：运动后呼吸加深加快，休息和睡眠时减慢。

（4）情绪：强烈的情绪变化会刺激呼吸中枢，导致呼吸加快或屏气。如恐惧、愤怒、紧张等都可引起呼吸加快。

（5）其他：环境温度过高或海拔增加，均会使呼吸加深加快，呼吸的频率和深浅度还可受意识控制。

（二）异常呼吸的评估及护理

1.异常呼吸的评估

（1）频率异常包括呼吸过速和呼吸过缓。①呼吸过速：在安静状态下，成人呼吸频率超过24次/分，称为呼吸过速或气促。见于高热、疼痛、甲亢、缺氧等患者，因血液中二氧化碳积聚，血氧不足，可刺激呼吸中枢，使呼吸加快。发热时，体温每升高1℃，每分钟呼吸增加3～4次。②呼吸过缓：在安静状态下，成人呼吸频率少于10次/分，称为呼吸过缓。常见于呼吸中枢抑制的疾病，如颅内压增高、麻醉剂及安眠药过量等患者。

（2）节律异常包括潮式呼吸和间断呼吸。①潮式呼吸：又称陈-施呼吸（Cheyne-Stokes respiration）是一种周期性的呼吸异常，周期0.5～2分钟，需观察较长时间才能发现。特点表现为开始时呼吸浅慢，以后逐渐加深加快，又逐渐由深快变为浅慢，然后呼吸暂停5～30秒后，再重复上述状态的呼吸，如此周而复始，呼吸运动呈潮水涨落样，故称潮式呼吸（图1-1）。发生机制：当呼吸中枢兴奋性减弱或高度缺氧时，呼吸减弱至暂停，血中二氧化碳增高到一定程度时，通过颈动脉和主动脉的化学感受器反射性地刺激呼吸中枢，使呼吸恢复。随着呼吸的由弱到强，二氧化碳不断排出，使其分压降低，呼吸中枢又失去有效的刺激，呼吸再次减弱至暂停，从而形成了周期性呼吸。常见于中枢神经系统疾病，如脑炎、颅内压增高、酸中毒、巴比妥中毒等患者。②间断呼吸:又称毕奥式呼吸(Biot's respiration),表现为呼吸和呼吸暂停现象交替出现的呼吸。特点是有规律地呼吸几次后,突然暂停呼吸,间隔时间长短不同,随后又开始呼吸,然后反复交替出现(图1-2)。其发生机制同潮式呼吸,是呼吸中枢兴奋性显著降低的表现,但比潮式呼吸更为严重,多在呼吸停止前出现,预后不佳。常见于颅内病变、呼吸中枢衰竭等患者。

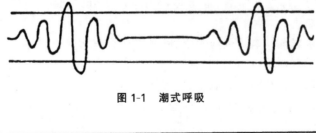

图1-1　潮式呼吸

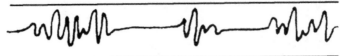

图1-2　间断呼吸

(3)深浅度异常。①深度呼吸:又称库斯莫尔呼吸(Kussmaul's respiration),是一种深而规则的大呼吸。见于尿毒症、糖尿病等引起的代谢性酸中毒等患者。②浮浅性呼吸:是一种浅表而不规则的呼吸。有时呈叹息样,见于呼吸肌麻痹或濒死的患者。

(4)音响异常。①蝉鸣样呼吸:吸气时有一种高音调的音响,声音似蝉鸣,称为蝉鸣样呼吸。其发生机制多由声带附近有阻塞,使空气进入发生困难所致。见于喉头水肿、痉挛、喉头有异物等患者。②鼾声呼吸:呼气时发出粗糙的呼声。其发生机制由于气管或支气管内有较多的分泌物蓄积,多见于深昏迷等患者。

(5)呼吸困难:是指呼吸频率、节律和深浅度都有异常。呼吸困难的患者主观上表现为空气不足、呼吸费力;客观上表现为用力呼吸、张口耸肩、鼻翼翕动、发绀,辅助呼吸肌也参与呼吸运动,在呼吸频率、节律、深浅度上出现异常改变,根据临床表现可分为如下几种。①吸气性呼吸困难:是由于上呼吸道部分梗阻,使得气体进入肺部不畅,肺内负压极度增高所致,患者感觉吸气费力,吸气时间显著长于呼气时间,辅助呼吸肌收缩增强,出现明显的三凹征(胸骨上窝、锁骨上窝和肋间隙及腹上角凹陷)。多见于喉头水肿或气管、喉头有异物等患者。②呼气性呼吸困难:是由于下呼吸道部分梗阻,使得气体呼出肺部不畅所致,患者呼气费力,呼气时间显著长于吸气时间,多见于支气管哮喘和阻塞性肺气肿患者。③混合性呼吸困难:呼气和吸气均感费力,呼吸的频率加快而表浅。多见于重症肺炎、大片肺不张或肺纤维化的患者。

(6)形态异常。①胸式呼吸渐弱,腹式呼吸增强:正常女性以胸式呼吸为主。当胸部或肺有疾病或手术时均使胸式呼吸渐弱,腹式呼吸增强。②腹式呼吸渐弱,胸式呼吸增强:正常男性及儿童以腹式呼吸为主。当有腹部疾病时,如腹膜炎、腹部巨大肿瘤、大量腹水等,使膈肌下降,腹式呼吸渐弱,胸式呼吸增强。

2.异常呼吸的护理

(1)观察:密切观察呼吸状态及相关症状、体征的变化。

(2)吸氧:酌情给予氧气吸入,必要时可用呼吸机辅助呼吸。

(3)心理护理:根据患者的反应,有针对性地做好患者的心理护理,合理解释及安慰患者,以消除患者的紧张、恐惧心理,有安全感,主动配合治疗和护理。

(4)卧床休息:调节室内温度和湿度,保持空气清新,禁止吸烟;根据病情安置舒适体位,以保证患者的休息,减少耗氧量。

(5)保持呼吸道通畅:及时清除呼吸道分泌物,必要时给予吸痰。

(6)给药治疗:根据医嘱给药治疗,注意观察疗效及不良反应。

(7)健康教育:讲解有效咳嗽和正确呼吸方法,指导患者戒烟。

(三)呼吸测量技术

1.目的

(1)测量患者每分钟的呼吸次数。

(2)协助临床诊断,为预防、治疗、护理提供依据。

(3)观察呼吸的变化,了解患者疾病的发生、发展规律。

2.评估

(1)患者的病情、治疗情况及合作程度。

(2)患者在 30 分钟内有无活动、情绪激动等影响呼吸的因素存在。

3.操作前准备

(1)用物准备:有秒针的表、记录本和笔。

(2)患者准备:情绪稳定,保持自然的呼吸状态。

(3)护士准备:着装整洁,修剪指甲,洗手,戴口罩。

(4)环境准备:安静、整洁、光线充足。

4.操作步骤

见表1-2。

表1-2 呼吸测量技术操作步骤

流程	步骤	要点说明
1.核对	携用物到床旁,核对床号、姓名	确定患者
2.取体位	测量脉搏后,护士仍保持诊脉手势	分散患者的注意力
3.测量呼吸	(1)观察患者胸部或腹部的起伏(一起一伏为一次呼吸),一般情况测 30 秒,将所测数值乘以 2 即为呼吸频率,如患者呼吸不规则或婴儿应测 1 分钟 (2)如患者呼吸微弱不易观察时,可用少许棉花放于患者鼻孔前,观察棉花纤维被吹动的次数,计数 1 分钟	男性多为腹式呼吸,女性多为胸式呼吸,同时应观察呼吸的节律、深浅度、音响及呼吸困难的症状
4.记录	记录呼吸值:次/分,洗手	

5.注意事项

测量患者呼吸时,患者应处于自然呼吸的状态,以保证测量数值的准确性。

四、血压

血压是指血液在血管内流动时对血管壁的侧压力。一般指动脉血压,如无特别注明均指肱动脉的血压。当心脏收缩时,主动脉压急剧升高,至收缩中期达最高值,此时的动脉血压称收缩压。当心室舒张时,主动脉压下降,至心舒末期达动脉血压的最低值,此时的动脉血压称舒张压。

(一)正常血压及生理性变化

1.正常血压

在安静状态下,正常成人的血压范围为(12.0～18.5)/(8.0～11.9)kPa,脉压为 4.0～5.3 kPa。

血压的计量单位,过去多用 mmHg(毫米汞柱),后改用国际统一单位 kPa(千帕斯卡)。目前我国仍用 mmHg(毫米汞柱)。两者换算公式:1 kPa=7.5 mmHg、1 mmHg=0.133 kPa。

2.生理性变化

在各种生理情况下,动脉血压可发生各种变化,影响血压的生理因素有以下几种:

(1)年龄:随着年龄的增长血压逐渐增高,以收缩压增高较显著。儿童血压的计算公式如下:

$$收缩压=80+年龄×2$$
$$舒张压=收缩压×2/3$$

(2)性别:青春期前的男女血压差别不显著。成年男性的血压比女性高 0.7 kPa(5 mmHg);绝经期后的女性血压又逐渐升高,与男性差不多。

(3)昼夜和睡眠:血压在上午 8～10 小时达全天最高峰,之后逐渐降低;午饭后又逐渐升高,下午 4～6 小时出现全天次高值,然后又逐渐降低;至入睡后 2 小时,血压降至全天最低值;早晨醒来又迅速升高。睡眠欠佳时,血压稍增高。

(4)环境:寒冷时血管收缩,血压升高;气温高时血管扩张,血压下降。

(5)部位:一般右上肢血压常高于左上肢,下肢血压高于上肢。

(6)情绪:紧张、恐惧、兴奋及疼痛均可引起血压增高。

(7)体重:血压正常的人发生高血压的危险性与体重增加呈正比。

(8)其他:吸烟、劳累、饮酒、药物等都对血压有一定的影响。

(二)异常血压的观察

1.高血压

目前基本上采用 1999 年世界卫生组织(WHO)和国际抗高血压联盟(ISH)高血压治疗指南的高血压定义:在未服抗高血压药的情况下,成人收缩压≥18.7 kPa(140 mmHg)和/或舒张压≥12.0 kPa(90 mmHg)者。95%的患者为病因不明的原发性高血压,多见于动脉硬化、肾炎、颅内压增高等,最易受损的部位是心、脑、肾、视网膜。

2.低血压

一般认为血压低于正常范围且有明显的血容量不足表现,如脉搏细速、心悸、头晕等,即可诊断为低血压。常见于休克、大出血等。

3.脉压异常

脉压增大多见于主动脉瓣关闭不全、主动脉硬化等;脉压减小多见于心包积液、缩窄性心包炎等。

(三)血压的测量

1.血压计的种类和构造

(1)水银血压计:分立式和台式两种,其基本结构都包括输气球、调节空气的阀门、袖带、能充水银的玻璃管、水银槽几部分。袖带的长度和宽度应符合标准:宽度比被测肢体的直径宽 20%,长度应能包绕整个肢体。充水银的玻璃管上标有刻度,范围为 0～40.0 kPa(0～300 mmHg),每小格表示 0.3 kPa(2 mmHg);玻璃管上端和大气相通,下端和水银槽相通。当输气球送入空气后,水银由玻璃管底部上升,水银柱顶端的中央凸起可指出压力的刻度。水银血压计测得的数值相当准确。

(2)弹簧表式血压计:由一袖带与有刻度[2.7～4.0 kPa(20～30 mmHg)]的圆盘表相连而成,表上的指针指示压力。此种血压计携带方便,但欠准确。

(3)电子血压计:袖带内有一换能器,可将信号经数字处理,在显示屏上直接显示收缩压、舒张压和脉搏的数值。此种血压计操作方便,清晰直观,不需听诊器,使用方便、简单,但欠准确。

2.测血压的方法

(1)目的:通过测量血压,了解循环系统的功能状况,为诊断、治疗提供依据。

(2)准备:听诊器、血压计、记录纸、笔。

(3)操作步骤:①测量前,让患者休息片刻,以消除活动或紧张因素对血压的影响;检查血压计,如袖带的宽窄是否适合患者、玻璃管有无裂缝、橡胶管和输气球是否漏气等。②向患者解释,以取得合作。患者取坐位或仰卧,被侧肢体的肘臂伸直、掌心向上,肱动脉与心脏在同一水平。坐位时,肱动脉平第4软骨;卧位时,肱动脉平腋中线。如手臂低于心脏水平,血压会偏高;手臂高于心脏水平,血压会偏低。③放平血压计于上臂旁,打开水银槽开关,将袖带平整地缠于上臂中部,袖带的松紧以能放入一指为宜,袖带下缘距肘窝2～3 cm。如测下肢血压。袖带下缘距腘窝3～5 cm。将听诊器胸件置于腘动脉搏动处,记录时注明下肢血压。④戴上听诊器,关闭输气球气门,触及肱动脉搏动。易地听诊器胸件放在肱动脉搏动最明显的地方,但勿塞入袖带内,以一手稍加固定。⑤挤压输气球囊打气至肱动脉搏动音消失,水银柱又升高2.7～4.0 kPa(20～30 mmHg)后,以每秒0.5 kPa(4 mmHg)左右的速度放气,使水银柱缓慢下降,视线与水银柱所指刻度平行。⑥在听诊器中听到第一声动脉音时,水银柱所指刻度即为收缩压;当搏动音突然变弱或消失时,水银柱所指的刻度即为舒张压。当变音与消失音之间有差异时,或危重者应记录两个读数。⑦测量后,放尽袖带内的空气,解开袖带。安置患者于舒适卧位。⑧将血压计右倾45°,关闭气门,气球放在固定的位置,以免压碎玻璃管;关闭血压计盒盖。⑨用分数式即收缩压/舒张压 mmHg 记录测得的血压值,如14.7/9.3 kPa(110/70 mmHg)。

(4)注意事项:①测血压前,要求安静休息20～30分钟,如运动、情绪激动、吸烟、进食等可导致血压偏高。②血压计要定期检查和校正,以保证其准确性,切勿倒置或震动。③打气不可过猛、过高,如水银柱里出现气泡,应调节或检修,不可带着气泡测量。④降至"0",稍等片刻再行第二次测量。⑤对偏瘫、一侧肢体外伤或手术后患者,应在健侧手臂上测量。⑥排除影响血压值的外界因素,如袖带太窄、袖带过松、放气速度太慢测得的血压值偏高,反之则血压值偏低。⑦长期测血压应做到四定:定部位、定体位、定血压计、定时间。

(张举红)

第二节 无 菌 技 术

无菌技术是医疗护理操作中防止发生感染和交叉感染的一项重要的基本操作,执行无菌技术可以减少和杜绝患者因诊断、治疗和护理所引起的意外感染。因此,医务人员必须加强无菌操作的观念,正确熟练地掌握无菌技术,严密遵守操作规程,以保证患者的安全,防止医源性感染。

一、相关概念

（一）无菌技术

无菌技术是指在医疗、护理操作过程中防止一切微生物侵入人体和防止无菌物品、无菌区域被污染的操作技术。

（二）无菌物品

无菌物品是指经过物理或化学方法灭菌后保持无菌状态的物品。

（三）非无菌区

非无菌区是指未经过灭菌处理或虽经过灭菌处理但又被污染的区域。

二、无菌技术操作原则

（一）环境清洁

操作区域要宽敞，无菌操作前 30 分钟应通风，停止清扫工作，减少走动，防止尘埃飞扬。

（二）工作人员准备

修剪指甲，洗手，戴好帽子、口罩（4～8 小时更换，一次性的少于 4 小时更换），必要时穿无菌衣，戴无菌手套。

（三）物品妥善保管

(1)无菌物品与非无菌物品应分别放置。

(2)无菌物品须存放在无菌容器或无菌包内。

(3)无菌包外注明物名、时间，按有效期先后安放。

(4)未被污染下保存期为 7～14 天。

(5)过期或受潮均应重新灭菌。

（四）取无菌物注意事项

(1)面向无菌区域，用无菌钳钳取，手臂须保持在腰部水平以上，注意不可跨越无菌区。

(2)无菌物品一经取出，即使未使用，也不可放回。

(3)未经消毒的用物不可触及无菌物品。

（五）操作时要保持无菌

不可面对无菌区讲话、咳嗽、打喷嚏；若疑有无菌物品被污染，不可使用。

（六）一人一物

一套无菌物品仅供一人使用，防止交叉感染。

三、无菌技术基本操作

无菌技术及操作规程是根据科学原则制订的，任何一个环节都不可违反，每个医务人员都必须遵守，以保证患者的安全。

（一）取用无菌持物钳法

使用无菌持物钳取用和传递无菌物品，以维持无菌物品及无菌区的无菌状态。

1.类别

(1)三叉钳：夹取较重物品，如盆、盒、瓶、罐等，不能夹取细的物品。

(2)卵圆钳：夹取镊、剪、刀、治疗碗及盘等，不能夹取较重物品。

(3)镊子:夹取棉球、棉签、针、注射器等。

2.无菌持物钳(镊)的使用法

(1)无菌持物钳(镊)应浸泡在盛有消毒溶液的无菌广口容器内,液面须超过轴节以上 2～3 cm或镊子1/2处。容器底部应垫无菌纱布,容器口上加盖。每个容器内只能放一把无菌持物钳(图 1-3)。

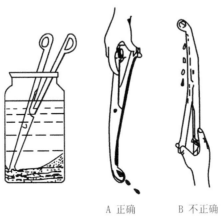

A 正确　　　　B 不正确

图 1-3　无菌持物钳(镊)的使用

(2)取放无菌持物钳(镊)时,尖端闭合,不可触及容器口缘及溶液面以上的容器内壁。手指不可触摸浸泡部位。使用时保持尖端向下,不可倒转向上,以免消毒液倒流污染尖端。用后立即放回容器内,并将轴节打开。如取远处无菌物品时,无菌持物钳(镊)应连同容器移至无菌物品旁使用。

(3)无菌持物钳(镊)不能触碰未经灭菌的物品,也不可用于换药或消毒皮肤。如被污染或有可疑污染时,应重新消毒灭菌。

(4)无菌持物钳(镊)及其浸泡容器,每周消毒灭菌 1 次,并更换消毒溶液及纱布。外科病室每周消毒灭菌 2 次,手术室、门诊换药室或其他使用较多的部门,应每天消毒灭菌 1 次。

(5)不能用无菌持物钳夹取油纱布,因黏于钳端的油污可形成保护层,影响消毒液渗透而降低消毒效果。

(二)无菌容器的使用法

无菌容器用以保存无菌物品,使其处于无菌状态以备使用(图 1-4)。

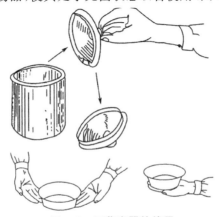

图 1-4　无菌容器的使用

（1）取无菌容器内的物品，打开时将盖内面（无菌面）向上置于稳妥处或内面向下拿在手中，手不可触及容器壁的内面，取后即将容器盖盖严，避免容器内无菌物品在空气中暴露过久。

（2）取无菌容器应托住容器底部，手指不可触及容器边缘及内面。

（三）取用无菌溶液法

目的是维持无菌溶液在无菌状态下使用。

1.核对

药名、剂量、浓度和有效期。

2.检查

有无裂缝、瓶盖有无松动、溶液的澄清度和质量。

3.倒用密封瓶溶液法

擦净瓶外灰尘，用启瓶器撬开铝盖，用双手拇指将橡胶塞边缘向上翻起，再用示指和中指套住橡胶塞拉出；先倒出少量溶液冲洗瓶口，倒液时标签朝上，倒后立即将橡胶塞塞好，常规消毒后将塞翻下，记录开瓶日期、时间，有效期 24 小时。不可将无菌物品或非无菌物品伸入无菌溶液内蘸取或直接接触瓶口倒液，以免污染瓶内的溶液，已倒出的溶液不可再倒回瓶内。

4.倒用烧瓶液法

先检查后解系带，倒液同密封法。

（四）无菌包使用法

目的是保持无菌包内无菌物品的无菌状态，以备使用。

1.包扎法

将物品放在包布中央，最后一角折盖后用化学指示胶带粘贴，封包胶带上可书写记录，或用带包扎"＋"。

2.开包法

（1）三查：名称、日期、化学指示胶带。

（2）撕开粘贴或解开系带，系带卷放在包布边下，先外角，再两角，后内角，注意手不可触及内面，放在事先备好的无菌区域内，将包布按原折痕包起，将带以一字形包扎，记录，24 小时有效（图 1-5）。

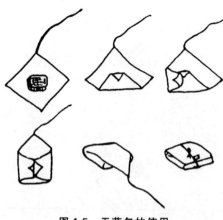

图 1-5　无菌包的使用

3.小包打开法

托在手上打开，另一手将包布四角抓住，稳妥地将包内物品放入无菌区域内。

4.一次性无菌物品

注射器或输液条,敷料或导管。

(五)铺无菌盘法

目的是维持无菌物品处于无菌状态,以备使用。

将无菌治疗巾铺在清洁、干燥的治疗盘内,使其内面为无菌区,可放置无菌物品,以供治疗和护理操作使用。有效期限不超过 4 小时。

(1)无菌治疗巾的折叠法:将双层棉布治疗巾横折 2 次,再向内对折,将开口边分别向外翻折对齐。

(2)无菌治疗巾的铺法:手持治疗巾两开口外角呈双层展开,由远端向近端铺于治疗盘内。两手捏住治疗巾上层下边两外角向上呈扇形折叠三层,内面向外。

(3)取所需无菌物品放入无菌区内,覆盖上层无菌巾,使上、下层边缘对齐,多余部分向上反折。

(六)戴、脱无菌手套法

佩戴无菌手套的目的是防止患者在手术与治疗过程中受到感染,以及医护人员处理无菌物品过程中确保物品无菌(图 1-6)。

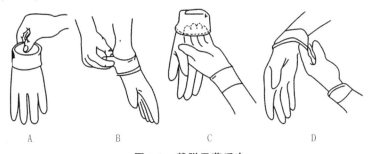

图 1-6　戴脱无菌手套

(1)洗净擦干双手,核对号码及日期。

(2)打开手套袋,取出滑石粉擦双手。

(3)掀起手套袋开口处,取出手套,对准戴上。

(4)双手调手套位置,扣套在工作衣袖外面。

(5)脱手套,外面翻转脱下。

(6)注意:①未戴手套的手不可触及手套的外面;②已戴手套的手不可触及未戴手套的手或另一手套内面;③发现手套有破洞立即更换。

(七)取用消毒棉签法

目的是保持无菌棉签处于无菌状态下使用。

1.无菌棉签使用法

(1)检查棉签有效期及包装的完整程度,有破损时不能使用。

(2)左手握棉签棍端,右手捏住塑料包装袋上部,依靠棉棍的支撑向后稍用力撕开前面的包装袋。

(3)将包装袋抽后折盖左手示指,用中指压住。

(4)右手拇指顶出所用棉签并取出。

2.复合碘医用消毒棉签使用法

(1)取复合碘医用消毒棉签 1 包,检查有效期,注明开启时间。

(2)将包内消毒棉签推至包的右下端,并分离1根留置于包内左侧。

(3)左手拇、示指持复合碘医用消毒棉签包的窗口缘,右手拇、示指捏住窗翼,揭开窗口。

(4)将窗翼拉向右下方,以左手拇指按压窗翼,固定窗盖。

(5)右手从包的后方将包左上角向后反折,夹于左手示指与中指之间,露出棉签手柄部。

(6)以右手取出棉签。

(7)松开左手拇指和示指,拇指顺势将窗口封好,放回盘内备用。

（张举红）

第三节 静脉注射

一、目的

(1)所选用药物不宜口服、皮下注射、肌内注射,又需迅速发挥药效时。

(2)注入药物进行某些诊断性检查,如对肝、肾、胆囊等造影时需静脉注入造影剂。

二、评估

(一)评估患者

(1)双人核对医嘱。

(2)核对患者床号、姓名、住院号和腕带(请患者自己说出床号和姓名)。

(3)了解患者病情、意识状态、配合能力、药物过敏史、用药史。

(4)评估患者穿刺部位的皮肤状况、肢体活动能力、静脉充盈度和管壁弹性。选择合适静脉注射的部位,评估药物对血管的影响程度。

(5)向患者解释静脉注射的目的和方法,告知所注射药物的名称,取得患者配合。

(二)评估环境

安静整洁,宽敞明亮。

三、操作前准备

(一)人员准备

仪表整洁,符合要求。洗手,戴口罩。

(二)物品准备

1.操作台

治疗单、静脉注射所用药物和注射器。

2.按要求检查所需用物,符合要求方可使用

(1)双人核对药物名称、浓度、剂量、有效期和给药途径。

(2)检查药物的质量、标签,液体有无沉淀和变色,有无渗漏、浑浊和破损。

(3)检查注射器和无菌棉签的有效期,包装是否紧密无漏气,安尔碘的使用日期是否在有效期内。

3.配制药液

(1)安尔碘棉签消毒药物瓶口,掰开安瓿,瓿帽弃于锐器盒内。

(2)打开注射器,将外包装袋置于生活垃圾桶内,固定针头,回抽针栓,检查注射器,取下针帽置于生活垃圾桶内,抽取安瓿内药液,排气,置于无菌盘内。在注射器上贴上患者床号、姓名、药物名称和用药方法的标签。

(3)再次核对空安瓿和药物的名称、浓度、剂量和用药方法和时间。

4.备用物品

治疗车上层治疗盘内放置一支备用注射器、安尔碘、无菌棉签,无菌盘内放置配好的药液、垫巾。以上物品符合要求,均在有效期内。治疗车下层放置生活垃圾桶、医疗废物桶、锐器盒和含有效氯 250 mg/L 的消毒液桶。

四、操作程序

(1)携用物推车至患者床旁,核对床号、姓名、住院号和腕带(请患者自己说出床号和姓名)。

(2)向患者说明静脉注射的方法、配合要点、注射药物的作用和不良反应。

(3)协助患者取舒适体位,充分暴露穿刺部位,放垫巾于穿刺部位下方。

(4)在穿刺部位上方 5～6 cm 处扎压脉带,末端向上,以防污染无菌区。

(5)用安尔碘棉签消毒穿刺部位皮肤,以穿刺点为中心向外螺旋式旋转擦拭,直径＞5 cm。

(6)再次核对患者床号、姓名和药名。

(7)嘱患者握拳,使静脉充盈,左手拇指固定静脉下端皮肤,右手持注射器与皮肤呈 15°～30° 自静脉上方或侧方刺入,见回血可再沿静脉进针少许。

(8)保留静脉通路者,用安尔碘棉签消毒其静脉注射部位三通接口,以接口处为中心向外螺旋式旋转擦拭。

(9)静脉注射过程中,观察局部组织有无肿胀,严防药液渗漏,如出现渗漏立即拔出针头,按压局部,另行穿刺。

(10)拔针后,指导患者按压穿刺点 3 分钟,勿揉,凝血功能差的患者适当延长按压时间。

(11)再次核对患者床号、姓名和药名。

(12)将压脉带与输液垫巾对折取出,输液垫巾置于生活垃圾桶内,压脉带放于含有效氯 250 mg/L 的消毒液桶中。整理患者衣物和床单位,观察有无不良反应,并向患者讲明注射后注意事项。用快速手消毒剂消毒双手,推车回治疗室,按医疗废物处理原则整理用物。

(13)洗手,在治疗单上签名并记录时间。按护理级别书写护理记录单。

五、注意事项

(1)严格执行查对制度,须双人核对医嘱。

(2)严格遵守无菌操作原则。

(3)了解注射目的、药物对血管的影响程度、给药途径、给药时间和药物过敏史。

(4)选择粗直、弹性好、易固定的静脉,避开关节和静脉瓣。常用的穿刺静脉为肘部浅静脉,如贵要静脉、肘正中静脉、头静脉。小儿多采用头皮静脉。

(5)根据患者年龄、病情和药物性质掌握注入药物的速度,并随时听取患者主诉,观察病情变化。必要时使用微量注射泵。

(6)对需要长期注射的患者,应有计划地由小到大、由远心端到近心端选择静脉。

(7)根据药物特性和患者肝、肾或心脏功能,采用合适的注射速度。随时听取患者主诉,观察体征和病情变化。

(张举红)

第四节 肌 内 注 射

一、目的

注入药物,适用于不宜或不能口服和静脉注射,且要求比皮下注射更快发生疗效时。

二、评估

(一)评估患者

(1)双人核对医嘱。

(2)核对患者床号、姓名、住院号和腕带(请患者自己说出床号和姓名)。

(3)评估患者病情、治疗情况、意识状态、用药史、药物过敏史、不良反应史、肢体活动能力和合作程度。

(4)向患者解释操作目的和过程,取得患者配合。

(5)查看注射部位皮肤情况(皮肤颜色,有无皮疹、感染和皮肤划痕阳性)。

(6)协助患者取舒适坐位或卧位。

(二)评估环境

安静整洁,宽敞明亮,必要时遮挡。

三、操作前准备

(一)人员准备

仪表整洁,符合要求。洗手,戴口罩。

(二)按医嘱配制药液

(1)操作台:注射盘、无菌盘、2 mL 注射器、5 mL 注射器、医嘱所用药液、安尔碘和无菌棉签。如注射用药为油剂或混悬液,须备较粗针头。

(2)双人核对药物标签、药名、浓度、剂量、有效期和给药途径。

(3)检查瓶口有无松动,瓶身有无破裂,药液有无浑浊、变质。

(4)检查无菌注射器、安尔碘、无菌棉签等,包装无破裂,药液在有效期内。

(5)按正规操作抽吸药液,并贴好标识,置于无菌盘内。

(6)再次核对药液,记录时间并签名。

(三)物品准备

治疗车上层放置无菌盘(内置抽吸好的药液)、安尔碘、注射单、无菌棉签和快速手消毒剂,以上物品符合要求,均在有效期内。治疗车下层放置生活垃圾桶、医疗废物桶、锐器盒。

四、操作程序

(1)携用物推车至患者床旁,核对床号、姓名、住院号和腕带(请患者自己说出床号和姓名)。

(2)协助患者取舒适体位,暴露注射部位,注意保暖,保护患者隐私,必要时可遮挡。

(3)选择注射部位(臀大肌、臀中肌、臀小肌、股外侧和上臂三角肌)。

(4)常规消毒皮肤,待干。

(5)再次核对患者床号、姓名和药名。

(6)用注射器抽取药液并排尽空气,取干棉签,夹于左手示指与中指之间,以一手拇指和示指绷紧局部皮肤,另一手持注射器,中指固定针栓,将针头迅速垂直刺入,深度约为针梗的2/3。

(7)松开紧绷皮肤的手,抽动活塞。如无回血,缓慢注入药液,同时观察反应。

(8)注射毕,用无菌干棉签轻按进针处,快速拔针,按压片刻。

(9)再次核对患者床号、姓名和药名。

(10)协助患者取舒适体位,整理床单位,注射后观察用药反应。

(11)用快速手消毒剂消毒双手,记录时间并签名。

(12)推车回治疗室,按医疗废物处理原则处理用物。

(13)洗手,根据病情书写护理记录单。

五、常用肌内注射定位方法

(一)臀大肌肌内注射定位法

注射时应避免损伤坐骨神经。

1.十字法

从臀裂顶点向左或右侧画一水平线,然后从髂嵴最高点做一垂线,将一侧臀部被划分为4个象限,其外上象限并避开内角为注射区。

2.连线法

从髂前上棘至尾骨做一连线,其外1/3处为注射部位。

(二)臀中肌、臀小肌肌内注射定位法

(1)以示指尖和中指尖分别置于髂前上棘和髂嵴下缘处,在髂嵴、示指、中指之间构成一个三角形区域,示指与中指构成的内角为注射部位。

(2)髂前上棘外侧三横指处(以患者手指的宽度为标准)。

(三)股外侧肌肌内注射定位法

在股中段外侧,一般成人可取髋关节下10 cm至膝关节的范围。此处大血管、神经干很少通过,且注射范围广,可供多次注射,尤适用于2岁以下的幼儿。

(四)上臂三角肌肌内注射定位法

取上臂外侧,肩峰下2~3横指处。此处肌肉较薄,只可做小剂量注射。

(五)体位准备

1.卧位

臀部肌内注射时,为使局部肌肉放松,减轻疼痛与不适,可采用以下姿势。

(1)侧卧位:上腿伸直,放松,下腿稍弯曲。

(2)俯卧位:足尖相对,足跟分开,头偏向一侧。

（3）仰卧位：常用于危重和不能翻身的患者，采用臀中肌、臀小肌肌内注射法较为方便。

2.坐位

为门诊患者接受注射时常用体位，可供上臂三角肌或臀部肌内注射时采用。

六、注意事项

（1）遵医嘱和药品说明书使用药品。

（2）药液要现用现配，在有效期内，剂量要准确。选择两种药物同时注射时，应注意配伍禁忌。

（3）注射时应做到两快一慢：进针、拔针快，推注药液慢。

（4）选择合适的注射部位，避免刺伤神经和血管，无回血时方可注射。

（5）注射时切勿将针梗全部刺入，以防针梗从根部衔接处折断。若针头折断，应先稳定患者情绪，并嘱患者保持原位不动，固定局部组织，以防断针移位，同时尽快用无菌血管钳夹住断端取出；如断端全部埋入肌肉，应速请外科医师处理。

（6）对需要长期注射的患者，应交替更换注射部位，并选择细长针头，以避免或减少硬结的产生。如因长期多次注射出现局部硬结时，可采用热敷、理疗等方法予以处理。

（7）2岁以下婴幼儿不宜选用臀大肌注射，因其臀大肌尚未发育好，注射时有损伤坐骨神经的危险，最好选择臀中肌和臀小肌注射。

（吕洪清）

第五节　气管插管护理

一、概述

气管插管是指将特制的气管导管，通过口腔或鼻腔插入患者气管内，能迅速解除上呼吸道梗阻，进行有效的机械通气，为气道通畅、通气供氧、呼吸道吸引和防止误吸等提供最佳条件，是一种气管内麻醉和抢救患者的技术。

二、病情观察与评估

（1）监测生命体征，观察呼吸频率、动度及血氧饱和度变化。

（2）观察患者意识、面色、口唇及甲床有无发绀。

（3）评估有无喉头水肿，气道急性炎症等插管禁忌证。

（4）评估年龄、体重，选择与患者匹配的气管导管型号。

（5）评估患者有无因躁动导致意外拔管的危险。

三、护理措施

（一）插管前准备

1.抢救药品

盐酸肾上腺素、阿托品、镇静剂（常用丙泊酚）等。

2.用物准备

合适型号的导管、喉镜、牙垫、连接好管道的呼吸机、氧气设备、吸痰器、简易呼吸器等。

3.抢救人员

符合资质的医师至少1名、护士2名。

(二)插管时的护理配合

(1)评估患者意识、耐受程度;约束四肢,避免抓扯;遵医嘱使用镇静剂。

(2)判断插管成功的指标:呼气时导管口有气流,人工辅助通气时胸廓对称起伏,能闻及双肺呼吸音。

(3)妥善固定导管:选择适当牙垫或气管导管固定器固定导管。

(4)监测气囊压力:维持压力2.5～2.9 kPa(25～30 cmH$_2$O)为宜,避免误吸或气管黏膜的损伤。

(三)插管后护理

(1)体位:床头抬高15°～30°,保持患者头后仰,减轻气管插管对咽、喉的压迫。

(2)每班观察、记录插管长度并交接,成人经口(22±2)cm,儿童为12+年龄÷2,经鼻插管时增加2 cm。

(3)保持呼吸道通畅,按需吸痰,观察痰液颜色、量及黏稠度。痰液黏稠者持续气道湿化或遵医嘱雾化吸入。

(4)口腔护理:经口气管插管口腔护理由2人配合进行,1人固定气管插管,1人做口腔护理。口腔护理前吸净插管内及口鼻腔分泌物。

(5)防止非计划拔管:遵医嘱适当约束和镇静。使用呼吸机的患者更换体位时,专人负责管路固定,避免气管插管过度牵拉移位发生脱管。

(四)拔管护理

拔管前吸净口腔及气道内分泌物,气囊放气后拔管。密切观察患者呼吸频率、动度及氧饱和度。

四、健康指导

(1)告知患者及家属气管插管的目的及配合要点。

(2)告知家属行保护性约束的目的及意义。

(3)指导并鼓励患者进行有效咳嗽,做深呼吸,及早拔管。

(4)指导患者在插管期间通过写字板、图片、宣教卡等方式进行有效沟通。

(韩艳玲)

第六节　气管切开套管护理

一、概述

气管切开术是临床常用的急救手术之一,方法是在颈部切开皮肤及气管,将套管插入气管,以迅速解除呼吸道梗阻或下呼吸道分泌物潴留所致的呼吸困难。可经套管吸痰、给氧、进行人工通气,从而改善患者呼吸及氧合。

二、病情观察与评估

(1)监测生命体征,观察呼吸频率、动度及血氧饱和度情况。
(2)观察患者意识、面色、口唇及甲床有无发绀。
(3)评估气管套管位置、颈带松紧度、气囊压力。
(4)评估患者有无因躁动导致意外拔管的危险。

三、护理措施

(一)术前准备

(1)药品准备:利多卡因、盐酸肾上腺素、阿托品。
(2)用物准备:合适型号的导管、氧气设备、吸痰器、简易呼吸器等。
(3)抢救人员:符合资质的医师至少1名、护士2名。

(二)术中护理配合

(1)体位:去枕平卧,肩部垫软枕,使头部正中后仰,保持颈部过伸。
(2)气管前壁暴露后,协助医师拔除经口或鼻的气管插管。
(3)密切观察患者面色、口唇及肢端颜色、血氧饱和度。

(三)术后护理

(1)体位:床头抬高30°～45°。
(2)妥善固定:系带牢固固定气管切开套管,松紧度以能伸进系带一小指为宜,防止套管脱出。
(3)保持气道通畅:按需吸痰,观察痰液颜色、量、黏稠度,导管口覆盖双层湿润无菌纱布。痰液黏稠时给予雾化吸入或持续气道湿化。
(4)切口护理:观察切口有无渗血、发红,切口及周围皮肤用0.5%碘伏或2%氯己定消毒,每天2次,无菌开口纱或高吸收性敷料保护切口,保持敷料清洁干燥。
(5)内套管护理:金属气管内套管每天清洁消毒2次,清洁消毒顺序为清水洗净—碘伏浸泡30分钟或煮沸消毒—0.9%氯化钠注射液冲洗。
(6)口腔护理:2～6小时1次,保持口腔清洁无异味。
(7)并发症观察:观察气管切口周围有无肿胀,出现皮下捻发音,可用头皮针穿刺皮下排气,嘱患者勿用力咳嗽,以免加重皮下气肿。
(8)心理护理:患者经气管切开后不能发音,指导患者采用手势、写字板、图片、文字宣教卡等方式进行沟通,满足其需求。

(四)拔管

首先试堵管,第一天封住1/3,第二天封住1/2,第三天全堵。堵管期间,严密观察呼吸变化,如堵管24～48小时后呼吸平稳、发音好、咳嗽排痰功能佳可考虑拔管。拔管后密切观察患者呼吸及氧饱和度变化。

四、健康指导

(1)告知患者及家属气管切开的目的及配合要点。

（2）指导并鼓励患者进行深呼吸及有效咳嗽排痰。

（3）教会患者有效的沟通方法。

（李　婧）

第七节　中心静脉置管护理

一、概述

中心静脉置管（central venous catheter，CVC）是指经锁骨下静脉、颈内静脉、股静脉置管，尖端位于上腔静脉或下腔静脉的导管。作为需要大量补液的输注通道，同时监测大手术或危重患者血容量的动态变化，判断是否存在血容量不足或心功能不全。

二、病情观察与评估

（1）监测生命体征，观察患者有无发热、脉搏增快等表现。

（2）观察管路是否通畅。

（3）观察穿刺点有无发红、肿胀、脓性分泌物、破溃。

（4）评估患者有无因意识不清、烦躁导致非计划拔管的风险。

三、护理措施

（一）置管前准备

（1）告知患者及家属中心静脉置管的目的，签署《中心静脉置管知情同意书》。

（2）根据病情选择单腔、双腔或三腔中心静脉导管及准备好其他用物。

（二）置管时护理配合

（1）协助医师安置患者体位：颈内静脉置管，患者去枕平卧，头偏向一侧；锁骨下静脉置管，去枕平卧，肩部垫薄枕；股静脉置管，患者穿刺侧肢体外展，充分暴露穿刺部位。

（2）穿刺过程中密切观察患者心率、血压、氧饱和度变化。

（三）置管后护理

（1）固定与标识：用无菌透明敷贴妥善固定导管，标识并记录导管的名称、留置时间和导管插入的深度，每班交接。更换敷贴后注明更换的日期。

（2）穿刺点护理：观察穿刺点有无红肿、渗血、渗液及脓性分泌物。一般每周更换无菌敷贴1次，如有污染、潮湿、松动、脱落及时更换。消毒穿刺点及周围皮肤8～10 cm，操作时动作轻柔，防止导管移位或脱出。

（3）保持导管通畅：避免导管打折、移位。输液前回抽导管，如无回血，先用肝素盐水冲洗管道，经多次抽吸冲洗后仍无回血，阻力大，可能是导管阻塞，不得再使用该导管。输液完毕，用0.9%氯化钠注射液10～20 mL或0～10 U/mL肝素盐水脉冲式正压封管。

（4）预防非计划拔管：烦躁患者适当约束双上肢或遵医嘱镇静，翻身及其他操作治疗时避免牵拉导管，防止非计划拔管。

（四）拔管

每天评估留置导管的必要性，病情允许时及早拔出中心静脉导管。拔管后，用无菌纱布压迫穿刺点约 5 分钟，防止发生血肿。如怀疑导管相关感染，留取导管尖端 5 cm 做培养。

四、健康指导

（1）告知患者及家属留置中心静脉导管的目的。

（2）保持穿刺部位皮肤清洁干燥，勿抓挠。

（3）指导患者选用开衫衣服，正确穿脱上衣，防止管道拉出。

（王红俊）

第八节　经外周静脉置入中心静脉导管护理

一、概述

经外周静脉置入中心静脉导管（peripherally inserted central catheter，PICC）是指经上肢贵要静脉、肘正中静脉、头静脉、肱静脉、颈外静脉（新生儿还可通过下肢大隐静脉、头部颞静脉、耳后静脉等）穿刺置管，尖端位于上腔静脉或下腔静脉的导管。临床广泛用于长期输液、化学药物治疗（简称化疗）、输入刺激性药物、新生儿输液等。PICC 留置期间需要定期进行导管维护。

二、病情观察和评估

（1）监测生命体征，注意有无体温升高、脉搏增快、呼吸异常。

（2）观察患者有无心慌、气短、胸闷等不适。

（3）观察穿刺点有无渗血、渗液、分泌物，周围皮肤有无皮疹、发痒、水疱、脱皮、溃烂等。

（4）观察穿刺侧肢体有无红肿、胀痛。

（5）观察敷料有无脱落、卷边、破损、潮湿等。

（6）评估有无因置管导致感染的危险。

（7）评估有无置管或长期带管导致静脉血栓的危险。

三、护理措施

（一）PICC 置管

（1）评估患者病情、治疗方案，穿刺部位皮肤有无瘢痕、感染，双上肢血管有无静脉闭锁、畸形、包块压迫等，评估患者心理状态，询问有无麻醉药物或材料使用过敏史。

（2）核对医嘱，查阅患者病史有无上腔静脉综合征、深静脉血栓、置管侧肢体手术史、外伤史、放射治疗（简称放疗）史等置管禁忌证。查看患者相关化验报告，了解有无凝血时间、血小板计数、纤维蛋白原指标、血糖指标异常等置管相对禁忌证。

（3）向患者说明置管操作过程、术中配合要点、可能发生的并发症、大致费用等，签署置管知情同意书。

(4)准备测量尺、消毒液、穿刺包、导管、空针、生理盐水、肝素液等穿刺用物。

(5)测量预置入长度和置管侧肢体臂围。

(6)协助患者平卧位或抬高床头 20°～30°,穿刺侧手臂外展与躯干成 45°～90°。

(7)备齐抢救车和用物。

(8)置管中严格无菌操作,以穿刺点为中心,由内向外,顺时针、逆时针、再顺时针消毒三遍,每次消毒至少 30 秒,消毒范围大于(20×20)cm,最好消毒整个手臂皮肤。操作无菌面宜自头到脚盖住患者整个身体及操作台。

(9)动作轻柔,随时观察患者的呼吸、脉搏,询问患者有无心慌、气短、胸闷、呼吸困难等不适,评估患者状态。

(10)心理护理:指导患者放松,如深呼吸、听音乐等;助手多与患者保持语言交流,分散其注意力,以免患者情绪过度紧张,引起血管收缩,影响送管。

(11)及时有效处理操作中遇到如送管困难、导管移位、误伤动脉等问题。

(12)置管后行胸部 X 线片照射确定导管末端位置。

(13)置管 24 小时后置管侧肢体做松拳握拳运动,严禁剧烈运动或提重物等,多饮水;置管 48 小时内更换敷贴,观察局部出血情况。

(二)导管维护

(1)洗手,戴口罩、帽子,着装整洁。

(2)备齐用物,核对患者身份,询问有无消毒液或材料等过敏史。

(3)协助患者舒适卧位,暴露置管侧上肢,测量患者同侧上臂臂围。

(4)打开换药包,将治疗巾垫在患者置管侧肢体下。

(5)将敷贴、导管固定器及 10 mL 预冲液或 10 mL 生理盐水空针、胶布、纱布备齐,肝素盐水预充肝素帽备用。

(6)准备消毒液、乙醇棉片或乙醇棉签。

(7)去除包裹在肝素帽外的纱布,揭开胶布及敷贴,对着穿刺点方向(平行零度手法)缓慢撕下敷贴。

(8)洗手,戴手套。

(9)取下原有肝素帽,用乙醇棉片或乙醇棉签消毒导管口及外缘。10 mL 预冲液或 10 mL 生理盐水空针连接导管,缓慢回抽,见回血后脉冲式冲管。

(10)将预充好的肝素帽与导管接口紧密连接,用 3～5 mL 肝素盐水正压封管。

(11)用碘伏或 2% 葡萄糖酸氯己定,以穿刺点为中心,由内向外,先顺时针再逆时针消毒后再顺时针消毒,每个步骤至少摩擦 30 秒,自然待干。

(12)将导管呈"C"形或"U"形角度摆放,用固定器固定延长管。敷贴以穿刺点为中心,无张力粘贴。

(13)用纱布保护肝素帽。

(14)整理用物,洗手,记录置入长度、外露长度、穿刺侧肢体情况、异常情况处理、维护人员、维护时间等。

(三)维护注意事项

(1)首次维护应在导管置入后 24～48 小时。

(2)冲封管禁止使用小于 10 mL 的注射器,严禁对非耐高压导管进行高压注射。

（3）不能用含血液和药液混合的盐水冲洗导管。

（4）如果经导管内抽血、输血或输注脂肪乳、蛋白、TPN、甘露醇等，必须脉冲式冲管后再输注其他液体。

（5）不可以重力静脉滴注方式代替脉冲式冲管。

四、健康指导

（1）置管后 24 小时内置管侧肢体减少活动，避免过度外展、上举、旋转运动，可以适当做握拳运动，防止穿刺点出血或导管移位。

（2）睡觉时尽量不要压迫置管侧手臂，防止因血流缓慢导致静脉血栓的发生。

（3）更衣时避免将导管拔出，应选择宽大袖口的衣服，也可将袖口沿缝线拆开，用弹力绷带或专用固定套保护。

（4）输液时注意观察液体滴速，如出现不明原因的滴速明显减慢或导管有漏液现象，要及时通知护士进行妥善处理。

（5）做 CT 增强检查时，切勿从非耐高压导管进行注射，防止导管断裂；PICC 导管一般不用于抽血，紧急情况、患者血管条件特别差或凝血功能障碍者除外。

（6）住院期间每周由专业护士进行导管维护 1～2 次。

（7）带管期间每 7 天进行维护换药一次。如使用纱布换药，应不超过 48 小时更换。穿刺点出现渗血、渗液，敷料打湿或卷边，导管内可见回血等，应及时维护。

（8）导管留置期间进餐、扫地、开车等日常生活不受影响，但不能提超过 2.5 kg 的重物，穿刺肢体不能做旋转运动，洗澡时保护好穿刺点。

（9）避免在置管侧肢体测血压，避免锐器划伤导管、避免重力撞击导管。

（10）保持良好的个人卫生，防止细菌在导管周围皮肤繁殖引起感染。

（11）可加强置管侧手部抬高、握拳活动，若无禁忌每天饮水 2 000 mL 以上，防止血栓形成。

（12）如出现不明原因胸闷或心慌气短、发热、肢体红肿、胀痛等，应及时到医院就诊，排除导管移位、感染、血栓等并发症并对症处理。

（朱素芳）

第九节　胸腔闭式引流管护理

一、概述

胸腔闭式引流术是临床治疗胸腔积液、积气的主要方法，广泛用于需要胸腔持续引流的患者。根据引流目的的不同，选取不同的穿刺部位，将引流管一端放入胸腔内，另一端连接水封瓶，以达到引出胸腔内积液、积血、脓液或气体，重建胸膜腔负压，促进肺膨胀的目的。

二、病情观察与评估

（1）监测生命体征，观察患者呼吸变化。

（2）观察置管处有无渗血、渗液。

（3）评估是否有非计划拔管的风险。

三、护理措施

（一）体位

患者取半卧位，以利于呼吸和引流。

（二）保持有效引流

1.保持导管引流通畅

妥善固定引流管，翻身及活动时防止引流管受压、打折、扭曲、脱出。定时挤压，保持引流管通畅。

2.保持引流系统密闭

导管衔接处连接紧密，避免脱落。水封瓶长玻璃管没入水中3~4 cm，观察有无液体或气体排出及水柱波动情况（正常水柱上下波动4~6 cm）。若水柱波动过大，提示可能存在肺不张，若水柱无波动，提示引流管不通畅或肺已完全扩张。如患者有胸闷、气短，立即检查引流管有无扭曲、受压，有无血凝块堵塞，挤压引流管。记录24小时引流液的量、颜色和性状，发现异常及时通知医师并协助处理。

3.保持引流装置无菌

定时更换引流瓶；引流口处敷料清洁干燥；引流瓶低于胸壁引流口平面60~100 cm，以防引流液逆流。

4.低负压吸引

胸腔闭式引流需持续低负压吸引者，调节并随时观察负压大小，保证有效负压吸引。

（三）引流管

周围由纱布严密覆盖，更换引流瓶或搬动患者时，先用止血钳双向夹闭引流管，防止空气进入；若引流管脱出，立即用凡士林纱布或无菌纱布封闭伤口，通知医师；如引流管连接处脱落或引流瓶损坏，立即双钳夹闭胸壁导管，按无菌操作更换装置。

（四）出血观察

观察并记录引流液的量、颜色、性质，如术后每小时引流量大于200 mL持续3小时以上、颜色鲜红，提示有活动性出血。

（五）预防感染

1.伤口护理

保持胸壁引流口处敷料清洁、干燥，按需换药。

2.防止引流液逆流

保持引流瓶低于引流管胸腔出口平面60 cm，不可倒转。

3.引流瓶更换

长期行胸腔闭式引流者，每周更换引流瓶一次。更换时用止血钳双重夹闭引流管近心端，防止空气进入，严格无菌操作。

4.肺功能锻炼

指导患者进行呼吸功能锻炼，如深呼吸、有效咳嗽排痰、吹气球，正确使用呼吸训练器，预防肺不张或肺部感染。

（六）拔管护理

嘱患者先深吸一口气后屏气即可拔管，迅速用凡士林纱布覆盖，宽胶布密封。

四、健康指导

（1）告知患者和家属留置胸腔闭式引流管的重要性及注意事项，取得配合。

（2）指导患者适当活动，保护导管，防止意外脱管。

（3）如需约束的患者，告知家属约束的目的，取得理解与配合。

（4）告知患者拔管后如有胸闷、憋气、局部渗液等情况及时告知医护人员。

（亓颖颖）

第十节　脑室引流管护理

一、概述

脑室引流是指经过颅骨钻孔或椎孔穿刺侧脑室，将带有数个侧孔的引流管前端置于脑室内，末端外接无菌引流袋，将脑脊液引流至体外，以解除脑脊液循环梗阻，降低颅内压力，缓解脑疝症状。

二、病情观察与评估

（1）监测生命体征，观察有无体温升高。

（2）观察患者有无意识、瞳孔变化。

（3）评估患者有无因意识障碍、躁动导致非计划拔管的风险。

三、护理措施

（一）妥善固定引流管

（1）引流管应在高于侧脑室 10～15 cm 的水平悬挂固定，以维持正常颅内压。侧卧时以正中矢状面为基线，平卧时以耳屏为基线。

（2）导管缝线固定，再予导管固定装置固定。

（3）限制头部活动范围，翻身或操作时应注意避免牵拉引流管。

（4）对烦躁不安的患者，适当镇静或约束，以免引流管被拔除。

（二）保持引流通畅

引流管不可折叠、扭曲、受压。若引流管内不断有脑脊液流出，且液面随患者呼吸、脉搏等上下波动，证明引流通畅。

（三）严密观察

（1）严密观察脑脊液引流速度、颜色、性质及量。早期应特别注意引流速度，切忌引流过速过多，引流量每天不超过 500 mL。

（2）正常脑脊液清亮、无色透明，术后 1～2 天引流呈淡血性，以后逐渐转为橙黄色。

（3）脑脊液颜色变浓或引流出血性脑脊液，提示脑室内有出血。及时告知医师，协助处理。

(四)感染预防

(1)保持伤口及引流管接口处敷料清洁干燥,发现潮湿污染立即更换。

(2)更换引流袋时严格无菌技术操作,防止脑脊液逆流。

(3)若脑脊液颜色由清亮变浑浊,伴有体温升高,提示颅内感染,遵医嘱予以对症支持治疗。

(4)每天评估是否可以拔管,一般留置时间为3~4天,不超过7天。病情许可时尽早拔管。

(五)拔管

拔管前1天,试行夹闭引流管,观察患者若无头痛、呕吐等颅内压升高症状,即可拔管。若患者出现头痛、呕吐等颅内压增高症状时,应立即开放夹闭的引流管或放低引流袋并通知医师。

四、健康指导

(1)告知患者及家属脑室引流的目的,使其积极配合治疗。

(2)告知患者出现头痛、呕吐等颅内压增高的表现及时就医。

（赵春媛）

第十一节　腰大池引流管护理

一、概述

腰大池引流管是指在第3~4腰椎或第4~5腰椎体间,用腰穿针经腰椎间隙刺入椎管内,将直径1 mm的引流管放入腰椎管蛛网膜下腔内,外端接无菌引流袋或引流瓶,达到可持续引流脑脊液的目的。

二、病情观察与评估

(1)监测生命体征,观察有无体温升高、脉搏增快等感染表现。

(2)观察患者有无意识、瞳孔变化。

(3)观察有无头痛、呕吐等症状或原有头痛程度是否减轻。

(4)观察穿刺点有无红肿、脑脊液有无渗出。

(5)评估有无因躁动导致非计划拔管的风险。

三、护理措施

(一)体位

严格卧床休息。置管初期去枕平卧6小时后床头抬高15°~30°。

(二)妥善固定

引流管沿脊柱侧向头部方向延长固定于肩部。

(三)保持引流通畅

(1)观察脑脊液引流速度、颜色、性质及量:脑脊液引流一般以 10～15 mL/h 为宜。正常脑脊液为无色透明液体。

(2)引流袋低于穿刺部位,使用有调节器的引流装置进行速度控制,每天引流量不超过 300 mL。

(3)变换体位时确认管道无扭曲、受压、闭塞、脱落。

(四)并发症预防处理

1.颅内感染

搬动或转运患者时夹闭引流管,避免脑脊液逆流。更换引流袋、测颅内压、椎管内注射药物时严格执行无菌操作。脑脊液若变浑浊、有沉淀物,伴有体温、白细胞升高,提示颅内感染,协助医师对症支持治疗。

2.颅内低压

控制引流速度,保持匀速引流,每天引流量＜300 mL,避免脑脊液引流过快过多引起颅内低压。

3.蛛网膜下腔出血

当脑脊液为血性时,警惕有蛛网膜下腔出血,应及时告知医师协助处理。

(五)拔管

脑脊液色泽清亮,蛋白含量下降,细胞计数减少,脑脊液漏停止,及时拔除引流管。

四、健康指导

(1)告知患者及家属引流的目的,使其积极配合治疗。

(2)指导患者正确翻身,避免牵拉引流管。

(3)指导患者进食富含维生素、纤维素、易消化饮食。

(4)保持大便通畅,便秘者及时应用润肠剂,或遵医嘱使用缓泻剂。

(刘玉琴)

第十二节　食管癌术后留置胃管护理

一、概述

食管癌术后患者留置胃管行胃肠减压可降低吻合口张力、预防吻合口瘘,同时对吻合口有支撑作用,预防吻合口狭窄;通过观察胃肠减压引流液颜色和量,判断吻合口有无出血。因此,食管癌术后留置胃管行胃肠减压并做好相应护理尤为重要。

二、病情观察与评估

(1)监测生命体征,观察有无发热、呼吸、心率增快等表现。

(2)评估患者对留置胃管重要性的认识和配合程度。

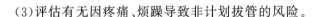

（3）评估有无因疼痛、烦躁导致非计划拔管的风险。

三、护理措施

（一）胃管固定

专用胶带或棉带妥善固定，每班观察记录置管长度并交接。

（二）胃肠减压

（1）保持胃肠减压处于有效持续负压状态，及时倾倒引流液。

（2）观察胃肠减压引流液的颜色、量。一般术后48小时内为暗红色血液，量不多，以后逐渐变为褐色或淡黄色，如引流量多且颜色鲜红，考虑有吻合口出血，报告医师及时处理。

（三）预防非计划拔管

（1）每班进行导管风险评估，高风险患者采用相应预防措施（有警示标识、每班交接）。

（2）改进传统固定胃管的材质和方式，妥善固定。如使用蝶型弹力胶布固定在鼻翼，再以透明贴固定于面颊。

（3）协助患者翻身、坐起及下床活动，动作宜缓慢，做好管道保护，避免突然变换体位牵拉胃管导致脱出。

（4）必要时行保护性约束或适当镇静。

（四）非计划拔管后处理

术后一周内若发生胃管非计划拔管，切忌盲目置管，以免增加吻合口瘘的风险，医师评估后在内镜引导下置管。

（五）吻合口瘘观察护理

吻合口瘘是食管癌术后极为严重的并发症，多发生在术后5～10天。密切观察患者有无呼吸困难、胸腔积液、高热、白细胞计数升高、休克甚至脓毒血症等表现。怀疑吻合口瘘时，清醒患者口服亚甲蓝后观察胸腔闭式引流液的颜色，如呈蓝色，吻合口瘘成立，配合医师积极处理。

四、健康指导

（1）告知患者及家属留置胃管的目的及重要性、可能出现的不适及应对方法。

（2）告知胃管脱出的严重性，切勿自行拔管。

（3）指导患者正确保护导管，避免引流管折叠、受压、扭曲或脱出。

（李　鑫）

第二章

门 诊 护 理

第一节　门诊护理操作常规

一、门诊一般护理

(一)开诊前

(1)整理诊室、开窗通风。

(2)清点急救药品及物品并登记。

(3)做好开诊前的物品准备,如医疗器械、消毒液、消毒器械等。

(4)检查并启动 HIS 系统运行是否正常。

(5)保持室内整洁、安静、安全、舒适、空气流通、室温 18～26 ℃,每天湿拖地面 1 次。

(二)开诊后

(1)维持候诊区秩序,运用 HIS 系统做好分诊工作,根据不同疾病分类安排患者到相应专业门诊就诊。

(2)根据病情测量体温,必要时测量血压,记录在门诊病例本上。

(3)密切观察候诊患者病情,病情变化者提前就诊,危重患者及时抢救并转送至急诊室进一步处理。老弱病残、婴幼儿等可酌情照顾提前就诊。如发现传染病患者应立即送感染性疾病科,防止交叉感染。

(4)实施移动式、迎前式、主动式服务,热情接待患者。

(5)定时巡视诊室,保护患者隐私。保持室内一医一患,必要时一患一陪。男性医师为女性患者检查肛门、乳房、会阴时应有护士陪同。

(6)严格执行无菌操作规程,严格执行手卫生。

(7)应用多种不同方式对患者实施健康教育,耐心解答患者提出的各种问题。

(三)完诊后

(1)整理用过的器械、物品,做好清点、报废、请领、保管工作。

(2)整理诊室内卫生,消毒检查台、诊桌、诊椅、更换被服等。

(3)如有传染病患者,填写疫情报告卡,登记好,下班前投入疫情报告箱内。

（4）做好医疗废物分类处理。

（5）下班前关闭门、窗、水、电及 HIS 系统。

二、内科门诊护理

（1）按门诊一般护理常规。

（2）注意观察患者病情状况，对高热、气喘、年老体弱、残疾及行走不便等特殊情况，安排提前就诊。

（3）维持候诊秩序，根据计算机 HIS 系统安排患者有序就诊。

（4）做好消毒隔离工作，配合医师做好治疗工作。

三、外科门诊护理

（1）按门诊一般护理常规。

（2）备有无菌换药包、手术剪、探针及纱布、绷带、引流条、药品等。

（3）换药前做好解释工作，取得患者的配合；操作时动作轻柔、细致，观察病情。

（4）严格执行无菌操作，清洁伤口与感染伤口应分开处置，隔离特殊感染伤口，防止交叉感染。

（5）使用完毕的器械由供应室统一处理；医疗废物按规定分类处理。

（6）保持治疗室内清洁、通风，每天用紫外线照射消毒 1 次。

四、妇产科门诊护理

（1）按门诊一般护理常规。

（2）备齐妇科、产科检查所需的器械、用物、药物等，放固定位置以便取用。

（3）密切配合医师进行各项检查及治疗，保护患者隐私，尊重患者，陪同异性医师诊治。

（4）指导患者查体前排空膀胱，做妇科 B 超检查者保持膀胱充盈，已婚女性做 B 超前不需憋尿。

（5）对特殊检查者告知注意事项，如宫腔镜者告知米索前列醇的应用；无痛流产者禁饮食；微波治疗者月经干净 7 天之内就诊治疗等。

（6）做好患者的健康教育，办好孕妇学校，开展优育保胎知识讲座。

五、儿科门诊护理

（1）按门诊一般护理常规。

（2）根据患儿心理特点布置美化候诊、就诊环境，室内有各色科学育儿图片、玩具等，以消除患儿的紧张心理，维持良好候诊秩序。

（3）备齐儿科所用用品、器械，如压舌板、手电筒、体温表等。抢救车内按要求备齐各种用品、药品。

（4）耐心做好患儿的分诊鉴别及各种治疗工作；体温高于 40 ℃者优先就诊。

（5）密切观察患儿病情变化，发现异常情况及时报告医师，做出相应的处理。

（6）对传染病或疑似传染病患儿，需采取相应的隔离措施，减少交叉感染机会。

（7）做好消毒隔离工作。

六、神经科门诊护理

（1）按门诊一般护理常规。

（2）根据不同疾病安排相关专业医师就诊，对年老体弱、行动不便、瘫痪残疾、精神异常者优先就诊。

（3）需做特殊检查的患者，协助患者做好检查前的准备工作。

（4）定时巡视候诊者，观察病情变化，对癫痫发作患者，即刻呼叫医师，做好救治配合。

七、眼科门诊护理

（1）按门诊一般护理常规。

（2）做好诊室、治疗室、暗室、验光室等的整理，备齐诊室所需器械、用品、药品；滴眼药、散瞳药做好标记。

（3）遵医嘱执行各种检查及治疗，交代各种滴眼药的使用方法、不良反应及注意事项。

（4）完成散瞳、测视力、眼压等门诊护理工作。

（5）做好眼底造影的准备、配合工作。

八、耳鼻咽喉门诊护理

（1）按门诊一般护理常规。

（2）开诊前备齐耳鼻咽喉科所需的各种器械、药品。药品需专人保管，普通药、剧毒药、腐蚀药、麻醉药分开放置，且有明显的区别标识，保持药品瓶签清洁醒目，易于鉴别；避光保存药物装入棕色瓶内。

（3）完成雾化吸入、咽鼓管吹张等各种门诊治疗工作。

（4）做好纤维喉镜检查的准备、配合工作。

（5）精密贵重仪器要擦油后保存；有管腔的器械注意清洁管腔内部，预防交叉感染。

（6）准确执行医嘱，观察治疗效果及不良反应；指导患者服药、点药，交代患者治疗后的注意事项，协助医师做好病情解释工作。

九、口腔科门诊护理

（1）按门诊一般护理常规。

（2）做好开诊前的各种准备。环境清洁、诊室物品齐全、开启水、气、电等各种仪器且运转正常。

（3）维持就诊秩序，安排外伤、牙齿剧痛、拔牙后出血者优先就诊，做好复诊预约。

（4）协助医师进行牙体及牙周手术、复杂拔牙、矫正治疗等医疗工作。

（5）保证一人一机，一用一灭菌，医护人员戴好口罩、帽子。

（6）做好治疗后的处理工作，如擦净面部血迹、观察伤口出血情况、交代注意事项等。

十、特需门诊护理

（1）按一般门诊的护理常规。

（2）对于行动不便的患者及时联系轮椅或平车，对于病情突然发生变化的危重患者及时呼叫医师，配合抢救，遵医嘱用药。联系急症科或病房，护送患者至相应的科室。

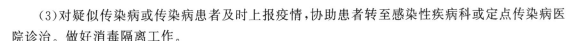

（3）对疑似传染病或传染病患者及时上报疫情,协助患者转至感染性疾病科或定点传染病医院诊治。做好消毒隔离工作。

（4）认真做好特需患者的预约,提前到岗帮助特需患者挂号,到相关就诊科室报到,根据特需患者具体病情安排就诊医师,陪同就诊,联系相关的化验检查,帮助特需患者取药并进行用药指导。按时电话回访了解患者病情的动态变化。

（5）认真做好外宾患者的特需服务,根据外宾患者具体病情预约相关专业专家就诊,联系相关的化验检查,帮助特需患者取药并进行用药指导,宣传防病知识及康复指导。

（6）做好企业家协会患者的特需服务工作,根据企业家 VIP 患者具体病情,安排急诊医师到特许保健门诊给予诊治,联系相关的化验检查,帮助 VIP 患者取药并进行用药指导。解答 VIP 患者的相关咨询,按时电话回访。

（7）认真执行医嘱,严格三查七对制度,严格按操作规程进行心电图、输液、采血等操作。

（8）开展心理护理工作,需求的就诊患者进行心理疏导。

（9）设法满足患者的各种就医需求,提供便捷、高效、温馨的护理服务。

（10）负责特需病房的住院患者登记,为登记患者联系床位,根据病情需要护送患者转入病房,做好病情交接。

（11）保证抢救药品、物品完好备用。

（12）做好安全管理工作、消防管理工作,杜绝安全隐患。

十一、预防保健门诊护理

（一）计划免疫工作管理常规

（1）预防接种证、卡（薄）按照接种者的居住地实行属地化管理,应由其监护人到儿童居住地所在接种单位办理预防接种证。

（2）设立接种门诊接种日,家长持接种证携儿童前来接种。做好接种前的预检工作,卡、证同时填写,凭卡接种,接种完毕以卡登记,然后归档存放,同时将接种信息及时录入金苗系统。

（3）接种单位对适龄儿童在实施预防接种时,应当查验预防接种证,并按规定做好记录。书写工整、文字规范、填写准确、齐全,时间（日期）栏（项）填写均以公历为准。按照预防接种证上的信息将儿童基础资料录入金苗系统。

（4）儿童迁移时,原接种门诊应通过金苗系统将儿童既往预防接种史转入迁入地接种单位;迁入地接种门诊应主动查验儿童预防接种证和金苗系统迁入信息,进行核对;无预防接种证的要及时补建,有漏种疫苗及时补种。

（5）接种门诊至少每 6 个月通过金苗系统对区内建立预防接种证儿童进行 1 次核查和整理,剔除迁出、死亡或失去联系 1 年以上的儿童,另行保存。预防接种人员应及时备份金苗系统数据,以防丢失。

（6）预防接种卡（薄）由接种医院保管,保管期限应在儿童满 7 周岁后再保存不少于 15 年;预防接种证有家长长期保管。

（7）预防接种门诊根据托幼机构、学校对儿童入托、入学查验预防接种证的报告,发现未按照国家免疫规划接种的儿童,会同托幼机构、学校督促其监护人在儿童入托、入学后及时到接种单位补种。

（8）年终做好报表统计工作。

(二)冷链系统、疫苗使用管理常规

(1)冷链设备一律专物专用,有固定房间存放,专人负责管理,建账、建卡、统一编号,且账物相符;根据冷链运转周期有计划地实施冷链设备的更新。

(2)预防接种门诊冷链设备主要为普通冰箱、冷藏包、冰排等。低温冰柜温度应保持在－20 ℃左右。普通冰箱冷藏室温度应保持在2～8 ℃。各种生物制品在运输过程中必须符合温度要求,分类、分批号按其冷藏温度要求合理贮存,杜绝因保管不当造成的疫苗失效。低温冰柜、普通冰箱应有温度计和测温记录簿,每天上午、下午各测温1次,做好记录。

(3)冰箱应放置平稳,远离热源,干燥通风,避免阳光直射和潮湿,冰箱的上部、后部分别留有30 cm、10 cm的空隙,底部设有20～30 cm高的垫脚架,并装配专用插座及稳压装置。冷链设备应保持清洁,及时除霜,至少每6个月进行1次全面保养维护。出现异常故障应及时维修,做好维修、更换零部件的记录。

(4)根据《中华人民共和国药品管理法》《中华人民共和国传染病防治法》及其实施办法和国家卫生健康委员会下发的《生物制品管理规定》《预防用生物制品生产供应管理办法》等有关法律、法规及规章的规定,各预防接种门诊所使用的预防性生物制品实施逐级供应,其他单位和个人不得经营预防性生物制品。

(5)疫苗实施计划管理,各预防接种门诊应于每年3月中旬前根据儿童免疫程序、本地人口和出生率、接种方式和接种周期、各种疫苗的损耗系数,制订下年度的疫苗需用计划并逐级上报。建立生物制品领发登记手续,专人负责。

(6)疫苗管理专人负责,建立健全疫苗领发、保管制度,设立疫苗专用账本,做到账物相符。

(7)疫苗要按品名、批号分别存放,并按照效期长短、进库先后,有计划地分发。具备冷链条件的接种点疫苗存贮量一般不得超过1个月的使用量。

(8)接种现场执行"疫苗不离冰"原则,疫苗从冰箱取出后须放入冷藏包内。使用疫苗时每次从冷藏包取出一支疫苗,并盖好冷藏包盖,冷藏包内冰排未完全溶化前应及时更换新冰排。活疫苗开启超过30分钟、灭活疫苗开启超过1小时应做废弃处理。

(9)接种剩余疫苗按以下要求处理:①开启安瓿未用完的疫苗,必须废弃。②如冷藏包内的冰排未完全溶化,未打开的疫苗做好标记,放冰箱保存,于有效期内在下次接种时首先使用。③如冷藏包内的冰排已完全溶化,脊灰疫苗应全部废弃。卡介苗、百白破、麻疹、白破二联疫苗做好标记,下次接种时首先使用。

十二、放射门诊护理

(一)增强CT、血管造影检查

(1)询问过敏史,签署碘造影剂知情同意书、预约登记。

(2)腹部增强CT检查前1周内禁行钡剂检查、钡剂灌肠。增强CT、血管造影前禁饮食6小时,以减少造影剂的不良反应及对腹部影像的影响。

(3)符合检查条件者,行碘造影剂试验。按静脉留置针注射操作规范操作,静脉推注碘造影剂2 mL,观察20分钟。碘试验结果阴性者,安排至相关机房检查。腹部增强患者,按检查部位安排好其检查前饮水时间,盆腔扫描患者嘱其憋尿。

(4)冠状动脉造影者检查前应测心律、心率,如心律失常,或者心率＞65次/分须通知临床医师。遵医嘱为患者服用美托洛尔等药物,监测患者心率、心律情况,做好检查前心理护理。

（5）增强 CT、血管造影检查过程中观察注射部位有无渗漏、高压注射器压力曲线变化情况，若检查过程中出现明显不适，应做好抢救准备。

（6）检查后嘱患者到护士站观察 30 分钟后，无不良反应再拔出留置针。告知患者检查后 72 小时内多饮水，尽快排出造影剂，离院后如有不适及时到就近医疗机构就诊。

（二）腹部平扫检查

（1）询问患者检查前 1 周内未行钡剂、钡剂灌肠检查，检查前禁饮食 6 小时。

（2）泌尿系统结石或胆结石患者，检查前饮 500 mL 白开水。

（3）按检查部位者服用 1％～1.5％的碘造影剂 500 mL，盆腔平扫患者憋尿 2～3 小时。

（4）消化道出血、急性胰腺炎、肾衰竭、消化道穿孔、甲状腺功能亢进未治愈等患者根据病情禁服或慎服造影剂。

（三）MRI 检查

（1）检查前复核 MRI 患者安全调查表内容。

（2）检查前协助患者去除身上金属物质，体内有置入性金属物质，如心脏起搏器、冠状动脉内支架等禁做磁共振检查。

（3）轮椅、平车等金属制辅助运载工具严谨进入磁体间。

（4）MRI 增强患者根据检查要求注射钆螯合物对比剂，操作时按照静脉留置针、静脉注射操作规范执行。

（5）注射后嘱患者 72 小时内多饮水，尽快排出造影剂，离院后如有不适及时到就近医疗机构就诊。

（四）静脉肾盂造影

（1）询问过敏史，签署静脉肾盂造影知情同意书，筛除检查禁忌证、预约登记。

（2）检查前 1 周内禁行钡剂检查、钡剂灌肠，并禁饮食 12 小时，以减少造影剂的不良反应及对腹部影像的影响。

（3）符合检查条件者，行碘造影剂试验。按静脉留置针注射操作规范操作，静脉推注碘造影剂 2 mL，观察 20 分钟。碘试验结果阴性者，安排至机房检查。

（4）行腹部 X 线平片后，给予静脉推注碘造影剂，在检查的同时观察患者有无不良反应。

（5）于检查后观察 30 分钟，无不良反应再拔出留置针。告知患者检查后 72 小时内多饮水，尽快排出造影剂，离院后如有不适及时到就近医疗机构就诊。

（五）640-CT

1.检查前

（1）检查前宣教：详细询问过敏史、交代注意事项。

（2）选择合适的穿刺部位：应选择粗直、弹性好的血管进行穿刺。

（3）药物试验：取对比剂原液 1 mL，做静脉试验。观察 20～30 分钟判断试验结果，制订完善的抢救程序，备齐抢救物品。

2.检查中

（1）摆位：去除患者扫描部位的金属物品。协助患者平卧。

（2）连接心电监护，电极片粘贴位置正确，导联线避开心影部位。

（3）连接高压注射器：调节好注射对比剂的速度和总量，向患者告知注射造影剂时身体可能出现的反应。

（4）呼吸训练：嘱患者按指令保持吸气、屏气、呼气和护理人员一致，直到掌握要领。

（5）密切观察反应：注射过程中，密切观察穿刺部位的情况，严防对比剂外渗。密切观察心电监护，如有不适做好应急处理。

3.检查后

扫描结束，分离高压注射器连接管与留置针，候诊室观察 10～20 分钟。如有异常立即采取相应措施，嘱患者多饮水，如有胸痛、皮疹、喉头水肿等变态反应时随时就医，以免迟发反应的发生。

（六）PET/CT

（1）患者需持检查申请单提前预约。

（2）PET/CT 检查前 1～2 天可以多饮水，禁做剧烈运动。糖尿病患者可以正常服用降血糖药。

（3）如果近期做过钡剂检查或钡剂灌肠，要求肠道钡剂排清才能接受检查。

（4）检查当天禁食 4～6 小时，疑腹部病变。则应禁食 12 小时。脑部检查至少禁食 6 小时（特殊情况请遵医嘱）。

（5）检查当天，测量身高、体重，检测血糖并记录，血糖水平过高会影响组织对药物的吸收。

（6）评估患者一般情况。

（7）注射药物后需安静休息一段时间，50 分钟或以上。

（8）显像前需排空膀胱。

（9）嘱患者去除身上一切金属，有活动性义齿应取下。

（10）机器扫描期间一般需仰卧，举双臂过头 30 分钟，并固定肢体，避免身体移动。

（11）须接受延时显像者，检查结束后请在指定休息区继续等候，得到工作人员明确通知后方可离开，请勿自行离开。

（12）做好报告结果的发放与解释工作。

（13）做好资料的登记，档案的整理和保存工作。

十三、核医学门诊护理

（1）按门诊一般护理常规。

（2）按核医学科卫生防护原则进行防护。

（3）根据检查项目向患者说明检查目的、方法及注意事项。

（4）做好检查前患者的准备工作。

（5）检查中按常规技术操作规程，密切观察患者病情的变化，如发生意外立即报告医师并协助处理。

（6）做好检查后的工作，患者的健康教育及仪器整理。

（7）各检查仪器专人保管，及时保养。科内备有抢救物品、药品。以防发生意外使用。

（8）做好各种检查记录保存，建立登记制度。

十四、超声检查护理

（一）妇科 B 超检查

（1）合理安排预约就检：急危重患者优先检查；其他检查者，按照预约日期顺序检查。对于特

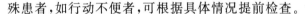

殊患者,如行动不便者,可根据具体情况提前检查。

(2)检查前的准备。①妇科 B 超检查方法:经腹部 B 超检查和经阴道 B 超检查。②检查前要询问患者是否有性生活史。③无性生活史者需经腹部检查,告知患者憋尿,指导憋尿方法并告知患者充盈膀胱对超声检查的重要性。a.预约患者憋尿方法:预约上午 B 超检查者,晚上睡前控制饮水量,尽量排空膀胱,早上起床后憋尿;预约下午 B 超检查者,夏季检查前 4 小时、冬季检查前2 小时排空膀胱后自然憋尿。b.检查当天患者憋尿方法:饮水量及饮水时间的指导可根据季节、气候变化及室内外温度指导受检者适时适量饮水。憋足尿液膀胱适度充盈时。可使子宫、输卵管等器官显示得更加完整、清晰,有利于提高检查结果的准确性。④有性生活史者,嘱患者排空膀胱后检查。

(3)加强候检处的巡视:①密切注意观察候检者病情变化,如发现病情异常应及时通知医师,采取相应的急救措施并转送急症室。②对疑似传染病或传染病患者及时隔离,对接触物进行消毒处理。

(4)维持检查秩序,组织患者有序检查。

(5)检查中注意事项:①对于行动不便、病重患者协助其上下床。②协助患者充分显露检查部位,以利检查。

(6)检查完毕告知患者在候检区等候,10 分钟后由医护人员将报告单送至患者。

(二)产科超声检查

(1)合理安排预约就检:急危重患者优先检查,其他检查者按照预约日期顺序检查。对于特殊患者,如行动不便者,可根据具体情况,照顾提前检查。

(2)检查前的准备:①对于怀孕 3 个月内的患者(<12 周)、测宫颈长度及瘢痕厚度者告知患者憋尿,以患者有尿意为准。②对于怀孕 3 个月以上的患者(>12 周),告知患者排空膀胱。

(3)注意孕妇安全:指导其慢行,护士协助上下床,充分显露检查部位,动作要缓慢,以防患者发生坠床等意外。

(4)加强候检处的巡视:①密切注意观察候诊者的病情变化,如发现病情异常应及时通知医师,采取相应的急救措施并转送急诊室。②对疑似传染病或传染病患者及时隔离,对接触物进行消毒处理。

(5)检查完毕,告知患者在门外稍等,10 分钟后由医护人员将报告单送至患者。

(三)消化系统超声检查

(1)消化系统检查一般安排患者上午检查,因下午检查胃肠胀气显著影响检查效果。

(2)指导患者检查前一晚禁食 8~12 小时,以消除胃肠胀气的影响。

(四)泌尿系统超声检查

(1)指导患者憋尿,以患者感觉有尿意为准。

(2)协助行动不便、病重患者上下床。

(3)协助患者充分显露检查部位,以利检查。

(五)心脏超声检查

(1)3 周岁以内幼儿需镇静,可根据医嘱口服水合氯醛等,待患儿入睡后方可检查。

(2)对于行动不便、病重患者协助其上下床,协助患者左侧卧位或根据检查需要调整卧姿。

(3)协助患者充分显露检查部位,以利检查。

(4)密切注意观察候诊者的病情变化,如发现病情异常应及时通知医师,采取相应的急救措施并转送急诊室。

十五、内镜检查护理

(一)胃镜检查护理

1.检查前

(1)患者准备:①检查前日 22:00 后禁饮食,禁止吸烟。②为预防肝炎传染,肝炎患者需与非肝炎患者分开检查,在做胃镜检查前做乙肝表面抗原和抗丙肝抗体检查,年龄 50 岁以上患者做心电图。③检查时需将其他有关检查报告单及预约时所备资料带齐,以备参考。④为患者备好利多卡因麻醉胶浆。⑤如有药物过敏、出血性疾病、心脏病、肝病等其他病史或检查当天有咽喉痛、心悸、气短、血压升高、胸痛、腹痛等症状,通知医师。⑥钡剂可能附于胃肠黏膜,使诊断发生困难,故钡剂检查 3 天后方可做胃镜检查。⑦检查前必须将活动性义齿、眼镜等取下,妥善保管。⑧检查前 5～10 分钟口服麻醉胶浆。

(2)用物准备:①按顺序检查胃镜及附件器械,使计算及主机处在备用状态。②准备好纱布、胃镜检查包、50 mL 空针、一次性小碗、0.9% 氯化钠溶液、装有固定液的活组织标本瓶、橡胶手套、灭菌活检钳、负压吸引器、氧气等用物。

2.检查中

(1)按顺序安排患者,提前服用咽部麻醉及胃内去泡药(盐酸利多卡因胶浆)。

(2)做好患者心理疏导,指导患者全身放松,左侧卧位,两腿屈曲,松解领口和腰带,服从医护人员指导,密切配合。进镜达咽喉部时嘱患者做吞咽动作以顺利进镜,进镜后如有恶心嘱其做深呼吸,用鼻吸气,口呼气,可有所缓解。

(3)检查中嘱咬紧牙垫,勿脱出,以防损坏镜身;检查中如有唾液可顺口角流出,勿吞咽。

(4)适时配合医师完成整个检查过程,协助医师做好摄影活检、留取标本。

3.检查后

(1)术后 2 小时内勿进饮食。术中取病理活检者当天进易消化、温凉、半流食,勿进食过热、刺激性食物;做治疗(如息肉切除等)请遵从医师指导。

(2)检查结束后将报告送至患者,行病理活检者需 2 个工作日后取。

(3)检查结束后,若有咽喉异物感、咳痰、上腹轻微不适等,不必过于紧张,注意勿反复用力咳嗽;如有出血、黑便、腹痛加剧等特殊不适,请及时来院就诊。

(4)标本及时送检。

(二)结肠镜检查

1.检查前

(1)患者准备:①为预防肝炎传染,肝炎患者需与非肝炎患者结肠镜分开检查,在做结肠镜检查前做乙肝表面抗原和抗丙肝抗体检查,年龄 50 岁以上患者做心电图。②检查前 1 天进食少渣易消化流食(稀饭、豆浆、禁食牛奶)。③检查前日 20:00 后禁食,便秘者遵医嘱服用泻药(番泻叶 15～20 g 泡水喝,反复多次),排便正常者无须服用。④检查当天晨空腹,上午检查者请于当天 2:30 或 3:00 服药,下午检查者请于 8:30 服药,将和爽(复方聚乙二醇电解质散 137.15 g)1 包加入 2 000 mL 温凉开水中溶解缓慢口服,在 2 小时内喝完,服药期间需来回走动,观察腹泻情况,粪便呈水样无粪渣方可检查。⑤排便不畅或怀疑肠梗阻患者禁服泻药,可于检查当天清洁灌肠。⑥检查日 13:00 可进食面包或馒头充饥,不允许进食其他食物及水,电切息肉者禁饮食。⑦不能

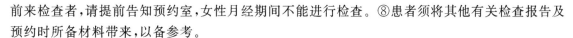

前来检查者,请提前告知预约室,女性月经期间不能进行检查。⑧患者须将其他有关检查报告及预约时所备材料带来,以备参考。

(2)用物准备:①按顺序检查结肠镜及附件器械,使电脑及主机处在备用状态。②准备好纱布、50 mL空针、一次性小碗、生理盐水、装有固定液的活组织标本瓶、橡胶手套、灭菌活检钳、丁卡因胶浆、负压吸引器、氧气等用物,将床单位准备好。

2.检查中

(1)向患者解释检查目的,取得患者配合。

(2)协助患者取左侧屈膝卧位,显露肛门,在肛门处及肠镜前端涂抹丁卡因胶浆润滑剂。

(3)单人进镜(医师单手操作),护士根据医师需要给予配合,协助患者变换体位。双人进镜(医护双人配合),护士手持蘸有丁卡因胶浆润滑剂的纱布握持镜身,协助医师进镜。

(4)在检查过程中,根据医师需要给予配合。并协助患者变换体位。

(5)协助检查者做好摄影及活检,留取标本。

(6)严密观察患者有无不适表现,注意观察脉搏、血压及腹痛情况。

3.检查后

(1)检查完后,协助患者穿好衣裤。

(2)检查结束后将报告送至患者(行病理活检者需 2 个工作日后取)。

(3)观察患者一般情况,注意有无明显腹痛、腹胀及便血情况。

(4)做活检或治疗者如电切息肉等,3 天内勿剧烈活动,饮食请遵从医师指导。

(5)检查结束后,出现腹胀、腹部不适等,可逐渐缓解,如腹胀明显、腹痛加剧或排血便者请及时就诊。

(三)支气管镜检查护理

1.术前

(1)患者准备:①术前做肺 CT、查乙肝表面抗原、抗丙肝抗体、艾滋抗体、梅毒,查血常规、血凝常规,做好心电图、测血压。②详细了解病情及体格检查,对心肺功能不佳及血压高者,可暂缓检查,嘱其到相应二号科就诊。③取得患者知情同意,并在知情同意书上签名。④检查前禁烟3 天,上午做检查者前日21:00后禁饮食,下午检查者至少空腹 6 小时。⑤检查当天请携带好预约时所备资料及相关检查报告单和肺部 CT 片。⑥药物准备:2%的利多卡因胶浆 1 支、盐酸肾上腺素 1 支、复方呋喃西林滴鼻液 1 支、凝血酶1支、阿托品 1 支。

(2)用物准备:①电子支气管镜及附件器械,使计算机及主机处在备用状态。②准备好纱布、20 mL 空针 2 个、5 mL 空针 2 个、一次性小碗、0.9%氯化钠溶液、装有固定液的活组织标本瓶、橡胶手套、灭菌活检钳、一次性痰液收集瓶,一次性手持雾化器、氧气、负压吸引器、多功能心电监护仪、除颤仪等。

2.术中

(1)缓解紧张、恐惧心理,明确检查目的、必要性、大致过程与安全性,患者应主动配合,使检查顺利进行。

(2)有活动性义齿者取下。

(3)给予利多卡因 5 mL 口含式雾化,嘱患者用口吸气用鼻呼气,然后屏气,吸气时尽量不让雾气冒出,约 10 分钟雾化结束。

(4)患者的体位:卧位检查,患者仰卧于检查床上,肩部略垫高,头正位略向后仰。连接心电监护、吸氧。

(5)配制好凝血酶、盐酸肾上腺素。

(6)按照规范向两侧鼻腔喷利多卡因及呋麻滴鼻液。

(7)检查中遵医嘱沿活检道推注利多卡因,协助医师完成摄影、活检及灌洗并留取标本。

3.术后

(1)术毕清洁患者口鼻,扶患者下床。

(2)术后 30 分钟内减少说话,使声带得以充分休息,术后可能出现鼻咽喉不适、疼痛、声嘶、发热、痰中带血等,可于短时或数天内自愈,若出现大咯血应及时抢救治疗。

(3)术后 3 小时方可进食,开始以半流食为宜。

(4)鼓励患者轻咳、咳出痰液和血液。

(5)如已取活检,应注意有无气胸或活动性出血,有变化随时就诊,及时处理。

(6)将活检标本或痰液及时送检。

(四)喉镜检查护理

1.术前

(1)患者准备:①为预防肝炎传染,肝炎者需与非肝炎者分开检查,在做喉镜检查前做乙肝表面抗原和抗丙肝抗体检查,年龄 50 岁以上做心电图。②将其他有关检查报告单及预约时所备资料带来,以备参考。③取得患者知情同意,并在知情同意书上签名。④详细告知病史及有无麻醉药物过敏史,缓解紧张心理,可以使插镜顺利进行。减轻咽喉的反应。⑤术前在鼻咽部喷雾 1% 丁卡因,有良好的咽部麻醉,如果鼻腔狭窄,为使喉镜顺利通过,可向鼻腔滴呋麻滴鼻液,如用药后出现头晕、呼吸困难、面色苍白、脉搏细弱等不适时应立即向医师反映,并配合适当处理。⑥体位:表面麻醉后患者仰卧于检查床上,肩下垫一软枕,头后仰或端坐于靠背椅上头稍后仰,面向操作者。

(2)用物准备:①电子喉镜及附件器械,使电脑及主机处在备用状态。②准备好纱布、20 mL 空针2个、一次性小碗、0.9%氯化钠溶液、装有固定液的活组织标本瓶、橡胶手套、灭菌活检钳、氧气、负压吸引器等用物。

2.术中

(1)在诊治过程中严密观察患者病情变化,发现任何异常及时告知医师。

(2)配合医师完成摄像及活检,留取标本。

3.术后

(1)术后咽喉部会有不适、堵塞感、异物感,其症状是表面麻醉药及手术刺激局部引起,稍做休息症状随后会消失。

(2)检查及手术结束,在原地休息 30 分钟,2 小时后可进软食,不可太烫,手术患者,术后1~2天如痰中带血或涕中带血,不须特别处理,术后 2 周内尽量少说话,戒烟、酒及辛辣饮食,注意口腔卫生。

(3)将活检标本及时送检。

十六、准分子激光治疗护理

(1)按照点眼操作规程,为患者点眼。

(2)为预约手术患者详细讲解注意事项。

（3）术前给患者讲解手术流程，术中配合要领及术后注意事项，鼓励患者做好配合。

（4）在手术准备期间，为患者用黏膜表面麻醉药 0.4％奥布卡因点眼，以便冲洗消毒时减少患者的不适感。

（5）按照洗眼操作规程，用 0.9％氯化钠溶液加庆大霉素为患者洗眼，并嘱患者轻轻转动眼球以便冲洗完全。

（6）指导患者闭眼，消毒棉棒擦干眼部及周围皮肤。

（7）引领患者进入手术间，查对姓名、住址无误后协助患者平卧于手术床上并摆好体位。

（8）铺手术台，放下列无菌物品于手术台上：治疗巾、洞巾、器械盒、设备罩、纱布、乙醇纱布、10 mL 空针、止血海绵、手术器械盘、聚维酮碘棉球、画线笔、手术刀片等。

（9）术毕给患者遮盖眼罩，观察 30 分钟后离院。

（10）手术次日来院换药，进行健康教育指导。

十七、高压氧治疗护理

（一）治疗前

（1）阅读病例，探视患者，熟悉患者病情，确定其没有治疗禁忌。

（2）向患者及陪舱人员介绍舱内设备和使用方法。

（3）向患者及陪舱人员说明高压氧治疗的基本特点、方法和注意事项。加强心理护理，消除患者进舱的恐惧心理。

（4）教会患者中耳调压动作。

（5）详细说明吸氧装置的使用方法和注意事项。

（6）对首次进舱治疗的患者，治疗前 15 分钟常规以 1％呋麻液滴鼻。

（7）嘱患者排空尿液、粪便。

（8）指导患者更衣，穿全棉等不引起静电反应的衣物进舱治疗。

（9）检查患者带进舱内的物品，包括易燃、易爆物品；不耐压物品；可产生静电的物品；各种化妆品及各种电动用具、玩具不能进舱。

（10）妥善把患者安置于舱内治疗位置，再次试用吸氧用具。指导患者正确戴紧面罩，保证有效吸氧。

（二）加压期间

（1）加压开始时，操舱人员应通知舱内人员"开始加压"，嘱其进行张口、吞咽、鼓气等动作，使耳咽管开张。

（2）加压阶段最常见的并发症是中耳气压伤，鼓膜内外压差达 0.02 MPa 时，便可产生耳痛；压差达 0.06 MPa 时，可使鼓膜破裂，因此必须按规定的升压速度操作。尤其在舱压为 0.12～0.16 MPa 时，加压速度应缓慢，并不断询问有无耳痛，嘱患者及时做调整耳咽管通气的动作。若出现剧烈耳痛时，必须立即停止加压，必要时应适当排气减压，等舱内人员耳疼痛消失后，再继续缓慢加压。如中耳调压失败，应减压让患者出舱。

（3）做好舱内危重患者的护理，对有高血压病史者应严密观察，必要时测血压。对昏迷者应严密观察有无躁动、呻吟等症状，可给予少量水滴入口中，帮助做吞咽动作来缓解耳部不适症状。对重症昏迷患者应遵医嘱测血压、脉搏、呼吸，并做记录。

（4）加压期间应暂时夹闭各种体腔引流导管（胸腔引流管除外）。

(三)稳压吸氧期间

(1)舱外操舱人员通知"开始吸氧"后,告知患者正确戴紧面罩,保证有效吸氧。

(2)指导患者正确做呼吸动作,适当加深呼吸,不要加快呼吸频率。

(3)观察患者面部表情,有面部肌肉抽搐、出冷汗、流涎等氧中毒先驱症状发生时,应立即终止该患者的吸氧,并做相应处理。

(4)对带有气管插管给氧的危重患者,应调整供氧流量在 10～15 L/min。

(5)调整输液滴管平面与输液速度。

(6)对昏迷危重患者应遵医嘱测血压、脉搏、呼吸,并记录。

(四)减压期间

(1)通知"开始减压"时,应及时告知舱内人员注意保暖。

(2)告知舱内人员严禁做有意识或无意识的屏气动作,不要用力咳嗽,以防止肺气压伤的发生。

(3)部分人员减压时会因胃肠道内气体膨胀,肠蠕动加快而出现阵发性轻度腹部不适、便意等症状,属正常现象。入舱前适当控制饮食及少吃产气和含有大量植物纤维素食物,可减轻症状。

(4)危重昏迷患者减压时应调整输液平面及速度;开放一切引流管,如胃管、脑室引流管、胸腔引流管、腹腔引流管、导尿管及气管插管的附属气囊(如用水注入则不必开放)等。手术后患者还应注意伤口渗血、出血情况。

(5)对所有减压出舱者,应询问有无不适,及早发现减压病的症状。必要时可舱旁留观 24 小时。

十八、门诊感染疾病护理

(一)感染性疾病一般护理

(1)感染性疾病科设立专门的收款、挂号、药房、化验部门。腹泻患者不能与肝炎、呼吸道传染病患者同一诊室就诊。呼吸道传染病患者必须及早给予口罩,并指导患者正确使用。

(2)腹泻患者做到有泻必查,快检率达到 100%。发热门诊要做好患者信息的采集,详细询问 1 周内有无疫区接触史,并做好登记。

(3)消毒隔离:对疑似霍乱患者安置在单独的房间隔离,对患者的呕吐物及排泄物用专门的容器,消毒处理后弃去,及时留取粪便培养送检,并根据疾病预防控制中心的要求对患者采取合理的隔离措施;接触消化道传染病要做好手卫生和物体表面的消毒擦拭;呼吸道传染病要做好开窗通风,无人的情况下及时进行紫外线照射消毒,并做好记录;指导患者正确居家隔离方式,防止疾病传播和疫情扩散。

(4)密切观察病情,做到先急后缓,对脱水患者及时建立静脉通路,保持输液通畅。输液患者必须按病种隔离,防止交叉感染。

(5)指导患者粪便标本的留取,要选择新鲜的粪便,留取黏液、脓血部分。粪便培养要在抗菌药物使用前采集标本。对疾控要求的检测项目,如风疹、麻疹免费抗体检测,向患者做好解释工作,取得患者配合,并告知化验结果的取得由疾病控制中心提供。

(6)疫情上报:对集体食物中毒者要根据患者情况,合理安排就诊顺序,并及时上报卫生监管部门。在疫情高峰期,严格按照市疾控、卫生行政部门及医院要求做好疫情上报和信息采集工作。

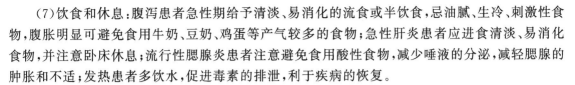

(7)饮食和休息:腹泻患者急性期给予清淡、易消化的流食或半饮食,忌油腻、生冷、刺激性食物,腹胀明显可避免食用牛奶、豆奶、鸡蛋等产气较多的食物;急性肝炎患者应进食清淡、易消化食物,并注意卧床休息;流行性腮腺炎患者注意避免食用酸性食物,减少唾液的分泌,减轻腮腺的肿胀和不适;发热患者多饮水,促进毒素的排泄,利于疾病的恢复。

(二)门诊传染性疾病护理

以病毒性肝炎病护理为例。

病毒性肝炎是由多种肝炎病毒引起的,以肝损害为主的一组全身性传染病。按病原学分为甲型、乙型、丙型、丁型、戊型五种肝炎病毒。各型病毒性肝炎临床表现相似,以疲乏、食欲减退、厌油、肝大、肝功能异常为主,部分病例可出现黄疸。甲型和戊型多为急性感染,经粪-口途径传播;乙型、丙型、丁型易转为慢性肝炎,少数病例还可发展为肝硬化或肝细胞癌,主要经血液、体液等胃肠外途径传播。

1.护理常规

(1)休息与隔离:甲型、戊型肝炎自发病之日起进行消化道隔离3周;慢性乙型和丙型肝炎应按病毒携带者管理。对急性肝炎患者在发病1个月内,除进食、洗漱、排便外,应安静卧床休息,待症状好转、肝功能改善后,可指导其逐渐增加活动。慢性肝炎患者要合理安排休息,活动期应静养,稳定期可逐渐增加活动量,以不感疲劳为度。

(2)饮食护理:急性肝炎患者,宜进食清淡、易消化、高维生素饮食;保证足够热量,适当限制脂肪的摄入;腹胀时注意减少牛奶、豆制品等产气食品的摄入;病情好转、食欲改善后应少食多餐,避免暴饮暴食;慢性肝炎患者饮食宜适当的高蛋白、高热量、高维生素易消化的食物,避免高糖、过高热量、饮酒,以防发生糖尿病和脂肪肝。

(3)用药护理:大部分药物都在肝代谢,为减轻肝负担,禁用损害肝的药物;对干扰素治疗患者要定期进行血常规、肝功能、甲状腺功能检测;对出现食欲减退、发热、脱发等症状要正确面对。

(4)心理护理:加强疾病知识宣传,消除紧张、恐惧心理,保持积极乐观开朗的精神状态。对干扰素治疗的患者,如出现抑郁、妄想、重度焦虑等精神病症状,要加强防护及时就医,严重者遵医嘱停药。

(5)病情观察与护理:注意观察发热、消化道症状和黄疸的程度,注意有无出血倾向,对出现腹水的患者,注意了解腹胀的程度、腹围的大小、水肿的情况,严格记录出入量。

(6)基础护理:对有出血倾向的患者,加强口腔护理,防止感染,呕血患者防止窒息,对低蛋白血症患者,加强皮肤护理,防止压疮发生。

(7)去除和避免诱发因素:对慢性肝炎应定期随访,保持良好的心态,禁烟、戒酒,避免乱用药物,尤其是对肝有损伤的药物。

2.健康教育

(1)休息与运动:平卧能增加腹部血液循环,利于肝的恢复,适当休息,劳逸结合,规律的生活利于疾病的恢复。恢复期的患者可适当地活动,活动量逐渐增加,以不疲劳为主。

(2)饮食指导:合理饮食,切实遵循饮食计划,避免长期高热量、高脂肪饮食,禁烟、戒酒、避免暴饮暴食。

(3)用药指导:向患者解释药物治疗的作用,提高抗病毒治疗的依从性,不得擅自加量或停药。应用干扰素,鼓励多饮水。定期检查肝功能、病毒量等,停药后定时随访。详细介绍药物的目的、名称、剂量、给药时间和方法,教会观察疗效和不良反应,避免滥用药物和使用苯巴比妥类、磺胺类、抗结核等药物，以免加重肝负担和肝功能损害。

（4）心理指导：创造整洁、舒适的修养环境，正确对待疾病，消除不良情绪，保持豁达、乐观的心情，并取得其家属的理解和支持。对干扰素治疗的患者，注意精神方面的变化，及时就医，避免出现自杀等倾向。

（5）康复指导：对慢性肝病患者要有"既来之则安之"的心理状态，消除其对下一代传染的困扰，对 HBsAg 阳性母亲的新生儿，24 小时内尽早接种乙型肝炎疫苗和乙型肝炎免疫球蛋白，阻断率为 87.8%。

（6）复诊须知：出院后 2～4 周复查 1 次，稳定后每 3～6 个月复查 1 次，如有疲乏、无力、厌油、恶心、上腹部不适等症状及时就诊复查。

（吕洪清）

第二节　内科门诊患者的护理

一、呼吸系统

（一）呼吸系统解剖及生理简介

呼吸是生命存在的重要特征之一，呼吸也是一切生物的基本功能。机体必须通过不断的呼吸运动与外界环境进行氧气和二氧化碳的交换，以确保新陈代谢。

1.解剖

呼吸系统由呼吸道和肺两大部分组成。

（1）呼吸道：分为上、下两部分，临床将鼻、咽、喉称为上呼吸道，把气管、支气管及以下各级分支称为下呼吸道。气管在平胸骨角处分为左右主支气管进入左右肺，并反复分支，其全貌犹如树木分枝，故又称为支气管树。呼吸道是传送气体、排除分泌物和异物的管道。

（2）肺：位于胸腔内，分为左右肺，由肺泡及肺内各级支气管构成。肺泡是具有换气功能的肺组织，成人肺脏含有 3 亿个肺泡每个肺泡直径为 $100～250\ \mu m$，并被肺毛细血管所包裹，组成气血屏障，肺泡与毛细血管之间的气体交换正是通过气血屏障完成的。

2.生理功能与主要病理

（1）上呼吸道能传导气体，加温、湿化、净化空气，并具有嗅觉及发音功能。下呼吸道除以上功能外还具有防御、清除异物的功能。肺是气体交换的主要器官。

（2）咳嗽、咯痰的病理机制：喉头或气管受到刺激即可引起咳嗽，这是人体的防御和保护性反射动作，它可以帮助清除入侵呼吸道的异物及呼吸道自身产生的过多分泌物，起到清洁和保护呼吸道的作用。

（3）痰的颜色变化：正常人可有少量痰液，如果痰液量增多，且颜色发生改变，则说明呼吸道或肺部发生了病变。①黄色痰：见于支气管、肺部感染。②铁锈色或褐色痰：见于肺炎球菌性肺炎和肺梗死。③白色泡沫样痰：见于支气管、肺气肿及哮喘。④黄绿色脓痰：见于肺脓肿、支气管扩张及重症肺结核。⑤大量黑色痰：见于矽肺。⑥翠绿色痰：常见于肺结核、支气管扩张和支气管肺癌，说明支气管或肺内有出血灶。⑦粉红色泡沫样痰并伴有呼吸困难：急性肺水肿，需紧急救治。

(二)常用检查方法及药物

1.肺功能检查

可以协助判断引起呼吸困难的原因,评估病变损害程度和了解肺的功能储备。患者需于术前4小时内戒烟,不要过饱及过量饮水,检查中遵医嘱进行呼吸动作,必要时测动脉血气;有眩晕、胸痛、心悸、恶心、气喘等不适及时通知医师。

2.胸腔穿刺

可协助诊断,缓解由胸腔积液引起的压迫症状,由医师在病房局麻下进行。患者取坐位或半卧位均可,穿刺时不要动,不要深呼吸或咳嗽,防止损伤肺脏,并尽量放松,保持正常呼吸。出现憋气、气喘、头晕及时通知医师。

3.支气管造影

支气管造影是用碘油注入支气管拍胸部X线片的方法,目的是观察各支气管分支的部位,确定咯血原因。检查前12小时患者禁食禁饮;遵医嘱服药;要咳尽呼吸道内的痰液;取下义齿,做好口腔卫生;排空大小便。喷雾式麻醉可能会使患者感到憋气,如有心慌、憋气、烦躁、瘙痒等症状及时通知医师。术后患者取侧卧位或半卧位,直至咽反射恢复正常,在此之前禁食禁饮。术后有咽喉痛,属于正常反应。

4.纤维支气管镜

纤维支气管镜是装有照明设备的一种内镜,常用于协助诊断肺癌、肺结核和肺不张,还可观察脓痰来源及有否支气管扩张,明确咯血部位,也可用于吸出掉入呼吸道的异物。患者术前6小时内禁食禁饮,检查时取平卧位,支气管镜经鼻或口插入。术后患者取侧卧位或半卧位,勿过早进食和饮水。

5.CT

对肺、纵隔等组织病变的定位检查。

6.胸部X线片

可诊断肺及纵隔病变。患者术前需除去项链等金属饰物及衣扣,要求憋气时,身体勿动。

7.磁共振及MRI

可提供高清晰度的肺组织横断面影像,为无痛无创伤的检查。检查时患者应除去所有金属异物,如手表、义齿、饰物、钥匙等,如体内有起搏器、金属瓣膜等应通知医师。术中患者可自由呼吸但不要说话。

8.常用药物

(1)茶碱类:如氨茶碱、复方茶碱等。①作用:控制喘息和防止呼吸道痉挛,松弛支气管平滑肌。②不良反应:食欲下降、腹泻、头晕、面色潮红、失眠、易怒、恶心、呕吐、心悸、心律失常、烦躁、呼吸急促等。③注意事项:患者要按时服药,不可私自停药。勿私自使用有中枢兴奋性的药物,如麻黄碱、肾上腺素等。服药期间应戒烟,以免引起药物毒性反应。应空腹服用,以便更好发挥药效。如果患有感冒,一定要去看医师,因为感冒可能会影响药效。

(2)祛痰镇咳药:如可待因、美沙醇等。①可待因可控制干咳;但会有头晕、呼吸困难、意识模糊、困倦、便秘、恶心,长期应用可致耐药或成瘾的不良反应;勿饮酒。应用此药期间,从事驾车、操作机器的职业要格外注意。②美沙醇也可控制咳嗽;但会有异常兴奋、失眠、易怒、神经质等不良反应;此药通常与抗组胺药、拟交感神经药联用。在使用其他抗感冒药之前,要经医师允许。

服药期间勿饮酒。

(3)泼尼松龙。①作用:减轻哮喘症状及其他呼吸道感染症状。②不良反应:腹痛、肋间痛、发热、疲乏、高血压、下肢水肿、呕吐、伤口不愈、头痛、失眠等。③注意事项:服此药时必须遵医嘱,不可私自减量或停药。应食用低盐、高蛋白、高钾食品。此药与饭同服可减少胃肠道刺激症状。勿与阿司匹林同服,以免加重胃溃疡。长期应用可能产生库欣综合征。

(三)慢性支气管炎、肺气肿的预防及自我护理

1.病因

慢性支气管炎是指气管、支气管黏膜及其周围组织的慢性非特异性炎症。临床上以咳嗽或伴有喘息及反复发作的慢性过程为特征。

(1)外因有以下五种。①吸烟:吸烟时间越长、烟量越大,患病率也越高。戒烟后可使症状减轻或消失,病情缓解甚至痊愈。②感染:主要为病毒和细菌感染。首次发病前有受凉、感冒病史者达56%~80%。③理化因素:如刺激性烟雾、粉尘、大气污染等的慢性刺激。④气候:寒冷常为慢性支气管炎发作的重要原因和诱因。⑤过敏因素:患者有过敏史者较多。许多抗原性物质,如尘埃、细菌、寄生虫、花粉以及化学气体都可成为过敏因素而致病。

(2)内因有以下两种。①呼吸道局部防御及免疫功能降低:正常人的呼吸系统具有完善的防御功能,正常情况下,下呼吸道始终保持无菌状态。全身或呼吸道局部的防御及免疫功能减弱,可为慢性支气管炎提供发病的内在条件。②自主神经功能失调:当呼吸道的副交感神经反应增高时,对正常人不起作用的微弱刺激便可引起支气管痉挛,分泌物增多,产生咳、喘等症状。

总之,慢性支气管炎的病因是多方面的,一般认为在抵抗力减弱的基础上,有一种或多种外因存在时,经过长期、反复的相互作用,容易发展成慢性支气管炎。阻塞性肺气肿是由慢性支气管炎或其他原因逐渐引起的细支气管狭窄、终末细支气管远端气腔过度充气,并伴有气腔壁膨胀、破裂的一种病理状态,多为慢性支气管炎最常见的并发症。

2.临床表现

主要症状为慢性咳嗽、咳痰和呼吸困难。开始时症状轻微,如果吸烟或接触有害气体或受寒感冒后,则可引起急性发作或病情加重,在夏季气候转暖时则可自行缓解。

(1)咳嗽、咳痰:痰量以清晨较多,痰液一般为白色黏稠或泡沫痰,急性发作伴有细菌感染时则变为黏液脓痰。

(2)呼吸困难:通常在慢性支气管炎阶段就可发生,随着病情发展,在平地活动时也可感觉胸闷、气短,严重时可出现呼吸衰竭的症状,如发绀、头痛、嗜睡、神志恍惚等。

3.治疗

(1)抗生素药物的使用:单用药物或联合用药,静脉注射后口服。严重感染者用青霉素或头孢菌素类,病情改善后可用口服抗生素药物巩固治疗,感染控制后,要及时停用广谱抗生素,以免长期使用引起菌群失调、二重感染或细菌产生耐药性。

(2)应用祛痰、镇咳药物:对年老体弱、无力咳嗽或痰量较多者,以祛痰为主,协助排痰,不选用强烈镇咳药,以免抑制中枢加重呼吸道阻塞症状。

(3)喘息性患者先用氨茶碱、沙丁胺醇等解痉平喘药物。

(4)定时做雾化吸入,可稀释气管内分泌物,有利于排痰。一般每天2~4次,可选用抗菌、祛痰平喘药进行吸入治疗。

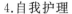

4.自我护理

(1)患者若能做到有效咳嗽,则对清理呼吸道分泌物、控制感染非常重要。有效咳嗽法:尽可能取坐位,上身向前倾,行深且慢的呼吸,屏住呼吸3～5秒,用胸部短且用力地咳2次。

(2)教会患者减轻呼吸道分泌物黏稠度的方法:①增加饮水量,每天液体摄入2 500～3 000 mL;②保持室内空气湿润;③咳嗽、咳痰后做口腔护理。

(3)教会患者进行有效呼吸的方法,以改善呼吸功能、减轻呼吸困难的症状。①缩唇呼吸法:首先鼓励患者放松,闭口,用鼻子吸气。在一舒适的时间长度里经由缩起的口唇完全的呼出气来,会产生一种吹的效果,如同吹动蜡烛的火焰状。此法可预防呼吸道的塌陷,协助肺脏排气。②腹式呼吸法:当深吸气时腹部鼓起,在呼气时腹部收缩。当坐起或躺卧时,一只手在腹部而另一只手放在胸部可感觉自己的呼吸是否正常。它的作用是有效使用横膈膜,呼吸也比较容易。

(4)活动要适宜:应向患者解释增加耗氧的活动和因素,如吸烟、体温升高、肥胖、压力等,以免增加耗氧量,氧气要放在随时可以取到的地方,给予低流量吸氧1～3 L/min。

(5)注意营养均衡:多吃含高蛋白、低糖类的食物,少吃高脂肪、高热量的食物。避免喝牛奶、食用巧克力等易导致唾液黏稠的食物。

(6)提供良好的休息环境:过冷或干燥的空气均会引起呼吸道痉挛。室内温度需在18～20 ℃,相对湿度在50％～70％,室内需通风良好,保证充足的睡眠。

(7)教会患者自我照顾:如按时服药、勿急躁、保持心情舒畅;避开烟雾环境,尽量避免去交通拥挤的地方,以减少有害气体的吸入;预防感冒,加强体育锻炼,提高机体免疫力;戒烟等。

(8)防止并发症:有肺气肿的患者,应特别注意观察特发性气胸的症状(即一种急性的并发症),其常发生于肺大疱破裂之后。如果感到突然的尖锐性的疼痛,并随胸部的移动、呼吸或咳嗽而加重,一定要向医师说明。还要注意有无肺心病的发生,如注意观察有无皮肤发紫或出现斑点,有无水肿,有无呼吸困难加重。

5.预防

首先让患者掌握此病的本质,树立战胜疾病的信心,同时根据病情指导患者进行适当的体育锻炼,如腹式呼吸、缩唇呼吸等,增强呼吸肌肌力。注意生活规律和丰富的饮食营养,以全面增强体质、减少复发及提高生活质量。加强自身耐寒锻炼,感冒流行期不去公共场所,天气变化时及时增减衣服,避免感冒,减轻发病症状,减少入院次数。有条件的家庭可长期应用氧疗,每天吸氧时间应超过15小时,低流量吸氧1～3 L/min,可延长患者生存期。

(四)支气管哮喘的预防及自我护理

支气管哮喘简称哮喘病,是因为变应原或其他过敏因素引起的一种支气管反应性过度增高的疾病,通过神经体液而导致气道可逆性痉挛、狭窄。遗传、过敏体质与本病关系很大,本病的特点是反复发作的暂时性、带哮鸣音的呼气性呼吸困难,能自动或经治疗后缓解。

1.病因

哮喘的发病及反复发作有诸多复杂的综合因素,大多是在遗传的基础上受到体内外某些因素的激发,主要的激发因素如下。

(1)变应原:主要有两大类。一是特异性抗原,包括以下几方面。①花粉:因吸入花粉而引起的哮喘,称为花粉性哮喘。在一定地区及季节内因吸入某些致敏花粉,而引起季节性发作或季节性加重的支气管哮喘,药物治疗效果很差,无并发症者多可随空中花粉的消失而自行缓解。此类患者可选择不同的变应原进行皮肤试验和脱敏治疗。②灰尘:包括有机尘(街道上的灰尘)、家尘

(腐烂物质、被褥等产生的细菌、真菌、脱屑等),建议湿式打扫。③尘螨:尘螨滋生于人类居住的环境中,如卧室、床褥、衣服等。尘螨性过敏发病率儿童高于成人,男性高于女性。④表皮变应原:狗、猫、马的皮屑。⑤真菌:潮湿的空气或住室中易产生真菌。⑥昆虫排泄物:甲虫、蛀虫、蟑螂等的排泄物可引起Ⅰ型变态反应而致哮喘发作。二是非特异性因素,有工业气体、氨、煤气、氧气、冷空气等。

(2)呼吸道感染:在哮喘患者中,可存在有细菌、病毒、支原体等特异性 IgE,如果吸入相应的抗原则可激发哮喘。

(3)气候因素:当气温、相对湿度、气压、空气离子等改变时可诱发哮喘,故在寒冷季节或秋冬气候转变时发病较多。

(4)药物因素:有药物过敏史,如青霉素、阿司匹林、磺胺类等药物可以引发哮喘的剧烈发作。

(5)精神因素:临床上常见到因精神紧张、恐惧、焦虑等诱发哮喘发作的例子。

(6)运动因素:运动诱发的哮喘又称运动性哮喘,指经过一定量的运动后,出现的急性、暂时性大小气道阻塞。

2.临床表现

哮喘症状可分为以下三种类型。①阵发性哮喘:多数患者有明显的变应原接触史或发作与季节有关。发作前多有鼻痒、眼睑痒、喷嚏、流涕或干咳等黏膜过敏现象,继而出现带哮鸣音的呼气性呼吸困难、胸闷、强迫体位,严重时出现发绀,轻度可自行缓解。②慢性哮喘:阵发性哮喘控制不良的后果,一年四季经常发作,即使不在急性期内,亦常感到胸闷、气急。③哮喘持续状态:指严重的哮喘发作持续在 4 小时以上者,患者出现极度呼吸困难、焦虑不安或意识障碍,大量出汗伴有脱水,明显发绀,心动过速,心率在 140 次/分以上,严重者可出现呼吸、循环衰竭。

哮喘持续状态的原因通常为以下几种:①持续接触大量变应原。②失水严重,痰液黏稠形成痰栓阻塞小支气管。③继发急性感染。④治疗不当,耐药或突然停用激素。⑤心肺功能不全,严重肺气肿等。⑥精神紧张或并发自发性气胸等。

3.哮喘持续状态的治疗

(1)目的:缓解支气管痉挛、水肿所致的气道阻塞,保持黏液的正常分泌。

(2)常规治疗:通常先吸入或口服支气管舒张药和激素,减轻支气管痉挛和气道水肿,如使用雾化治疗。在哮喘刚开始发作即予以雾化治疗,可有效缓解病情。雾化治疗步骤如下:①张口,将喷头置于口外 2～4 cm 处,对准口腔。②微抬头把气呼光,然后深吸气,同时按压使喷出的药液随气流一同进入气道深处。由于药液进入气道越深,缓解支气管痉挛的作用越强,所以应尽量使喷出的药液吸入气道深部,而不是喷入口腔。③吸气结束后屏气 5～10 秒。④然后慢慢呼气。⑤雾化治疗完成后应及时进行口腔护理,预防口腔真菌感染。用面罩行雾化治疗后应及时清洁面部,以清除残留在面部的药物。

若对以上常规治疗反应不佳者,则需住院治疗。住院后经用激素、静脉注射氨茶碱和吸入 β_2 受体激动剂等,大多数可缓解症状。

4.预防措施

(1)避免诱因:找出变应原,避免患者接触。如某些食物(花生油、巧克力、咖啡等)、动物(猫、狗、蟑螂等)、家居品(羽毛枕、油漆等)、不良情绪(恐惧、愤怒、悲伤等)、疾病(流感等)、药物(普萘洛尔、碘油等),其他还有季节变化、冷热不适等。房间内避免摆设花草、铺设地毯,做卫生清洁时应注意湿法打扫,避免尘土飞扬,使用某些消毒剂时要转移患者。

（2）预防感冒：注意随气候变化增减衣物，防止着凉、感冒。

（3）控制哮喘发作：当哮喘发作的前兆如胸闷、咳嗽、气促、憋闷等出现时，立即采取措施常常会减轻症状。通常采取的措施有以下几种：①使用常用的气雾喷剂；②放松心情；③使用缩唇呼吸法调整呼吸；④如果先兆为咳嗽，则首先必须清理痰液。如果上述措施均无效，马上通知医师。

（4）适度活动，加强锻炼：在缓解期，患者应避开变应原，加强自身体质锻炼，提高御寒能力。适当的活动量有助于促进健康，患者可通过实践去发现哪些活动适合自己，如散步、慢跑等。目前认为哮喘患者最适宜的运动是游泳。

（5）合理饮食：平衡饮食能够预防感染。多吃高蛋白、低脂肪、清淡饮食，多吃新鲜蔬菜水果，多饮水以稀释痰液，减少支气管痉挛，补充由于憋喘出汗过多而失去的水分，严禁食用与发病有关的食物，如牛奶、虾、海产品等。

（6）药物维持：遵医嘱按时服药，即使自我感觉良好，也不能私自停药，因为停药或改变药量都可能成为哮喘发作的诱因。

（7）严格戒烟：组织患者讨论吸烟与哮喘的关系，解释吸烟的不良影响，帮助其制订戒烟计划。

5.自我护理

（1）有效排痰：当有上呼吸道感染存在时，应每天在家里做胸部物理疗法，采用体位引流、胸壁叩击的方法，有利于痰液的排出。①体位引流：患者准备软枕及手纸或痰杯放在自己可以取到的地方。选择高矮合适的床，俯卧于床边，使上身成倒立状。将软枕放在胸部垫好，保持这一体位10～20分钟。②胸壁叩击：保持第一步体位，家属手心屈曲成凹状轻拍患者背部，自背下部向上，自背两侧向中间进行，这样轻拍3～5分钟。③咳嗽：患者保持第一步体位，用鼻部用力吸气后屏住气，心中默数1、2、3…8然后张开嘴，做短暂有力的咳嗽2～3次，将胸腔深部的痰咳出，咳嗽后做平静缓慢的呼吸并放松。

（2）有效使用氧气：一般氧浓度为30％～40％。

（3）居住环境宜空气清新、流通。

（4）采取舒适的体位，如半卧位。

（5）保持情绪稳定，可减少哮喘发作次数。

（五）上呼吸道感染的预防及自我护理

1.病因

本病大部分是由病毒引起（主要是鼻病毒、副流感病毒），其次是腺病毒，小部分由细菌引起（主要是溶血性链球菌、肺炎链球菌、葡萄球菌、流感嗜血杆菌感染所致）。上述病毒和细菌常寄生在人体鼻咽部，病毒的传染性较强，常通过飞沫传播。当受凉、过劳或年老体弱、身体或呼吸道局部防御功能减弱时，外来的或原已在呼吸道生存的病毒或细菌迅速繁殖引发本病。

2.临床表现

（1）症状：起病较急，往往以流清鼻涕、鼻塞、喷嚏、咽干痒开始，可伴全身不适、头痛、疲乏、肌肉酸痛，一般无发热或有微热，经2～3天后鼻涕变稠，呈黏液性，可有咽痛、声嘶、轻度干咳，一般经5～7天即可痊愈。由细菌感染引起者，全身症状较重，咽痛较明显，常无喷嚏和流涕。

（2）体征：鼻咽黏膜充血肿胀，鼻腔有分泌物，咽红、咽后壁淋巴结肿大，有压痛。

（3）血常规：病毒感染者，白细胞计数偏低或正常，继发细菌感染者则白细胞数常增高。

（4）治疗：中医根据分型不同，分为风寒型、风热型感冒，采取不同的方法辨证施治。西医治疗可用氯化铵合剂或复方甘草合剂镇咳,西地碘片或润喉片润喉,有细菌感染者加用抗生素,病毒感染者使用抗病毒制剂。

(5)护理。①休息:应相对地减少活动,使生理和心理得到松弛并恢复精力,发热时应卧床休息,避免体力消耗过多,减轻头晕、心慌、全身无力等症状,促进康复。②补充营养及水分:呼吸道感染时,一般伴有迷走神经兴奋性降低,胃肠活动减弱,消化吸收能力差。同时,分解代谢增加,水分和营养物质大量消耗,致使入量不足,营养缺乏。因此应供给高热能、易消化的流质饮食或半流质饮食。患病时一般食欲较差,因此饮食还应注意清淡、少油腻,多饮水,每天需补充2 000~4 000 mL的水分。③保持空气清新,定时开窗通风:空气流通可降低空气中微生物的数量,即减少再次感染新型病毒的机会,同时还应注意保暖,避免受凉。④保持口腔清洁,用淡盐水漱口:口腔是病原微生物侵入人体的途径之一。口腔内存有大量细菌,其中不少为致病菌,口腔的温度、相对湿度和食物残渣很适合微生物生长繁殖。在患病时,机体由于抵抗力低,饮水进食减少,细菌在口腔内迅速繁殖,不仅可致口臭、影响食欲及消化功能,而且可引起口腔局部炎症加重或反复促发呼吸道感染。因此,每天多次用淡盐水漱口不仅可降低口腔内细菌的数量,还可保持口腔清洁,促进食欲,增强舒适感。⑤保证按时服药:中、西药均可直接杀灭细菌、病毒,增强机体吞噬细胞的防病抗病能力,抑制细菌、病毒的繁殖,起到最主要、最直接的作用,因此按时服药对于疾病的康复有着重要的意义。

(6)预防。①积极锻炼:健康人的鼻咽部经常有一些病毒和细菌存在,在机体受凉、疲劳等因素作用下,因机体抗病能力减弱而致病。所以,平时应加强身体锻炼,注意避免发病诱因,增强自身抗病能力。②呼吸道隔离:病毒具有高度的传染性,可以通过飞沫在空气中传播,也可借污染的食具和物品传播。在呼吸道感染流行时,应戴口罩,尽量不去公共场所,并将自用的水杯、毛巾、脸盆、碗筷等与他人分开,切断传染途径,尽量勿与患者及其他人接触。③家庭消毒:家居室内可用食醋熏或用艾卷燃熏,每次1小时,隔天1次;有条件的可用消毒液擦拭桌面、窗台、地面,以达到空气消毒的目的。④中药预防:在呼吸道感染流行时,可服用清热、解毒、抗病毒的中药制剂以达到平衡体内阴阳,增强机体抵抗力的作用,如野菊花、薄荷、荆芥、板蓝根(大青叶)等。

二、消化系统

(一)消化系统的解剖及生理简介

1.解剖

消化系统包括消化道和消化腺两大部分。消化道由口腔、咽、食管、胃、小肠和大肠组成;消化腺由消化管壁内的若干小腺和独立大腺组成;大腺包括唾液腺、肝和胰。消化系统的基本功能是摄取食物,进行物理性和化学性消化,吸收其营养物质并将食物残渣转变为粪便排出体外。该系统是保证人体新陈代谢的重要组成部分。临床上将口腔至十二指肠这一段称为上消化道,空肠以下的部分称为下消化道。

2.主要生理功能

(1)胃:食物经咀嚼并与唾液混合后被吞咽入胃。胃有分泌胃液和蠕动的功能,其消化及吸收功能有限。脂肪类食物在胃内基本不被消化,胃仅吸收少量水、葡萄糖和盐水。因此,胃的主要生理功能是分泌胃液和进行搅拌、排空运动,为食物在小肠内的消化吸收进行准备和输送。

(2)十二指肠:十二指肠黏膜可分泌促胰液素、胆囊收缩素、促胃液素等并接受胆汁和胰液。十二指肠有一定的吸收能力,水、葡萄糖、电解质在十二指肠内均可被迅速被吸收。

(3)小肠:小肠通过有节律的分节运动和蠕动运动,促进食团与消化液的混合。小肠液含有多种消化酶,对食物进行消化吸收。因此,大部分的营养成分均在小肠吸收。

(4)结肠:结肠有吸收与分泌功能,能贮存与转运粪便,可以吸收水、电解质、葡萄糖。结肠内还有大量细菌,可抑制某些病原菌并合成维生素K、B族维生素等复合物,以供体内需要。

(5)肝:肝能分泌胆汁,并具有代谢功能,能将糖类、蛋白质、脂肪转变为糖原贮存在肝内,当血糖减少时又将糖原分解为葡萄糖释放入血液,以调节血糖保持恒定浓度。肝还能合成和产生凝血物质,故具有凝血功能。在代谢过程中产生的毒物或外来的毒物在肝内可通过分解氧化等方式转为无毒。另外肝还能贮存血液,当有急性出血时,能输出相当多的血液补充血液循环。

(6)胆囊:胆囊具有贮存、浓缩胆汁及调节胆道内压力的作用。

(7)胰腺:胰腺具有内、外分泌功能。内分泌部主要由胰岛组成,可分泌胰岛素、胰高血糖素,参与糖的代谢。外分泌部主要分泌胰液,经胰管排入十二指肠,参与对食物的消化。

(二)常用检查方法及治疗药物

1.消化性溃疡的检查

(1)胃液分析:胃溃疡患者胃酸分泌正常或稍低,十二指肠溃疡患者则多增高。高峰排量明显减低者,尤其是胃液pH>7.0应考虑癌变,十二指肠溃疡高峰排量多>40 mmol/L。

(2)粪便隐血实验:素食3天后,粪便隐血试验阳性者可提示有活动性消化溃疡。治疗后一般1~2周转阴。

(3)X线钡剂检查:患者吞服钡剂后,钡剂充盈在溃疡的隐窝处,X线检查可显示阴影。这是诊断消化性溃疡的直接手段。

(4)纤维内镜检查:具有最直接的优点,通过内镜,不仅能明确溃疡是否存在,而且还可以估计溃疡面的大小,周围炎症轻重,溃疡面有无血管显露以及准确评价药物治疗效果。

2.常用药物

(1)西咪替丁。①作用:抑制胃酸分泌,但不影响胃排空作用。本药对化学刺激引起的腐蚀性胃炎有预防及保护作用,同时对应激性溃疡和上消化道出血都有较好疗效。②不良反应:消化系统反应,如腹胀、腹泻、口干等;心血管系统反应可表现为面色潮红、心率减慢等。对骨髓有一定抑制作用,还有一定的神经毒性,可有头痛、头晕、疲乏及嗜睡等。③注意事项:不可突然停药,疗程结束后仍需要服用维持量3个月或严格遵医嘱服药,因为突然停药会引起酸度回跳性升高;用药期间注意查肝肾功能和血常规;不可与抗酸剂(氢氧化铝、乐得胃等)同时服用,应在餐中或餐后立即服用;不宜与地高辛、奎尼丁及含咖啡因的饮料合用。

(2)雷尼替丁。①作用:组织胺H_2受体阻滞剂,比西咪替丁作用强5~8倍,作用迅速、长效、不良反应小。②不良反应:静脉输入后可有头晕、恶心、面部烧灼感及胃肠刺激;可有焦虑、健忘等。对肝有一定毒性,孕妇、婴儿及严重肾功能不全者慎用。③注意事项:静脉用药后可出现头晕等不适,约持续10分钟消失。不能与利多卡因合用。

(3)奥美拉唑。①作用:可特异性的作用于胃黏膜细胞,抑制胃酸分泌,对H_2受体阻滞剂效果不好的患者可产生强而持久的抑酸作用,对十二指肠溃疡有很好的治愈作用,并且复发率低,可减弱胃酸对食管黏膜的损伤,可治疗顽固性溃疡。②不良反应:不良反应同雷尼替丁,偶见转氨酶升高、皮疹、嗜睡、失眠等,停药后消失。③注意事项:胶囊应于每天晨起吞服,尽量不要嚼,不可擅自停药。一般十二指肠溃疡服用2~4周为1个疗程,胃溃疡服用4~8周为1个疗程。

（三）消化性溃疡的预防及自我护理

消化性溃疡是发生在胃和十二指肠的慢性溃疡,亦可发生于食管下段,胃空肠吻合术后。溃疡的形成与胃酸和胃蛋白酶的消化作用有关,故称消化性溃疡。

1.病因和发病机制

尚不十分明确,学说甚多,一般认为与多种因素有关。

（1）胃酸和胃蛋白酶:具有强大的消化作用,在本病的发病机制中占有重要位置,尤以胃酸的作用更大。

（2）胃黏膜屏障学说:在正常情况下,胃黏膜不受胃内容物的损伤,或在损伤后可迅速地修复。当胃黏膜屏障遭受破坏时,胃液中的氢离子可回流入黏膜层,引起组胺释放,使胃蛋白酶增加而造成胃黏膜腐烂,长期可形成溃疡。

（3）胃泌素在胃窦部潴留。

（4）神经系统和内分泌功能紊乱。

（5）其他因素:物理性及化学性刺激;各种药物可通过各种机制引起消化性溃疡;O型血人群的十二指肠溃疡发病率高于其他血型者;消化性溃疡常与肝硬化、肺气肿、类风湿关节炎、慢性胰腺炎、高钙血症等并存。

2.临床表现

（1）疼痛:溃疡病患者的临床表现主要是上腹部疼痛,这种疼痛与饮食有较明显的关系。胃溃疡的疼痛多于饭后 0.5～2 小时,至下餐前消失。十二指肠溃疡的疼痛多出现于午夜或饥饿之时,进食后疼痛可减轻或缓解。疼痛可因饮食不当、情绪波动、气候突变等因素而加重。常服抑酸剂、休息、热敷疼痛部位可使疼痛减轻,穿透性溃疡可放射至胸部和背后。少数溃疡病患者可无疼痛或仅有轻微不适。

（2）其他胃肠症状:反酸、嗳气、恶心、呕吐等,可单独出现或伴有疼痛同时出现。

（3）全身性症状:患者可有失眠等神经官能症的表现,并伴有自主神经功能不平衡的症状,如脉缓、多汗等。

3.并发症

（1）上消化道出血:本病常见并发症之一。一部分患者以大量出血为本病的初发症状,临床表现为呕血和黑便,原来的溃疡病症状在出血前可加重,出血后可减轻。

（2）穿孔:急性穿孔是消化性溃疡最严重的并发症。当溃疡深达浆膜层时,可发生急性穿孔。胃及十二指肠内容物溢入腹腔,导致急性弥漫性腹膜炎。临床表现为突然发生上腹剧疼,继而出现腹膜炎的症状和体征,部分患者呈现休克状态。

（3）幽门梗阻:是十二指肠球部溃疡常见的并发症,其原因是溃疡活动期周围组织炎性水肿引起痉挛,妨碍幽门通畅,造成暂时性的幽门梗阻。随着炎症的好转,症状即消失。在溃疡愈合时,有少数患者可因瘢痕形成与周围组织粘连而引起持久性的器质性幽门狭窄,临床体征常见上腹部胃蠕动波、振水音,往往有大量呕吐、含酸性发酵宿食,呕吐后上述症状可缓解。

（4）癌变:少数溃疡可发生癌变。

4.治疗与护理

（1）生活起居的规律性和饮食的合理性:①精神因素对本病的发生发展有重要影响,过分的紧张、情绪的改变或疲劳过度,均会扰乱生活规律,诱发溃疡的发生或加重。②养成定时进食的良好习惯,忌暴饮暴食,限制酸、辣、生、冷、油炸、浓茶、咖啡等刺激性食物。急性期可服流食,逐步过渡到少渣半流饮食及少渣软饭。适当限制粗纤维,需注意少食多餐。急性期不宜用的食物有粗粮、杂豆、坚果、粗纤维、蔬菜水果及刺激性食物。稳定期选用营养充足的平衡饮食,注意饮食的多样化,按时进餐,细嚼慢咽,不要过饥过饱。

(2)应用制酸、解痉和保护黏膜、促进溃疡愈合的药物:①降低胃内酸度即抑酸治疗。目前常用的抑酸剂有 H_2 受体阻滞剂和质子泵抑制剂。前者常用的是西咪替丁,后者为奥美拉唑,其他常用的药物还有雷尼替丁、法莫替丁等。②增加胃黏膜抵抗力。常用的药物有硫糖铝、铋剂。③抗生素类药物。应用抗生素的目的是杀灭幽门螺杆菌。单独应用一种药物疗效较差,常用的有阿莫西林、甲硝唑、铋剂等三联治疗。与抗酸药同时应用疗效较好,复发率低,有效率可达 $80\%\sim90\%$。

(3)注意观察患者的病情变化:如腹痛、出血征兆及程度。

5.预防

(1)保持心情愉快:持续或过度精神紧张、情绪波动,可使大脑皮质功能紊乱,自主神经兴奋性增加,最后导致胃酸分泌增多。减少和防止精神紧张、忧虑、情绪波动、过度劳累等,保持乐观情绪,心情愉快地工作与生活,以使大脑皮质功能稳定。

(2)注意休息:不要过度疲劳,生活规律化。有规律地生活,注意劳逸结合,病情轻者可边工作边治疗,较重的活动性溃疡患者应卧床休息,一般应休息4~6周(溃疡愈合一般需4~6周)。

(3)每天保证充足的睡眠及休息,防止复发。可适当给予镇静药或采用气功疗法。

(4)饮食合理,注意饮食方式,要定时定量,细嚼慢咽,避免急食、忌生、冷、热、粗糙、油炸及其他刺激性食物和饮料,以清淡饮食为主。溃疡病活动期宜少量多餐(每天5~6次),症状控制后改为每天3次。

(5)戒除烟酒。吸烟可引起血管收缩,抑制胰液、胆汁分泌,使十二指肠中和胃酸的能力减弱;乙醇能使胃黏膜屏障受损加重,延迟愈合。

(6)遵医嘱服药。

(7)注意观察溃疡病复发症状:疼痛、吐酸水、恶心、呕吐、便血或体重减轻等。

三、内分泌系统

(一)内分泌系统解剖及生理简介

1.解剖

内分泌系统是通过体液中微量的特殊化学物质(激素)来调节人体生命活动的重要系统。内分泌系统包括人体内分泌腺及某些脏器中的内分泌组织,其主要功能是在神经支配和物质代谢反馈调节基础上释放激素,调节人体内的代谢过程、脏器功能、生长发育、生殖衰老等许多生理活动,维持人体内环境的稳定,以适应复杂多变的体内、外变化。内分泌系统疾病的发生,是由于内分泌腺及组织发生病理改变所致。许多疾病导致的代谢紊乱,也可影响内分泌系统的功能和结构。

2.主要生理功能

(1)下丘脑:不仅能产生促进性腺、甲状腺等多种激素分泌的促释放激素;还能分泌使生长激素、催乳素等减少释放的抑制性激素。

(2)垂体:分为腺垂体(垂体前叶)及神经垂体(垂体后叶)。垂体前、后叶分泌不同激素:①垂体前叶由多种分泌不同激素的细胞组成,其分泌的各种垂体前叶激素作用于靶腺或周围组织,参与机体的生长发育、物质代谢、生殖功能及体液平衡等的调节。垂体前叶激素的合成和分泌主要受下丘脑释放的激素调节及靶腺激素的反馈调节,中枢神经系统也参与其调节作用。垂体前叶主要分泌促甲状腺激素、促肾上腺皮质激素、促性腺激素。②垂体后叶激素有两种,抗利尿激素和缩宫素,它们分别由下丘脑的视上核和室旁核产生,储存在垂体后叶中,在机体需要时释放入血,前者主要调节水代谢,有抗利尿作用,后者主要使子宫收缩。

(3)甲状腺:是人体内最大的内分泌腺,位于颈前的中部,由左右两叶及峡部构成,两侧叶的后面和四个甲状旁腺及喉返神经相接,分泌甲状腺素、三碘甲状腺素原氨酸及降钙素。甲状腺的主要功能是摄取碘合成甲状腺激素,影响全身组织的氧化过程。合成的甲状腺激素以甲状腺球蛋白的形式储存在滤泡腔内,在促甲状腺激素的刺激下释放入血发挥其生理作用,影响机体的生长发育、组织分化、物质代谢及其他多种系统和器官的功能。

(4)甲状旁腺:位于甲状旁腺侧叶背面,通常有四个,分为上、下两对,分泌甲状旁腺激素,调节体内钙、磷代谢。甲状旁腺激素的主要靶器官是骨组织和肾小管,它可以使骨质溶解,动员骨钙入血,增加肾小管和促进肠黏膜对钙的重吸收而使血钙增高。甲状旁腺又可抑制肾小管对磷的重吸收,使尿磷排出增加,血磷降低。血钙升高时又反馈抑制甲状旁腺激素的分泌。

(5)肾上腺:又称为副肾,位于肾的内上方,左右各一,右肾上腺呈三角形,左肾上腺呈椭圆形或半月形。肾上腺分为皮质和髓质两部分,肾上腺皮质细胞由外至内可分为三带:球状带、束状带和网状带。球状带较薄,主要分泌盐皮质激素即醛固酮,调节人体的水盐平衡;束状带分泌糖皮质激素,以皮质醇为主,参与糖、脂肪及蛋白质代谢的调节;网状带分泌性激素。肾上腺髓质由嗜铬细胞组成,可合成和释放肾上腺素和去甲肾上腺素,但以肾上腺素为主。肾上腺素及去甲肾上腺素通过与特异的肾上腺素受体结合而对多种器官和组织发挥作用。

(6)性腺:包括女性卵巢和男性睾丸。卵巢分泌雌激素、孕激素和少量雄激素。雌激素的主要作用为促进女性副性器官的发育和生长,促进女性副性征的出现,对人体新陈代谢有多方面的影响,故对青春发育与成长起重要的刺激作用。孕激素的主要作用是为受精卵在子宫内着床和保证妊娠做准备,它通常要在雌激素作用的基础上才能发挥作用。睾丸分泌雄激素和少量雌激素。雄激素主要为睾酮,作用为促进男性副性器官的发育和副性征的出现及促进体内蛋白质的合成代谢。

(7)胰腺:位于腹膜后,上腹深处,相当于第一、第二腰椎水平,呈横位,可分为头、颈、体、尾四部分。胰腺是一个具有内、外分泌功能的腺体。胰腺中有许多星罗棋布的细胞群,称为胰岛。胰岛是胰的内分泌部,占整个腺体的 1%～2%,由大小不等、形状不规则的上皮细胞团组成,主要分布在胰尾部。胰岛内的主要内分泌细胞及其分泌激素如下所述。①A 细胞:占全部细胞数目的 25%～30%,所分泌的激素是胰高血糖素,其作用是使血糖增加。②B 细胞:占全部细胞数目的 70%～75%,所分泌的激素是胰岛素,其作用是降低血糖。③D 细胞:占全部细胞数目的59%,所分泌的激素是生长激素抑制激素,其作用是抑制胰岛素及胰高血糖素的分泌。胰腺除胰岛的 3 种内分泌细胞分泌释放上述内分泌激素外,胰腺还有外分泌功能,可以分泌胰液,参与消化过程。

(8)内分泌细胞:胃肠道管壁上有多种内分泌细胞可分泌不同激素,包括胃泌素、胰泌素、胃动素等。

(9)肾脏可分泌前列腺素、肾素、红细胞生成素等。

(10)前列腺分泌前列腺素。

(二)常用检查方法及治疗药物

1.常用检查方法

(1)口服葡萄糖耐量试验。①目的:通过增加机体的葡萄糖负荷,观察血糖上升、恢复的速度和水平,以了解机体对葡萄糖的利用情况,推测胰岛 B 细胞的储备功能,从而协助诊断早期糖尿病及某些与糖代谢有关的疾病。②方法:试验前一天晚餐后禁食,直至试验完毕。医护人员将口服葡萄糖 75 g 溶解于 300 mL 水中,要求患者在 5 分钟内喝完,分别在空腹、口服葡萄糖 30 分钟、1 小时、2 小时、3 小时抽取静脉血测血糖。③注意事项:近期体重明显减轻或严格控制热量者,需试验前每天进食糖类 300 g 连续 7 天才可试验。因为各种疾病均可使糖耐量减低,患感冒、肺炎者需病愈 2 周后才可试验;试验前 3 天停止使用口服避孕药、氢氯噻嗪、降糖药等;试验前最少8 小时内及试验中不可饮咖啡、吸烟及剧烈活动;若有午饭前或晚饭前低血糖反应的病史,则延长试验时间,于口服糖后 4 小时、5 小时各取 1 次静脉血测定血糖。

(2)甲状腺摄^{131}I 试验。①目的:给受检者一定的放射性^{131}I,通过测定甲状腺吸碘率的高低,来判断甲状腺的功能状态,以协助诊断。②方法:试验前应禁食含碘丰富的食品 2～4 周,试验前10 小时开始禁食。试验当天去同位素室首先口服^{131}I 碘剂,分别在服后 3 小时及 24 小时,用γ射线盖革计数管在甲状腺部位测定其放射性。③注意事项:妊娠期、哺乳期女性应避免做此项检查。若服用甲状腺制剂,抗甲状腺药物应停药 2 周以上;若食用含碘较多的中药,则应停药1 个月以上才可做此项检查。

2.常用药物

(1)口服降糖药磺脲类:包括甲苯磺丁脲、格列本脲(优降糖)、格列奇特(达美康)等,临床上主要用于治疗非胰岛素依赖型糖尿病。①药理作用:刺激胰岛素分泌和增强胰岛素的作用。②不良反应:低血糖、胃肠道反应(食欲减退、恶心、呕吐),皮肤反应(瘙痒、红斑、荨麻疹等),血液系统反应(白细胞、血小板计数减少,粒细胞缺乏、溶血性贫血等)。③服药方法:严格遵医嘱。④注意事项:服药期间,一旦发生心慌、手抖、饥饿、头晕等低血糖症状时,应吃含糖的食品或喝糖水。

(2)硫脲类抗甲状腺药物:包括甲硫氧嘧啶、甲巯咪唑(他巴唑)、卡比马唑(甲亢平)等,临床上主要用于治疗甲状腺功能亢进。①药理作用:通过抑制甲状腺组织合成甲状腺激素,以及外周丙硫氧嘧啶抑制 T_4 转变为 T_3 来达到治疗甲状腺功能亢进的目的。②不良反应:出现过敏性药物皮疹及药物性粒细胞缺乏症,白细胞计数减少症状以及关节疼痛,肌肉疼痛等。③服药方法:严格遵医嘱。④注意事项:服药期间,避免服其他类药物,一旦发生怕冷、乏力、黏液性水肿、动作迟缓、嗜睡等甲状腺功能减退症状需及时通知医师。食物和饮料不会影响抗甲状腺药物的疗效。

(三)糖尿病的治疗及自我护理

糖尿病是一组病因和发病机制尚未完全清楚的内分泌代谢性疾病,它是由于胰岛 B 细胞分泌胰岛素的功能异常,导致胰岛素分泌绝对或相对不足及靶细胞对胰岛素的敏感性降低,引起糖、蛋白质和脂肪代谢紊乱,进而出现血中葡萄糖升高及尿糖阳性。本病典型症状是"三多一少",即多饮、多尿、多食及体重减轻,此外还有糖尿病并发症的症状。有些患者平时并无任何症状,只在体检时被发现。

1.病因及发病机制

糖尿病的病因和发病机制尚未完全明确,可能为多因素所致。目前已确认遗传因素在本病发生上具有决定性作用,下面列举可能的诱发因素。

(1)感染:1型糖尿病与病毒感染有关,柯萨奇病毒、流行性腮腺炎病毒等感染可引起胰岛组织损害而发病。

(2)肥胖:肥胖是2型糖尿病最主要的诱发因素之一。肥胖者的外周组织靶细胞的胰岛素受体数量减少,对胰岛素的亲和力减低或存在受体缺陷,故对胰岛素不敏感,导致糖尿病。

(3)创伤、手术、精神刺激、多次妊娠等,可诱发或加重糖尿病。

(4)药物可诱发或加重糖尿病,如肾上腺糖皮质激素、雌激素等。

2.临床表现

(1)多尿:由于血糖浓度高,大量葡萄糖从肾脏排出,由于渗透压增高,阻碍水分子在肾小管的重吸收,大量水分子伴随糖排出,形成多尿。

(2)烦渴多饮:由于多尿失去大量水分而烦渴多饮。

(3)易饥多食:葡萄糖是体内能量及热量的主要来源,由于胰岛素不足,使葡萄糖不能利用而随尿液丢失,机体常处于半饥饿状态。为补充失去的糖分,多数患者有饥饿感,从而导致食欲亢进,易饥多食。

(4)消瘦乏力:由于机体不能充分利用葡萄糖,故需要蛋白质和脂肪来补充能量与热量,使体内蛋白质和脂肪消耗增多,加之水分的丢失,因此,患者体重减轻而导致消瘦乏力。

(5)其他患者常有皮肤疖肿及皮肤瘙痒,由于尿糖浓度较高和尿糖的局部刺激,外阴部瘙痒较常见。

3.诊断标准

(1)可诊断糖尿病的血糖数值:①空腹血糖＞7 mmol/L。②餐后2小时血糖＞11.1 mmol/L。

(2)葡萄糖耐量异常:①空腹血糖≥6.9 mmol/L。②30分钟血糖≥10.6 mmol/L。③1小时血糖≥10 mmol/L。④2小时血糖≥7.8 mmol/L。⑤3小时血糖≥6.9 mmol/L。30分钟及1小时数值仅取1点计算,有3点达到或超过上述数值者,可确诊为糖尿病。年纪超过50岁者,每增加10岁将30分钟数值增加0.6 mmol/L。

4.并发症

(1)酮症酸中毒及昏迷:糖尿病加重时,脂肪分解加速,大量脂肪酸在肝脏经β氧化产生酮体(包括乙酰乙酸、β-羟丁酸和丙酮),血酮升高时称酮血症,尿酮排出增多时称酮尿,临床上统称酮症。乙酰乙酸和β-羟丁酸的酸性较强,故易产生酸中毒,即糖尿病酮症酸中毒,病情进展还可出现糖尿病昏迷。①诱因:一是感染,急性感染或慢性感染急性发作,以呼吸道、尿道和胃肠道感染最常见;二是胰岛素治疗突然中断或减量过多;三是饮食失调,过多摄入高糖和高脂肪的食物或过度限制糖类,如每天进食量＜100 g;四是应激,外伤、手术麻醉、精神创伤、妊娠分娩等。②症状和体征:一是糖尿病症状加重,如显著软弱无力、极度口渴、尿量增多、多食并不明显,常食欲缺乏、恶心、呕吐,以致不能进水和食物,表明病情恶化,有严重酸中毒;二是呼吸,酮症时呼吸可无改变,当pH＜7.2或血浆二氧化碳结合力＜15 mmol/L时,呼吸深大而快,称为酮中毒呼吸,患者呼吸有烂苹果味;三是脱水和休克,失水加重致脱水表现,如尿量减少、皮肤干燥无弹性、眼球下陷,严重者出现休克,表现为心率增快、脉细速、血压下降、四肢厥冷等;四是神志改变,早期仅有头晕、头痛、精神萎靡继而嗜睡、烦躁不安,病情恶化时反应迟钝,最后陷入昏迷;五是腹痛,少数病例可有腹痛,常为广泛性,有时较剧烈易被误认为急腹症。

(2)糖尿病慢性并发症。①心血管病变:糖尿病对心脏的影响包括大血管病变、微血管病变及自主神经病变。②糖尿病肾脏病变:包括肾小球硬化症、肾小动脉硬化症及慢性肾盂肾炎。典型临床表现是蛋白尿、水肿和高血压,最初蛋白尿为间歇性,以后渐呈持续性,晚期为氮质血症,最终出现肾衰竭。③神经病变:可累及神经系统任何一部分,以对称性、反复性、周围性神经病变最为常见。④眼病变:以眼底视网膜病变、动脉硬化及白内障多见。⑤感染:糖尿病患者易感染,疖、痈等皮肤化脓性感染较常见,有时可引起败血症和脓毒血症。

5.治疗与自我护理

(1)一般治疗与自我护理:患者的长期配合是取得良好治疗效果的基础,故应对患者及其家属进行糖尿病基本知识的教育,使之学会做尿糖测定,掌握饮食治疗的具体措施、使用降糖药的注意事项、学会胰岛素注射技术等,从而在医护人员指导下长期坚持合理治疗。糖尿病患者应保持规律的生活,积极参加力所能及的体力劳动,每天体力活动要保持恒定,不宜过度疲劳,避免精神紧张及精神刺激,保持皮肤清洁,预防各种感染。

(2)饮食治疗与自我护理:①根据患者的年龄、性别、劳动强度、体重、有无并发症等多方面因素,计算每天所需总热量。总热量=每天每千克体重所需热量×标准体重。不同状态下每天每千克体重所需热量:休息状态为 83.68～104.60 kJ(20～25 kcal);轻体力劳动为 104.60～125.52 kJ(25～30 kcal);中等体力劳动为 125.52～146.44 kJ(30～35 kcal)。标准体重男性为(身高-100)×0.9;女性为(身高-100)×0.85。②根据每天所需总热量计算各种营养物质的摄入量,糖类占 55%～60%,蛋白质占 15%～20%,脂肪占 20%～25%。1 g 糖类可产热 17.15 kJ(4.1 kcal),1 g 蛋白质可产热 17.15 kJ(4 kcal),1 g 脂肪可产热 37.66 kJ(9 kcal)。③根据每天糖类需要量安排三餐主食量,可各 1/3 或为 1/5、2/5、2/5。

(3)药物治疗与护理:①口服降糖药治疗。磺脲类常用的有格列吡嗪,格列喹酮,格列奇特;双胍类常用的有苯乙双胍、二甲双胍;α糖酶抑制药阿卡波糖。②胰岛素治疗:糖尿病患者因胰岛素绝对或相对不足而致血糖升高,部分患者需注射胰岛素控制血糖。注射胰岛素时应注意以下事项:一是胰岛素最好保存在 2～8 ℃的冰箱中,因温度过高会影响效价,温度过低会使胰岛素变性;二是注射前 15 分钟将胰岛素从冰箱中取出,室温放置 15 分钟后再注射,注意检查有效期;三是注射剂量要准确,如两种胰岛素合用时,先抽吸普通胰岛素,再抽吸混匀的含锌胰岛素,充分混匀后再注射;四是注射部位用乙醇消毒,因碘酒会致蛋白变性;五是长期注射胰岛素者,注意定期更换注射部位,防止发生硬结。

(4)运动疗法:糖尿病患者开始体育锻炼时,应先从短时间的轻微活动开始,随着体质增强逐渐增加活动量,延长活动时间,每天锻炼 1～3 次,每次以 15～30 分钟为佳,不要过度劳累,可采取散步、做广播体操、打太极拳等方式。运动时间宜在早、午饭后 1 小时左右开始,锻炼要持之以恒。随身携带糖果,若感觉低血糖时及时进食。不可单独进行活动,尤其是爬山、远行等,运动鞋袜要舒适,防止足部受伤。

(5)病情监测:最好每天监测一次尿糖,每周至少查一次血糖,还要定期检查肝功能、肾功能、血脂、糖化血红蛋白、尿蛋白和尿酮体等,定期检查眼底以监测病情变化。只要空腹血糖维持在 8.3 mmol/L(150 mg/dL),饭后 2 小时血糖在 10 mmol/L(180 mg/dL)以下,而又没有低血糖发生,血压也基本正常,就能保证不发生并发症。

(四)甲状腺功能亢进的预防及自我护理

甲状腺功能亢进(简称甲亢)是由多种原因导致甲状腺功能增高,分泌甲状腺素过多的一组常见内分泌疾病,临床表现为高代谢症候群、神经兴奋性增高、不同程度的甲状腺肿大及突眼等,多见于 20～40 岁人群,女性多于男性,男女比例为 1:(4～6)。

1.常见分类

(1)甲状腺性甲亢(甲状腺自身功能亢进):毒性弥漫性甲状腺肿、毒性结节性甲状腺肿、毒性甲状腺腺瘤、新生儿甲亢、碘甲亢及甲状腺癌伴甲亢。

(2)垂体性甲亢:垂体促甲状腺激素腺瘤。

(3)异位促甲状腺激素综合征。

(4)卵巢性甲状腺肿。

(5)仅有甲亢表现而甲状腺功能不高。

2.临床表现

(1)典型症状。①神经系统:易激动、两手平举向前伸出时有细微震颤,失眠,紧张,有时多言、易动、躁狂,亦可寡言、抑郁。②高代谢综合征:怕热多汗、心动过速、心悸、胃纳明显亢进,但体重下降,疲乏无力。③甲状腺肿:甲状腺弥漫对称性肿大伴血管杂音和震颤为本病特征。④肌肉骨骼系统:多数患者肌无力及肌肉萎缩。影响骨骼脱钙而致骨质疏松、尿钙增多,血钙一般正常,还可发生指(趾)端粗厚,又称肢端病。⑤生殖系统:女性常有月经减少或闭经,男性阳痿,偶有男性乳腺发育,催乳素及雌激素水平增高。⑥造血系统:血中淋巴细胞多于单核细胞,但白细胞总数低,血容量大,可致轻度贫血。⑦眼征:眼球突出,突眼度一般都超过 18 mm(正常不超过 16 mm),突眼严重者眼睑多有水肿或不闭合,结膜及角膜外露,易引起充血、水肿,可形成角膜溃疡或全眼球炎以致失明。

(2)特殊表现。①甲亢危象:高热(39 ℃以上),脉率快,常伴房颤或房扑,神志焦虑、烦躁不安,厌食、恶心呕吐、腹泻,大量失水以致虚脱、休克,继而嗜睡、谵妄,终至昏迷,可伴心力衰竭或肺水肿。②甲亢性心脏病:占 10%～20%,男性结节性甲状腺肿伴甲亢严重者可有心脏增大,心律失常或心力衰竭,甲亢控制后可恢复正常。③淡漠型甲亢:多见于老年,起病隐匿,症状不典型,表现为神志淡漠、乏力、嗜睡、反应迟钝、明显消瘦,有时腹泻、厌食,老年者可合并心绞痛、心肌梗死,易与冠心病混淆。未及时诊断、治疗易发生危象。④胫前黏液性水肿:多见于胫骨前 1/3 部位,也可见于足背、踝关节,偶见于面部。皮肤损伤大多为对称性,有广泛大小不等的棕红色或红褐色或暗红色突起不平的斑块状结节,边界清楚,直径为 5～30 mm,连成片时可达数厘米,可有感觉过敏、减退或伴有痒感,后期皮肤如桂皮或树皮样,有的还呈象皮腿样。⑤甲状腺功能正常的 Graves 眼病:少见,约占 5%,只以单侧或双侧突眼为主,无甲亢的临床表现也不伴胫前黏液性水肿,可在突眼发生数月或数年后出现甲亢表现。

(3)实验室检查:①T_3、T_4 明显增高,正常值分别为 0.78～2.2 $\mu g/L$ 和 42～135 $\mu g/L$。②甲状腺刺激性抗体测定:Graves 患者血中 TsAb 阳性检出率可达 80%～95%,对本病不但有早期诊断意义,而且对判断病情活动、是否复发也有价值,还可作为治疗停药的重要指标。③甲状腺摄[131]I:如摄碘率增高,3 小时>25%或 24 小时>45%,峰值前移符合本病。

3.治疗

(1)一般治疗:消除精神紧张等对本病不利的因素,初期予以适当休息和支持疗法,补充足够热量和营养物质以供消耗。

(2)抗甲亢药物治疗:抗甲亢药物有丙硫氧嘧啶、甲巯咪唑、卡比马唑等。①抗甲状腺药物的适应证:症状较轻,甲状腺轻至中度肿大病;20 岁以下青少年及儿童、老年患者;妊娠女性;甲状腺次全切除术后复发,又不适于放射性[131]I 治疗者;手术治疗前准备;辅助放射性[131]I 治疗。②用药分为三个阶段。a.初始阶段:需 1～3 个月,服药剂量较大,丙硫氧嘧啶 300～400 mg 或甲巯咪

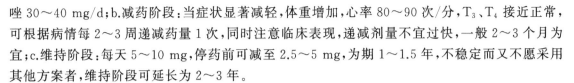

唑30～40 mg/d;b.减药阶段:当症状显著减轻,体重增加,心率80～90次/分,T_3、T_4接近正常,可根据病情每2～3周递减药量1次,同时注意临床表现,递减剂量不宜过快,一般2～3个月为宜;c.维持阶段:每天5～10 mg,停药前可减至2.5～5 mg,为期1～1.5年,不稳定而又不愿采用其他方案者,维持阶段可延长为2～3年。

(3)辅助药物治疗。①普萘洛尔:10～20 mg,每天3次,可改善心悸、心动过速、精神紧张、震颤等,可阻止T_4转化为T_3。普萘洛尔还可适用于甲亢危象和紧急甲状腺手术或放射性碘治疗前的快速准备,对急性甲亢性肌病也有一定效果,但在有支气管哮喘、房室传导阻滞、心力衰竭患者和分娩时禁用,对胰岛素依赖型糖尿病也应慎用。②甲状腺干制剂片或甲状腺素:以稳定"下丘脑-垂体-甲状腺"轴的关系,避免甲状腺和突眼加重,还可降低甲状腺自身抗体和减少甲亢复发率。③碘化物:对甲状腺激素合成可有抑制作用,目前主用于抢救甲亢危象或甲亢手术治疗前的准备,也用于放射性^{131}I治疗以减少不良反应。

(4)放射性治疗:其效果如同外科手术,但要考虑适应证和禁忌证,特别是远期效应问题。①适应证:年龄在25岁以上,对抗甲状腺药物过敏而不可持续用药者,或长期治疗无效或停药后复发者,甲状腺次全切除术后复发者,合并有心脏病、糖尿病、严重肝肾疾病以及有手术切除禁忌证者,甲亢伴有突眼者,甲状腺内^{131}I转换的有效半衰期不少于3天者。②放射性^{131}I治疗不适用于下列情况:妊娠或哺乳女性;年龄<25岁者(首选抗甲状腺药物治疗);有严重或活动性肝、肾疾病患者;周围血液白细胞总数少于$3×10^9$/L;严重甲亢患者,结节性甲状腺肿伴功能亢进,结节扫描显示"冷区"者。③远期并发症:甲状腺功能减退、致癌问题、遗传效应、突眼加重。

(5)手术切除。

4.预防及自我护理

(1)减轻精神紧张,给予有利的精神支持,避免盛怒、急躁、悲哀等不良情绪刺激。

(2)初期要适当地休息,避免从事消耗大、紧张的工作,心悸、心动过速时应多卧床休息,减轻症状。

(3)指导患者掌握合理的饮食,多食高蛋白、高脂肪、高维生素饮食,以保证摄入足够的热量,保证基础代谢,但应减少食物中纤维素的含量,避免生、冷、硬食物,以防增加腹泻机会。

(4)药物治疗时,需注意下列事项:①要指导患者规律服药,避免间断服药。勿用碘剂,少吃或不吃海鲜产品,因为碘对甲状腺激素的合成与释放的抑制是暂时的,如长期食用高碘食物,则甲状腺激素对碘的抑制作用可产生适应性,使甲状腺激素的合成从碘的抑制下逸脱,逸脱后的甲状腺激素的合成重新增加,可引起甲亢的复发。②减药阶段:定时观察临床表现,不少于每天4次(基础心率、体重、白细胞、T_3、T_4),遵医嘱逐渐减药量,尽量保持甲状腺功能正常和稳定性,逐渐过渡到维持阶段。③药物反应:白细胞计数减少,最常见于甲硫氧嘧啶,丙硫氧嘧啶最少见;开始服药2～3个月内最常见。治疗初期应每1～2周检查一次白细胞总数和分类,减药和维持阶段可每2～4周测1次,白细胞计数低于$4×10^9$/L应注意观察,个别患者可出现药疹及血清谷丙转氨酶升高,可用抗组胺药物及护肝药物。

(5)预防甲亢危象,避免精神刺激,预防和尽快控制感染,不随意停药,手术或放射性治疗前要做好准备工作。

(6)内分泌浸润性突眼症的自我护理:注意眼睛休息,戴黑色或茶色墨镜,避免强光及各种外来刺激。睡眠时应用抗菌药膏并戴眼罩,以免角膜暴露部分受刺激而发生炎症。用单侧眼罩减轻复视,高枕卧位,控制食盐摄入,抗菌眼药和可的松眼药交替使用。

（7）甲亢患者出现突眼、甲状腺肿大而致颈部增粗，初期对自我形象的变化难以适应，要鼓励患者进行修饰，听慢节奏、轻松愉快的音乐，保持平和心境，穿衣时避免领口过紧，以免使甲状腺分泌过快，加重症状。

（8）患者代谢快、出汗多，应注意添加合适的衣服，预防感冒，避免加重病情，及时更换衣服，保持皮肤清洁。

（9）甲亢患者失眠、紧张，可遵医嘱口服安眠药，提供安静的休息环境。保证睡眠，有利于疾病的好转。

（吕洪清）

第三章

急诊护理

第一节 概　述

急诊护理的重点是处理急性病的发病最初阶段和对危重病抢救全过程的护理工作。对急诊患者迅速、准确、有效地实施急诊护理措施,不仅能使患者的生命转危为安,为患者进行进一步全面治疗赢得时间,同时也为患者的康复打下了基础,在急诊抢救过程中护理质量的优劣对于保证抢救的顺利进行、防止和减少并发症、降低病死率、提高抢救成功率,具有极其重要的意义。

急诊护理的要点:①预检分诊。详细了解病情,迅速做出判断。②急诊抢救。立即采取有效救护措施,维持患者生命。③病情观察与监护。充分估计到可能发生的病情变化,密切监察病情,做好应急准备。

急诊救护的范围:心搏骤停,休克,急性创伤,重要脏器衰竭,意外事故,各种危象,严重水电解质、酸碱失衡,各专科危重急诊。

一、预检分诊

危重急诊必须护送到指定救护地点,一面予以紧急处理,一面立即通知有关医护人员进行抢救,做到先抢救后挂号。

检诊时对病员做到如下几点。①看:精神、神态、步态、面色、表情等;②问:主要病史和接触史;症状和相关症状;听取主诉;③查:根据不同病史查体温、脉搏、呼吸、血压、瞳孔和必要的初步体格检查及化验,并在病历卡上做有关记录;④安排就诊:根据预检印象进行分科挂号,安排患者到有关科室就诊;⑤登记:一般患者先登记后诊治,紧急情况危及生命者如严重创伤、各种意外等先抢救后登记,登记内容包括姓名、性别、年龄、工作单位和住址、就诊时间和初步诊断。

预检分诊要点:①应由态度和蔼、具有高度责任心和丰富临床经验的护士担任预检工作;②检诊者应熟悉急诊范围,对各种常见急诊症状有鉴别诊断能力,扼要了解病情,重点观察体征,进行必要检查,迅速做出判断,按轻重缓急分科处置;③遇有成批伤病员时,应立即通知有关科主任及医教部,组织抢救工作;对烈性传染病等按传染病报告制度及时汇报;涉及刑事、民事纠纷的伤病员应向公安,保卫部门报告。

(一)急诊范围

急诊范围主要包括:①突发高热,体温超过 38.5 ℃;②急性外伤,如脑外伤、骨折、脱臼、撕裂伤、软组织挫伤、烧伤等在 24 小时内未经治疗者;③急性腹痛,如阑尾炎、胃及十二指肠穿孔、肠梗阻、胆道感染、尿路结石发作、嵌顿性疝、宫外孕、临产等;④急性大出血,如外伤性出血、咯血、吐血、便血、妇科出血、鼻出血、可疑内出血等;⑤急性心力衰竭、心律失常、心动过速、心动过缓、心肌梗死;⑥晕厥、昏迷、休克、抽搐、梅尼埃症发作者、高血压、血压超过 24.0/14.2 kPa(180/107 mmHg),急性肢体运动障碍及瘫痪;⑦窒息、面色发绀、呼吸困难、中暑、溺水、触电、濒死、假死;⑧耳道、鼻道、咽部、眼内、气管、支气管及食管中有异物者;⑨急性感染,如中耳炎、乳腺炎、丹毒、蜂窝织炎等,体温超过 38 ℃;⑩急性过敏性疾病、严重哮喘、急性喉炎等;⑪各种急性中毒(含食物中毒);⑫急性尿潴留、泌尿系统严重感染、眼观或镜观血尿;⑬眼睛急性疼痛、红肿、突然视力障碍、急性青光眼、电光性眼炎、眼外伤、角膜溃疡等;⑭烈性传染病可疑者;⑮发病突然、症状剧烈、发病后迅速恶化者。

(二)常见急诊首诊分科标准

1.腹痛

急性腹痛是急腹症的主要表现,腹痛部位一般明确,常有明显压痛,反跳痛和肌紧张,腹式呼吸受限等。包括内、外、妇、儿、传染各科多种疾病。

(1)内科急腹症:①先发热后腹痛或开始腹痛即出现"热";②腹痛较缓,位置不明确,按压腹部或经呕吐、排便、排气后,疼痛有所好转;③可有压痛,但较轻微,位置不固定,无明显腹膜刺激征,扪不到包块或肿物;④腹式呼吸正常,或发病时就出现呼吸增快。

(2)外科急腹症:①腹痛是首要症状,发作时无体温升高,随后才有发热;②腹痛突然、剧烈、进展快、改变体位疼痛缓解不明显。部位明确恒定,拒按;③有明显腹膜刺激征;④腹部触及包块或肿物;⑤腹式呼吸明显抑制或消失;⑥白细胞计数常增加。

常见急性炎症:急性穿孔、急性梗阻、急性绞窄、腹腔内出血等急腹症及腹痛剧烈伴发热或黄疸均为外科范围。

(3)妇产科急腹症:①腹痛伴阴道出血;②腹痛,有停经史,伴有出血,低血压休克倾向者。

(4)传染科急腹症:腹痛伴腹泻。

2.头痛

头痛指颅内外各种性质的疼痛症状。主要有血管性头痛、脑血管病性头痛、颅内压力改变性头痛、头面部神经痛、癫痫性头痛以及颅脑外伤、颅内感染、五官疾病、颅骨及椎骨病变、全身性及中毒性疾病、精神情绪改变等引起的头痛。

(1)内科:头痛伴发热或高血压、结核性、化脓性脑膜炎。

(2)外科:颅脑外伤、颅内占位。

(3)传染科:流脑、乙脑。

(4)神经科:头痛剧烈不发热、血压不高、病毒性、霉菌性脑炎。

(5)耳鼻喉科:耳源性脑炎、急性上颌窦炎、急性鼻窦炎、急性中耳炎等伴发的头痛。

3.眩晕

眩晕指机体对于空间关系的定向感觉障碍。表现为旋转、摇晃、移动、倾斜或头昏、头胀、头重脚轻等,常伴随有眼球震颤、听觉障碍、颅内压增高等体征。

(1)耳鼻喉科:眩晕伴有耳鸣、恶心、呕吐、视物旋转、听力下降等由耳鼻喉科诊治。

(2)神经科:除耳鼻喉科的眩晕外均属神经科诊治。

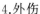

4.外伤

根据受伤部位及伤情划分就诊科室。

(1)骨科:①四肢、脊椎骨折、骨盆骨折;②四肢大面积或严重软组织损伤;③手外伤。

(2)眼科:眼、眉部外伤。

(3)口腔科:口腔、颌面部外伤。

(4)耳鼻喉科:耳、鼻部外伤。

(5)普外科:除上述情况者。

5.消化道出血

因炎症、机械、血管、肿瘤等因素及全身疾病或消化系统邻近组织病变所致消化系统出血,表现为呕血、黑便或便血等症状,出血量大时出现休克征象。

(1)内科:①胃十二指肠溃疡出血;②食管静脉曲张破裂出血(有肝炎、肝硬化病史者);③全身性疾病引起出血。

(2)外科:①急性外伤引起出血;②有肝硬化、门脉高压(做过手术者);③有胃十二指肠或肠癌手术者;④明确肝癌者;⑤肝、胆道感染出血者。

6.昏迷

昏迷指各种原因引起的意识障碍,患者呼之不应,各种反射减弱或消失,严重者生命体征常有改变。

(1)内科:CO中毒昏迷、有机磷中毒昏迷、安眠药及其他口服药物中毒昏迷、糖尿病昏迷、高渗性高血糖非酮症性昏迷、低血糖昏迷、肝硬化肝昏迷、尿毒症昏迷、中暑昏迷等。

(2)外科:有外伤史或电击伤史昏迷、颅内肿瘤昏迷者。

(3)神经科:有癫痫史或原因不明之昏迷、脑血管意外、脑梗死。

(4)妇产科:妊娠期昏迷(除外心、肝、肾病史)。

(5)传染科:流脑、乙脑等疑有传染病昏迷者、急性肝病昏迷。

7.泌尿系统疾病

(1)外科:血尿、急性尿潴留无明显内科、神经科原发病者、急性损伤、肾绞痛、急性淋病。

(2)妇科:尿潴留为产后或妊娠期者。

(3)内科:除上述情况的泌尿系统疾病。

8.过敏性疾病

(1)内科有过敏症状而无皮疹者。

(2)皮肤科有过敏症状并有皮疹者。

9.脑血管意外

(1)内科:①风心病脑栓塞者;②陈旧性脑血管疾病病情稳定出现肺部感染者。

(2)神经科:脑出血、脑血管痉挛、脑梗死、急性脑血管病合并肺部感染者。

10.破伤风病

(1)骨科:破伤风病有骨折者。

(2)外科:破伤风病无骨折者。

(3)小儿科:新生儿破伤风。

11.便血

(1)外科:便血无痢疾样症状。

(2)传染科:便血伴有痢疾样症状。

12.其他

(1)溺水、自溢由内科处置。

(2)刎颈有气管伤者由耳鼻喉科处置;有血管损伤、食管伤者由外科处置。

(3)肢体瘫痪:非脑血管意外、无外伤史者由神经科诊治。

(4)恶性肿瘤晚期:行过手术者由手术科室首诊;未行手术者,按原发病部位划分科室。

(5)化脓性扁桃体炎由耳鼻喉科首诊。

二、急诊抢救

急诊科是抢救急诊危重患者的重要阵地。其救治对象多为突发性急危患者,病种复杂,病情多变,若不及时救护,稍有延误便会影响治疗结果,甚至危及患者生命。急诊抢救以"急"为中心,对病情紧急的患者及时诊治、处理,对生命受到威胁的患者应立即组织人力、物力,按科学的抢救程序进行及时、有效的抢救。

(一)急诊抢救护理常规

1.正确分诊

正确分诊是争取时间,获得抢救成功的第1关。急诊分诊工作一般在预检室进行。由有一定临床经验的急诊科护士(师)担任预检分诊工作。预检分诊中要区别急诊与急救。一般急诊按一看、二问、三检查、四分诊原则进行检诊。护士应详细了解病史和体征,根据需要测试体温、脉搏、呼吸、血压、瞳孔、神志等,并根据需要进行血、尿、粪常规化验。综合分析病情,迅速做出判断,检诊后分科挂号,按轻重缓急依次安排就诊;发现危重患者给予急救,立即送入抢救室,边检诊边护送,简单扼要了解病史,围绕重点进行体检,根据病情立即组织人力、物力实施抢救。要求做到先抢救后挂号。遇有传染病或可疑传染病应分到隔离室或传染科就诊。急诊预检分诊正确率应在96%以上。

预检护士应主动出迎救护车,尽快对重危患者预检分诊,有条件的急诊科应设导医服务;开展以患者为中心达到高效、畅通、规范的救护。

2.严密观察病情

细致的病情观察,可以为早期确诊提供依据;又可以及时发现严重并发症的征象;还可以在患者发生病情急骤变化时,为抢救患者生命赢得宝贵时间。观察护士应具备丰富的专业知识、高度的责任心和观察入微的注意力,才能及时发现和掌握情况,做出正确的判断和应答。观察的内容主要有意识状态、生命体征、局部症状、急诊用药反应、心理状况等方面,要求正确掌握观察方法、密切观察病情变化,随时做好应急准备。对应用各种监护仪进行观察抢救的患者,要严密观察监护仪的示波结果,注意机器的运转是否正常,若发生故障应首先观察和处理患者,保证患者抢救工作的连续性,然后再查明故障原因进行排除。对患者的观察应是连续的过程,应不分昼夜地进行,并要做好观察记录。班班交接。

3.积极配合抢救

正确及时实施救护措施和执行治疗计划是赢得抢救成功的保证。参加抢救的护理人员必须具有高度的责任观念,精湛的操作技术,牢固的专业理论、良好的工作作风和健康的身体素质。在抢救患者过程中,患者病情危急,用药复杂,抢救措施甚多。护士除了应熟练掌握急救技能及熟悉急救仪器,药品的使用外,还应注意以下几项。

（1）及时实施预见性救护措施：当患者病情凶险，护士在医师未到达前即应对病情有初步的判断和了解，并立即给予正确的护理处理。如气管插管、面罩给氧、建立静脉通道、采取血标本、备血、插管洗胃等；一般在抢救室应设置有常见急症的救护程序或救护流程图或抢救预案，以指导抢救工作顺利开展。

（2）协调抢救工作：抢救中应组织严密，分工明确，医护密切配合。对涉及多专科的抢救患者，护士要及时与有关科室取得联系，并做好配合工作。如有需要临床辅助科检查的项目，应尽早通知，及时取样检查，尽快获得结果。需要手术者，应立即行术前准备，并通知手术室。

（3）正确执行医嘱：认真执行医嘱，严格"三查七对"。对抢救过程中的口头医嘱，在执行前先复诵一遍，经医师认可后再操作，并及时记录。可按听、问、看、补等顺序进行（即听清医嘱、再问一遍、看清药名、及时补记）。抢救中所用药物的空袋（瓶）或安瓿留下，待抢救结束核实后方可弃之。

（4）管理好抢救现场：抢救室内保持空气新鲜，抢救物品必须做到"四定"。抢救患者时注意维持秩序，使抢救工作忙而不乱，抢救结束后，及时清理和补充。

（5）加强护理和记录：在抢救过程中不可忽视基础护理和心理护理。对清醒者必须给予鼓励和解释，争取患者的合作。要及时清除污物，保持呼吸道通畅，保护好皮肤，预防各种并发症。并要做好详细完整的抢救记录，重大抢救专人负责，记录后签全名，以视重视和负责。

（二）严重多发伤的救护

严重多发伤多由车祸、高处坠落、地震、工伤事故、爆炸伤、火器伤等所致。严重多发伤伤员创伤范围广泛，失血量较大，生理紊乱严重，伤情变化快，抢救开始几分钟的处置正确与否可能会关系到伤员的存亡，故抢救人员必须争分夺秒对伤情做出快速判断，并采取有效急救措施，在救护过程中，复苏、伤情判断和紧急处理三者同时进行，为挽救患者生命必须抓紧时间。

1.临床特点

（1）所有严重的多发伤都伴有一系列复杂的全身反应，相互影响，使创伤反应持久、显著，随时危及患者生命。

（2）受伤范围广，伤势重，伤情变化迅速，并发症多，致残率高，感染机会多。

（3）创伤出血量大，休克发生率高，可重叠存在低血容量性休克与心源性休克，早期易发生低氧血症。

（4）重要的多内脏器官损伤或出血可迅速导致患者死亡。

（5）易漏诊，伤员的表面可见组织的毁损常掩盖了内脏损伤，开放伤掩盖了闭合伤伤情或浅表伤掩盖深部创伤，延误了及时诊断。

（6）有些需多科室抢救的伤员，要避免因强调分而治之或相互推诿致使一些严重的多发伤伤员失去抢救机会。

2.抢救

高效、快速的救护是为严重多发创伤的濒死伤员赢得抢救时机的关键。

（1）重视现场和转运途中的急救。尽量缩短院前救护时间，以最快速度、最短的时间将伤员送到能进行确定性救治的医院。在急救现场及转运途中应尽早、不间断地实施有效的救护措施。

（2）充分了解受伤经过，分析受伤机理。全面考虑，分清主次，掌握抢救程序，危急者先进行抢救，做到早期确诊，及时处置。

（3）判断生命体征。迅速判断有无危及生命的紧急情况，并优先处理威胁伤员生命的伤情。如影响循环或呼吸系统的伤情应优先处理。合并有脑、腹或胸部伤并均处于紧急情况时，应分别同时给予适当处理。有休克者尽快给予抗休克治疗。

（4）及时掌握有无多系统损伤的问题，迅速对伤员进行全面有重点的检查。可用"CRASH-PLAN"挤压伤计划的字母顺序检诊。为防止抢救过程的漏诊，急救措施实施后还应重复检诊。一旦发现多系统损伤应抓住救治时机，采用确定性救治方案，如怀疑有腹腔脏器伤时应反复进行床旁 B 超和腹腔诊断性穿刺，在抗休克的同时做好术前准备工作。

（5）预先制订治疗计划和抢救分工法（表 3-1）。

表 3-1　急诊护士抢救配合分工制度

配合人员数	主要任务	抢救程序
1	根据基本生命支持及高级生命支持，有条不紊地按计划进行。根据伤情判断选择相应的救护措施	建立静脉通道、备血，保持呼吸道通畅，给氧、皮试、导尿，采用监测手段遵医嘱进行各种治疗和护理
2	甲：负责循环系统及记录	甲：建立静脉通道、备血、皮试；负责抢救记录工作
	乙：负责呼吸系统及联络	乙：保证呼吸道通畅、给氧；负责对外联络
3	甲：负责循环系统，进行各种治疗	甲：建立两个以上静脉通道、备血、采集化验标本；协助实施止血措施、配合进行各种检查；执行所有口头医嘱
	乙：负责呼吸系统，观察病情及抢救记录	乙：清除呼吸道梗阻，保持其通畅，吸痰、给氧、人工呼吸、气管插管或切开；观察生命体征；完整记录抢救记录单
	丙：负责对外联络，保证物质供应	丙：术前准备工作，如剃头、备血、皮试等；对外联络、提血、补充急救药品及物品

（6）规范的救护程序——VIPC 顺序。①V——Ventilation：保持患者呼吸通畅和充分给氧，纠正低氧血症。必要时可采用气管插管、环甲膜穿刺、气管切开术等方法保持气道通畅，采用呼吸机辅助呼吸。②I——Infusion：立即扩充血容量，输液输血，改善微循环，及时、有效地恢复循环血量。采用迅速建立有效静脉通道，遵循早期、快速、足量补充容量的原则扩容，输入液体总量按失血量 2～3 倍的液体输入，并尽早应用全血。早期患者除颅脑伤外应强调扩容的速率，可借助输液泵快速补液。成人 30 分钟内可输入平衡液 2 000～3 000 mL。③P——Pulsation：对心泵功能监测。监测心电变化及血流动力学变化情况。及时发现和纠正心源性休克。④C——Contral bleeding：紧急控制出血。对外出血伤口敷料加压包扎、钳夹止血、止血带结扎等方法，对疑有内出血患者应警惕脑、胸、腹三腔损伤性大出血，可行胸、腹腔穿刺或腹腔灌洗以确诊并制定止血措施，必要时行紧急开颅、开胸、开腹探查或选用动脉内阻塞止血法。

3.救护要点

（1）具备对紧急手术的判断能力：对严重颅脑伤，一侧或两侧瞳孔散大者；胸腹腔内大出血，肝脾破裂，经抢救后血压不升或升后复降者；心脏外伤，心包填塞者；骨盆粉碎性骨折，腹膜后血肿增大；伴有多发伤不能搬动，重度休克需要紧急手术止血者等进行初步判断，做好现场手术准备工作。

（2）能熟练配合各种急诊手术：抢救性外科手术的原则是首先抢救生命，其次保全功能。一般根据损伤确定手术顺序，常为胸、腹、颅脑、泌尿、四肢外伤，若两处损伤均危及患者生命时可分

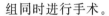

组同时进行手术。

(3)掌握并熟练运用急救技术:在抢救过程中,伤情估计和抢救工作同时进行。如判断呼吸功能不全者应立即采取保持呼吸道通畅的措施,改善缺氧状态。当患者出现反常呼吸时,应立即行气管插管和人工呼吸,有张力性气胸者立即做胸腔闭式引流术。对严重出血性休克患者应迅速止血(有明显外出血可压迫出血的近心端)、扩容(快速建立2个以上有效通道)、吸氧、留置导尿管、适时应用抗休克裤等措施。

(4)密切观察病情变化:可采用一看、二摸、三听、四问的方法,尽快了解患者的主要生命体征情况;并通过视、触、叩、听做出全身伤情的估计,根据细小变化特征,做出预见性的救护措施。如患者出现口渴、脸色苍白伴腹部受伤时应立即建立静脉通道、给氧、做好腹腔穿刺准备,必要时导尿,做好术前准备。

(5)对严重多发伤应按抢救预案有计划地进行抢救,每次治疗、检查、救护措施都应有计划地进行,尽量减少搬动患者次数。

(6)抢救或手术后监测与护理:严重多发伤经急诊抢救或手术处理后,应进入EICU,对呼吸、循环、肝、肺、肾功能进行全面系统的连续监测,以防病情恶化及可能发生的并发症,为机体的修复进行综合治疗。

(三)大批急诊患者抢救的护理

在平时或战时都会遇到大批的抢救患者。如集体食物中毒、瓦斯爆炸、塌方、煤气中毒、交通事故、地震、灾害等突发事件,需在短时间内接受大量的救护任务。无论是在战场、创伤或意外事故现场或是在急诊科室处理成批患者,对成批伤员的紧急救护,都是非常重要的。

1.临床特点

(1)由于突发事件发生后,造成大批伤员或病员,加上救护人员、围观者等,造成抢救场所人员众多且杂乱。因此维持良好的救护秩序是保证抢救顺利进行的条件之一。

(2)意外事故所造成的伤病员病情复杂。不少伤病员病情危重、变化迅速、进展快,短时间内可危及生命。

(3)成批患者的病情常轻重不一。某些伤病表面看起来较严重(如患者有明显外出血、患者大声呻吟或叫喊等),易引起医护人员的重视,而不声不响的伤病员(有的病情危重或休克、反应淡漠),或早期尚未充分暴露症状的患者不被重视而延误抢救。

2.救护成批患者的抢救

关键是有完整的救治系统,权威性的组织指挥,具有相当救护能力的救护人员。首先要组织好抢救人员,分类分组,明确分工,统一指挥,密切配合,有条不紊地进行现场及急诊科室的救护工作。

(1)建立急救网络:做到组织、人员、技术、思想、物质五落实。随时做好在接到救护信号后迅速奔赴事故现场或救治地点开展救护工作的准备。

(2)救护人员到达现场或救治地点后,应根据伤病员的伤情及人数多少分成若干救护小组进行工作。如预检分诊组、复苏组、轻伤组、转运组等。各组应指定一名负责人。

(3)预检成批伤员时,应由有经验的救护人员根据病员的生命体征及伤情,准确迅速将伤病员按轻重缓急分组分类进行救护和处置。根据伤病员病情的轻重,决定抢救的先后次序并通知医疗机构做全面救治的准备。对危及生命的伤病员应就地抢救,等平稳后转送。对轻病员也须仔细观察一定时间后才能离开。

3.急诊科(室)的抢救

(1)接到成批抢救信息后,边向上级领导汇报,边做好各种抢救准备工作(包括人员、物品、场地等),并由专人统一指挥抢救。

(2)迅速协调各科室人员参加抢救工作。如手术室做好手术准备,检验科、血库、药房、放射科等辅助科室做好保障工作,担架员做好运送工作,科领导负责组织、指挥维持救护秩序等工作。

(3)若大批外伤者,各类病员分类入室进行抢救和处置,其救护原则同严重多发伤的救护原则。

(4)急诊科(室)救护人员必须分工明确,协同作战,忙而不乱、快速准确地开展救护工作。并严密观察每一个伤病员的全身反应,避免误漏诊。

(四)一般创伤的救护

1.闭合性损伤的救护

应检查深部组织或脏器有无损伤。对皮下血肿,可压迫包扎,伤后数小时内不可热敷,24小时后可以热敷;早期血肿也可穿刺抽吸后加压包扎,切忌切开引流,以防继发感染。

2.开放性损伤的救护

(1)擦伤:去掉擦伤表面异物,可用软刷刷洗后再用生理盐水冲洗,最后用1%氯己定消毒液冲洗,表层涂以红汞,必要时可采用暴露方法。

(2)刺伤及穿通伤:去除异物及坏死组织,只作清创,不进行缝合。

(3)切割伤、撕裂伤及挫伤:根据污染程度、损伤种类、部位及伤后经历时间来决定清创术后伤口一期缝合的适应证(伤后6小时内可行一期缝合;被人或动物咬伤的伤口原则上不进行一期缝合)。

(4)伤口一期缝合处理的步骤:初步止血(一般压迫止血);剃毛和冲洗伤口(剃去伤口周围毛发,创口用无菌纱布以肥皂和生理盐水洗刷或冲洗);暴露创面,常规消毒,局部麻醉,以无菌镊子去除异物,检查伤口深度、宽度及有无肌腱、血管或神经损伤;创面经氯己定液消毒和冲洗后,用手术刀、剪刀或镊子将坏死组织、异物清除,修整创缘(面部、眼睑、口唇、手、指、阴茎等要少去组织),缝合皮肤(缝合时不留无效腔,皮缘应紧密对合,皮肤缺损大时,可游离植皮或作皮瓣移植,缝合前对明显的出血点应结扎止血);无菌纱布包扎固定伤口,四肢创伤者,应抬高患肢以减轻肿胀和疼痛。

(5)开放伤术后处理及拆线:若留置引流管(条),应在术后24~48小时内去掉。术后2~3天检查伤口。拆线时间应根据愈合情况,全身状态及局部因素来确定。一般面部伤口拆线时间在缝合后3~5天,头皮、躯干、手指等伤口为7~14天,足趾伤口为10~14天。

(6)抗生素和破伤风抗毒素的应用:常规破伤风抗毒素1 500 U(皮试阴性后)肌内注射。伤口污染严重、被人或动物咬伤和可疑有异物残留时,可用抗生素预防感染。

(五)烧伤的救护

1.急救处理

去除致伤因素、处理严重合并伤(症)、镇静止痛、保护创面、补充液体及迅速护送。

(1)新鲜烧伤者,应立即使之离开火源并脱去衣服;若20%以下Ⅰ~Ⅱ度烧伤,可用自来水冷敷烧伤皮肤,口服含盐饮料等。

（2）头面部烧伤者，应保持呼吸道通畅，疑有吸入性烧伤或呼吸道烧伤时尽快行气管插管或环甲膜穿刺（切开）或气管切开术等。

（3）烧伤面积大于 20% 者，应立即建立静脉通道、备血、留置导尿管。

（4）烧伤体表以干净大单或消毒敷料覆盖创面后护送。所有烧伤患者均常规注射破伤风抗毒素。

2.严重程度的估计

（1）烧伤面积的估计：大面积烧伤的计算用新九分表，小面积烧伤可用手掌法计算（患者手指并拢，每手掌面积相当于体表面积的 1%）。

（2）烧伤深度的估计：一般采用三度四分法来估计，即Ⅰ度、Ⅱ度（分浅Ⅱ度和深Ⅱ度）和Ⅲ度烧伤。

（3）烧伤严重程度的分类。①轻度烧伤：总面积在 10% 以下的Ⅱ度烧伤。②中度烧伤：总面积为 11%～30%，或Ⅲ度烧伤面积在 10% 以下。③重度烧伤：总面积为 31%～50% 或Ⅲ度烧伤面积为 10%～20%，或面积虽不足 30% 但有下列情况之一者：全身病情较重或已有休克者；有复合伤、合并伤或化学中毒者；中重度吸入性烧伤。④特重烧伤：总面积在 50% 以上或Ⅲ度烧伤在 20% 以上者。

3.休克的防治

（1）液体疗法。一般胶体和晶体溶液的比例为 1：（1～2）。补液量可用下式计算。

伤后第一个 24 小时补液量（mL）：Ⅱ、Ⅲ度烧伤面积（90）×体重（kg）×1.5 mL（胶体液和电解质液）＋2 000～3 000（基础水分）。胶体液和电解质溶液的分配，一般为 1：2 的比例；如果Ⅱ度烧伤面积超过 70% 或Ⅲ度烧伤面积超过 50% 者，可按 1：1 的比例补给。估计补液总量的半量应在烧后 6～8 小时内补给，伤后第 2 个和第 3 个 8 小时各补给总量的 1/4 量。

伤后第二个 24 小时补液量：胶体液和电解质量按第 1 个 24 小时实际补液量的半量补充，基础水分量不变。

（2）留置导尿管、测定中心静脉压、根据患者尿量、血压、脉搏、脉压、外周循环状态及中心静脉压来调整输液量。

4.烧伤局部创面清创处理

剃除毛发、肥皂水清洗创面周围的正常皮肤，用无菌水或消毒液冲洗创面，用棉花或纱布轻拭污垢或异物，切忌洗刷或擦洗。浅Ⅱ度完整水泡皮予以保留，已脱落或深度创面上的水泡皮均予以清除。吸干创面后可选用 1% 磺胺嘧啶银霜等抗感染药物涂于患处，酌情予以包扎或暴露。酸碱烧伤均应用大量清水冲洗创面，持续冲洗时间不少于半小时，创面是否需用中和剂处置应视创面情况而定，最好采用暴露疗法。

（徐婷婷）

第二节 急性呼吸衰竭

呼吸衰竭是指由于各种原因引起的肺通气和/或换气功能严重障碍，以致不能进行有效的气体交换，导致缺氧和/或二氧化碳潴留，从而引起一系列生理功能和代谢功能紊乱的临床综合征。

一般认为在海平面、标准大气压、休息状态、呼吸空气条件下吸氧分数$[(FiO_2)＝21\%]$,动脉血氧分压(PaO_2)小于8.0 kPa$(60$ mmHg$)$和/或二氧化碳分压$(PaCO_2)$大于6.7 kPa $(50$ mmHg$)$时,作为呼吸衰竭的血气诊断标准。根据血气变化,将呼吸衰竭分为两型:Ⅰ型(换气性)是指PaO_2下降而$PaCO_2$正常或降低,多为急性呼吸衰竭的表现;Ⅱ型(通气性)是指PaO_2下降伴有$PaCO_2$升高,多为慢性呼吸衰竭或兼有急性发作的表现。急性呼吸衰竭是指由于某些突发的致病因素,使肺通气和/或换气功能迅速出现严重障碍,在短时间内引起呼吸衰竭。因机体不能很快代偿,若不及时抢救,会危及患者生命。

一、病因与发病机制

(一)病因

1.呼吸道及肺疾病

严重支气管哮喘、原发性或继发性肺炎、急性肺损伤(ALI)、急性呼吸窘迫综合征(ARDS)、肺水肿、上呼吸道异物堵塞、喉头水肿、慢性支气管炎急性发作及肺气肿等。

2.中枢神经及传导系统疾病

急性脑炎、颅脑外伤、脑出血、脑梗死、脑肿瘤、安眠药中毒及吸入有害气体等。

3.周围神经传导系统及呼吸肌疾病

脊髓灰质炎、重症肌无力、颈椎外伤、有机磷农药中毒等。

4.胸部病变

胸廓狭窄、胸外伤、自发性气胸、手术损伤、急剧增加的胸腔积液等。

5.肺血管性疾病

急性肺栓塞、肺血管炎、多发性肺微血管栓塞等。

(二)发病机制

急性呼吸衰竭的发生主要有肺泡通气不足、通气/血流比例(V/Q)失调、气体弥散障碍、肺内分流4种机制。

1.肺泡通气不足

肺泡通气不足引起低氧和高碳酸血症。机制主要有以下几点。

(1)呼吸驱动不足。如中枢神经系统病变或中枢神经抑制药过量抑制呼吸中枢,使呼吸驱动力减弱,导致肺容量减少和肺泡通气不足。

(2)呼吸负荷过重。胸廓或横膈机械性运动能力下降,致肺泡通气下降及气道阻力增加,胸肺顺应性下降。

(3)呼吸泵功能障碍。由于呼吸肌本身的病变导致呼吸运动受限,如呼吸肌疾病、有机磷农药中毒等。

2.通气/血流比例(V/Q)失调

正常人肺泡通气量(V)约为4 L/min,流经肺泡的血流(Q)约为5 L/min,V/Q约为0.8。有效的气体交换主要取决于V/Q保持在0.8水平。当V/Q低于0.8时,肺泡通气不足、血流过剩,肺动脉内混合静脉血未经充分氧合即进入肺静脉,引起低氧血症。当V/Q大于0.8时,肺泡过度通气,肺泡内气体不能与血液进行充分的气体交换而成为无效通气,结果也导致低氧血症。严重的通气/血流比例失调亦可导致二氧化碳潴留。

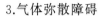

3.气体弥散障碍

氧和二氧化碳可自由通过肺泡毛细血管膜进行气体交换,氧的弥散能力约为二氧化碳的1/20。当肺不张、肺水肿、肺气肿、肺纤维化导致气体弥散面积减少、弥散距离加大时,往往影响氧的弥散,引起低氧血症。

4.肺内分流

肺动脉内的静脉血未经氧合直接流入肺静脉,引起低氧血症,是通气/血流比例失调的特例。常见于肺动脉-静脉瘘。

二、病情评估

(一)临床表现

急性呼吸衰竭患者除原发病表现外,还表现为低氧血症、高碳酸血症或两者兼有,可使机体各组织器官发生不同程度的功能改变。

1.呼吸系统改变

呼吸困难是临床最早出现的症状,表现为呼吸频率加快、呼吸费力、辅助呼吸肌活动增强、胸闷、发绀等。严重时表现为呼吸节律改变,如潮式呼吸、叹息样呼吸、陈-施呼吸。呼吸系统病变所致者,肺部有喘鸣音、湿性啰音或呼吸音降低等原发病体征。

2.循环系统改变

早期心率加快,血压正常或轻度升高,严重时心率减慢,心律失常,血压下降。晚期由于严重缺氧和二氧化碳潴留可引起心肌损害,发生心力衰竭、休克、心搏骤停。

3.神经系统改变

大脑皮质对缺氧最敏感。轻度缺氧时出现头晕、注意力下降。明显缺氧时出现焦虑不安、躁动、定向力障碍和精神错乱。明显高碳酸血症时出现中枢神经系统抑制症状,如嗜睡、昏睡,严重缺氧和高碳酸血症均可导致昏迷。

4.其他系统改变

急性缺氧可造成凝血功能障碍、造血功能衰竭、弥散性血管内凝血。急性缺氧和二氧化碳潴留可致胃肠黏膜充血、水肿、糜烂,引起胃肠道出血。也可引起肾血管收缩、肾血流量减少、肾小球滤过率下降而致肾功能不全。

(二)辅助检查

1.实验室检查

尽早抽动脉血进行血气分析,PaO_2、$PaCO_2$ 和 pH 是最重要的血气参数。定时检查有助于判断呼吸衰竭的程度、类型、代偿情况以及酸碱平衡紊乱程度和类型。

2.胸部 X 线检查

有助于明确病因、病变范围和程度。根据 X 线检查结果,能了解心脏及血管的状态,分析气胸和血胸的存在及有无肺栓塞、肺炎、肺水肿等。

3.心电图检查

急性呼吸衰竭者可出现心动过速和其他各种心律失常。急性大块肺栓塞者,心电图可表现为心动过速,并有电轴右偏、完全性右束支传导阻滞和肺性 P 波。

三、急救护理

(一)紧急处理

1.保持气道通畅

患者缺氧与二氧化碳潴留,主要是由于通气功能障碍所致,而通气功能障碍的主要原因是气道阻塞。因此应及时清除气道分泌物,保持气道通畅,维持气道完整性,这是纠正缺氧与二氧化碳潴留的前提。护理措施包括胸部物理治疗、气道吸引、必要时建立人工气道。

(1)胸部物理治疗:包括指导患者有效咳嗽、协助翻身、体位引流、背部叩击和振动,以促进痰液排出,有助于改善通气和血流灌注,促进某些肺段的痰液引流。

(2)气道吸引:吸引导管可经鼻或经口通过咽部到达呼吸道进行分泌物和痰液抽吸。吸痰时会造成短暂的缺氧,应注意心率、心律、血氧饱和度的变化。

(3)建立人工气道:对昏迷舌根后坠的患者采用口咽通气管或鼻咽通气管支撑舌体,使其离开咽后壁,从而在短期内保持气道通畅。对需机械通气的患者,采用经鼻或经口气管内插管。经鼻气管插管易于固定,清醒患者易于耐受,用于需气管内插管时间较长者;经口气管插管操作简便,常用于紧急情况,但不易固定,易引起牙齿脱落与口腔黏膜破损。对需长期机械通气者,应行气管造口。气管造口包括气管切开术与经皮扩张气管导管留置术,均需严格无菌操作。

2.氧疗

缺氧是引起呼吸衰竭的直接原因,氧疗是急性呼吸衰竭的重要治疗措施。氧疗要根据缺氧原因和程度调整氧流量与氧浓度,严格掌握适应证,防止不良反应发生。①Ⅰ型呼吸衰竭,原则上是按需给氧,根据血气分析结果及时调整氧浓度,一般为50%～60%。②Ⅱ型呼吸衰竭,应采用控制性氧疗,持续性低流量吸氧,一般 1～3 L/min,浓度为 25%～30%。氧疗途径采用鼻塞法、面罩法等,危重患者常规氧疗无效时,及早考虑机械通气给氧。

3.机械通气

机械通气是治疗急性呼吸衰竭的重要而有效的措施。但因引起急性呼吸衰竭的病因各异,所造成的病理生理改变不同,故应根据具体病情特点来选择不同的通气模式。机械通气护理:保持呼吸机正常运行;保持各连接口紧密;了解通气量是否合适;及时解除报警原因;积极防治机械通气并发症;防止感染与交叉感染。

4.病因治疗

原发病治疗至关重要。有些病例在去除病因后可逆转呼吸衰竭,如急性上呼吸道阻塞时,治疗关键是建立人工气道;严重肺部感染或全身感染者,应尽早给予有效抗生素治疗;心源性肺水肿者,可给予硝酸甘油、利尿药或正性肌力药治疗;气胸或大量胸腔积液者,应行胸腔穿刺或置导管引流。

(二)用药观察

1.呼吸兴奋药

(1)尼可刹米:用于各种原因引起的中枢性呼吸抑制,特别是肺性脑病时常用。能兴奋脑干呼吸中枢或刺激颈动脉体的化学感受器,反射性兴奋呼吸中枢,提高呼吸中枢对二氧化碳的敏感性。静脉注射给药,每次 0.375 g,必要时每 1～2 小时重复一次,也可用 1.875～3.75 g 静脉微量注射泵维持。

(2)纳洛酮:主要用于解除外源性阿片(吗啡和美沙酮等)对中枢神经系统的抑制,对麻醉、镇

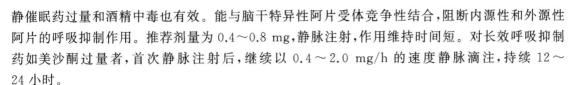

静催眠药过量和酒精中毒也有效。能与脑干特异性阿片受体竞争性结合,阻断内源性和外源性阿片的呼吸抑制作用。推荐剂量为 0.4～0.8 mg,静脉注射,作用维持时间短。对长效呼吸抑制药如美沙酮过量者,首次静脉注射后,继续以 0.4～2.0 mg/h 的速度静脉滴注,持续 12～24 小时。

应用呼吸兴奋药时注意:①保持气道通畅;②有心功能不全或 ARDS 时不宜使用;③观察不良反应,如尼可刹米可致心动过速、血压升高、肌肉震颤或僵直、咳嗽、呕吐、出汗等症状。

2.糖皮质激素

严重支气管哮喘患者应用支气管扩张药无效时,给予糖皮质激素治疗。氢化可的松2 mg/kg,静脉注射,继而 0.5 mg/(kg·h),静脉滴注;或甲泼尼龙 40～125 mg 静脉注射,每6小时1次。吸入性糖皮质激素对严重支气管哮喘无效。ARDS 患者发病后 7～10 天应用糖皮质激素可减少肺纤维化。

应用糖皮质激素时注意:①用糖皮质激素期间应经常检测血糖,以便及时发现类固醇性糖尿病;②防止各种感染的发生,特别是防止多重感染的发生;③为减少对胃肠道的刺激,加用胃黏膜保护药物。

3.镇静药

预防呼吸衰竭患者的氧输送与氧消耗比例失常。

(1)丙泊酚:用于维持镇静,为短效静脉全身麻醉药,起效迅速,无明显蓄积,停药后苏醒快而完全。根据患者病情及所需镇静深度,可在静脉注射 0.2～0.7 mg/kg 负荷量后,以 0.3～4.0 mg/(kg·h)持续静脉微量注射泵输入,保持患者镇静,可使患者耐受机械通气。小儿禁用丙泊酚镇静。

(2)咪达唑仑:为最新的苯二氮䓬类药物,起效和消除迅速。咪达唑仑1～2 mg 静脉注射,根据病情需要也可持续静脉微量注射泵输入。

应用镇静药时注意:①应用镇静药时必须建立人工气道和机械通气;②定时评估患者精神状态,防止镇静过深;③丙泊酚可致血压下降,需动态观察血压变化。

4.肌松药

应用于人机对抗时,消除自主呼吸,减少心肺功能不全者的氧消耗。常选用非去极化性肌松药。常用药物有潘库溴铵、阿曲库铵和维库溴铵。应用肌松药时注意:①必须在机械通气下使用;②必须先镇静后再使用肌松药。

5.祛痰药

呼吸系统感染常产生黏稠痰液。祛痰药能降低气道分泌物的黏滞性,有利于气道分泌物的清除。常用药物为氨溴索,可静脉注射也可雾化吸入。应用祛痰药时应注意与胸部物理治疗相结合。

(三)病情观察

1.观察生命体征

(1)呼吸:观察呼吸节律、频率、幅度。正常人呼吸频率为 16～20 次/分,新生儿为 30～40 次/分,呼吸幅度均匀,节律规则。成人自主呼吸频率超过 20 次/分,提示呼吸功能不全,超过 30 次/分,常需要机械辅助通气。呼吸节律改变提示脑干呼吸中枢病变或脑水肿。听诊两肺呼吸音是否对称,听诊顺序:肺尖、前胸、侧胸、背部,左右对比,有无痰鸣音、哮鸣音、湿性啰音,是否伴咳嗽、咳痰,注意观察患者对治疗的反应。

（2）心率：观察心率、心律变化。缺氧早期心脏发生代偿作用，导致心率增快。严重缺氧可出现各种类型的心律失常，如窦性心动过缓、期前收缩、心室纤颤等。如进一步加重，可发展为外周循环衰竭甚至心搏停止。气道吸引时可引起短暂缺氧，会诱发各种心律失常，需及时发现和纠正。

（3）体温：建立人工气道及应用机械通气期间，患者鼻咽喉自然防御屏障功能丧失，咳嗽、咳痰能力减弱或丧失，气道吸引以及全身抵抗力下降等，会增加感染的风险，体温波动较大。观察体温变化，有助于判断感染控制情况。当体温升高超过 38.5 ℃时，应积极做好降温处理，遵医嘱留取细菌培养标本。

（4）意识：意识反映脑血流灌注和脑组织氧供情况。氧供正常时，患者意识清楚，定向力、计算力良好，能配合治疗；轻度缺氧时，患者兴奋、焦虑和烦躁不安；严重缺氧时出现意识模糊、嗜睡甚至昏迷。当患者出现意识异常时，应注意安全防护，适当约束肢体，防止坠床与意外拔管。

2.血氧饱和度

原理是通过红外光传感器来测量毛细血管内氧合血红蛋白的含量。通过氧饱和度估计氧分压，氧饱和度小于 95％，氧分压小于 10.7 kPa（80 mmHg），提示轻度缺氧；氧饱和度小于 90％，氧分压小于 8.0 kPa（60 mmHg），提示中度缺氧；氧饱和度小于 75％，氧分压小于 5.3 kPa（40 mmHg），提示重度缺氧。影响脉搏血氧饱和度测定结果有外周循环不良，如低血压、血管收缩药、低温、动脉压迫等；指甲条件，如灰指甲、涂抹指甲油等。对水肿或外周循环较差的患者，应经常检查并经常更换检测部位。应注意，氧饱和度高低不能真正反映组织供氧情况，只能作为参考。

3.血气指标

动态测定血气指标有助于判断血液氧合及酸碱平衡状态，可作为诊断呼吸衰竭、指导机械通气参数调节、纠正酸碱失衡的重要依据。氧分压反映机体氧合情况，对诊断缺氧和判断缺氧程度有重要价值，二氧化碳分压是判断肺通气功能的重要参数。机械通气开始前及治疗后 30 分钟常规测定血气指标，以了解治疗效果，根据血气数据调整呼吸机参数。

（徐婷婷）

第三节　高血压急症

高血压急症是指短时间内（数小时或数天）血压明显升高，舒张压＞16.0 kPa（120 mmHg）和/或收缩压＞24.0 kPa（180 mmHg），伴有重要器官组织，如心脏、脑、肾、眼底、大动脉的严重功能障碍或不可逆性损害。高血压急症可以发生在高血压患者，表现为高血压危象或高血压脑病；也可发生在其他许多疾病过程中，主要在心、脑血管病急性阶段，如脑出血、蛛网膜下腔出血、缺血性脑卒中、急性左侧心力衰竭伴肺水肿、不稳定型心绞痛、急性主动脉夹层和急、慢性肾衰竭等情况时。

单纯的血压升高并不构成高血压急症，血压的高低也不代表患者的危重程度；是否出现靶器官损害及哪个靶器官受累不仅是高血压急症诊断的关键，也直接决定治疗方案的选择。及时正确处理高血压急症，可在短时间内使病情缓解，预防进行性或不可逆性靶器官损害，降低死亡率。

根据降压治疗的紧迫程度,高血压急症可分为紧急和次急两类。前者需要采用静脉途径给药,在几分钟到 1 小时内迅速降低血压;后者需要在几小时到 24 小时内降低血压,可使用快速起效的口服降压药。

一、发病机制

长期高血压及伴随的危险因素引起小动脉中层平滑肌细胞增生和纤维化,中动脉、大动脉粥样硬化,管壁增厚和管腔狭窄,导致重要靶器官,如心、脑、肾缺血。在此基础上或在其他许多疾病过程中,因紧张、疲劳、情绪激动、突然停服降压药、嗜铬细胞瘤阵发性高血压发作等诱因,小动脉发生强烈痉挛,血压急剧上升,使重要靶器官缺血加重而产生严重功能障碍或不可逆性损害;或由于过高的血压突破了脑血流自动调节范围,脑组织血流灌注过多引起脑水肿、脑功能障碍。

妊娠时子宫胎盘血流灌注减少,使前列腺素在子宫合成减少,从而促使肾素分泌增加,通过血管紧张素系统使血压升高。

二、临床表现

(一)高血压脑病

高血压脑病常见于急性肾小球肾炎,亦可见于其他原因高血压,但在醛固酮增多症和嗜铬细胞瘤者少见。常表现为剧烈头痛、烦躁、恶心、呕吐、抽搐、昏迷、暂时局部神经体征。舒张压常 ≥ 18.7 kPa(130 mmHg),眼底几乎均能见到视网膜动脉强烈痉挛,脑脊液压力可高达 3.9 kPa(400 mmH$_2$O),蛋白增加。经有效的降压治疗,症状可迅速缓解,否则将导致不可逆脑损害。

(二)急进型或恶性高血压

此类多见于中青年,血压显著升高,舒张压持续 ≥ 18.7 kPa(130 mmHg),并有头痛、视力减退、眼底出血、渗出和视盘水肿;肾损害突出,持续蛋白尿、血尿与管型尿;若不积极降压治疗,预后很差,常死于肾衰竭、脑卒中、心力衰竭。病理上以肾小球纤维样坏死为特征。

(三)急性脑血管病

急性脑血管病包括脑出血、脑血栓形成和蛛网膜下腔出血。

(四)慢性肾疾病合并严重高血压

原发性高血压可以导致肾小球硬化,肾功能损害,在各种原发或继发性肾实质疾病中,包括各种肾小球肾炎、糖尿病肾病、红斑狼疮肾炎、梗阻性肾病等,出现肾性高血压者可达 $80\% \sim 90\%$,是继发性高血压的主要原因。随着肾功能损害加重,高血压的出现率、严重程度和难治程度增加。

(五)急性左侧心力衰竭

高血压是急性心力衰竭最常见的原因之一。

(六)急性冠脉综合征(ACS)

血压升高引起内膜受损而诱发血栓形成致 ACS。

(七)主动脉夹层

主动脉内的血液经内膜撕裂口流入囊样变性的中层,形成血肿,随血流压力的驱动,逐渐在主动脉中层内扩展。临床特点为急性起病,突发剧烈胸、背部疼痛、休克和血肿压迫相应的主动脉分支血管时出现的脏器缺血症状。多见于中老年患者,约 3/4 的患者有高血压。超高速 CT 和 MRI 能明确诊断,必要时主动脉造影。一旦诊断明确,立即进行消除疼痛、降低血压、减慢心率的治疗。

(八)子痫

先兆子痫是指以下三项中有两项者：血压＞21.3/14.7 kPa（160/110 mmHg）；尿蛋白≥3 g/24 h；伴水肿、头痛、头晕、视物不清、恶心、呕吐等自觉症状。子痫指妊娠高血压综合征的孕产妇发生抽搐。辅助检查可有血液浓缩、血黏度升高、重者肌酐升高、凝血机制异常，眼底可见视网膜痉挛、水肿、出血。

(九)嗜铬细胞瘤

嗜铬细胞瘤可产生和释放大量去甲肾上腺素和肾上腺素，常见的肿瘤部位在肾上腺髓质，也可在其他具有嗜铬组织的部位，如主动脉分叉、胸腹部交感神经节等。临床表现为血压急剧升高，伴心动过速、头痛、苍白、大汗、麻木、手足发冷。发作持续数分钟至数小时。通过发作时尿儿茶酚胺代谢产物香草基杏仁酸（VMA）和血儿茶酚胺的测定可以确诊。

高血压次急症也称为高血压紧迫状态，指血压急剧升高而尚无靶器官损害；允许在数小时内将血压降低，不一定需要静脉用药；包括急进型或恶性高血压，无心、肾和眼底损害，先兆子痫，围术期高血压等。

三、诊断与评估

(一)诊断依据

(1)原发性高血压病史。

(2)血压突然急剧升高。

(3)伴有心功能不全、高血压脑病、肾功能不全、视盘水肿、渗出、出血等靶器官严重损害。

(二)评估

发生高血压急症的患者基础条件不同，临床表现形式各异。要决定合适的治疗方案，有必要早期对患者进行评估，做出危险分层，针对患者的具体情况制订个体化的血压控制目标和用药方案。

在病情诊断及评估中，简洁但完整的病史收集有助于了解高血压的持续时间和严重性、并发症情况及药物使用情况；需要明确患者是否有心血管、肾、神经系统疾病病史，检查是否有靶器官损害的相关征象；进行必要的辅助检查：血电解质、尿常规、ECG、检眼镜等。根据早期评估选择适当的急诊检查，如胸部X线、脑CT等。一旦发现患者有靶器官急性受损的迹象，就应该进行紧急治疗，绝不能一味等待检查结果。

四、治疗原则

(一)迅速降低血压

选择适宜有效的降压药物进行静脉滴注，在监测下将血压迅速降至安全水平，以预防进行性或不可逆性靶器官损害，避免使血压下降过快或过低，导致局部或全身灌注不足。

(二)降压目标

高血压急症降压治疗的第一个目标是在30～60分钟将血压降到一个安全水平。由于患者基础血压水平各异，合并的靶器官损害不一，这一安全水平必须根据患者的具体情况决定。指南建议：①1小时内使平均动脉血压迅速下降但不超过25%。一般掌握在近期血压升高值的2/3左右。但注意对于临床的一些特殊情况，如主动脉夹层和急性脑血管病患者等，血压控制另有要求。②在达到第一个目标后,应放慢降压速度,加用口服降压药,逐步减慢静脉给药的速度,逐渐将血压降低到第二个目标。在以后的2～6小时将血压降至 21.3/(13.3～14.7) kPa[160/(100～110) mmHg],根据患者的具体病情适当调整。③如果这样的血压水平可耐受和临床情况稳定,在以后24～48小时逐步降低血压达到正常水平,即高血压急症血压控制的第三步。

五、常见高血压急症的急诊处理

(一)高血压脑病

高血压脑病临床处理的关键一方面要考虑将血压降低到目标范围内,另一方面要保证脑血流灌注,尽量减少颅内压的波动。脑动脉阻力在一定范围内直接随血压变化而变化,慢性高血压时,该设定点也相应升高,迅速、过度降低血压可能降低脑血流量,造成不利影响。因而降压治疗以静脉给药为主,1 小时内将收缩压降低 20%～25%,血压下降幅度不可超过 50%,舒张压一般不低于 14.7 kPa(110 mmHg)。在治疗时要同时兼顾减轻脑水肿、降低颅内压,避免使用降低脑血流量的药物。迅速降压过去首选硝普钠,起始量20 μg/min,视血压和病情可逐渐增至 200～300 μg/min。但硝普钠可能引起颅内压增高,并影响脑血流灌注,以及可能产生蓄积中毒,在用药时须对患者进行密切监护。现多用尼卡地平、拉贝洛尔等。其中尼卡地平不仅能够安全平稳地控制血压,同时还能较好的保证脑部、心脏、肾等重要脏器的血供。尼卡地平急诊应用于高血压急症时,以静脉泵入为主,剂量为每分钟 0.5～6.0 μg/kg,起始量每分钟 0.5 μg/kg,达到目标血压后,根据血压调节点滴速度。拉贝洛尔 50 mg 缓慢静脉注射,以后每隔 15 分钟重复注射,总剂量不超过 300 mg,或给初始量后以 0.5～2.0 mg/min 的速度静脉点滴。对合并有冠心病、心功能不全者可选用硝酸甘油。颅内压明显增高者应加用甘露醇、利尿剂。一般禁用单纯受体阻滞剂、可乐定和甲基多巴等。二氮嗪可反射性地使心率增快,并可增加心搏量和升高血糖,故有冠心病、心绞痛、糖尿病者慎用。

(二)急性脑血管病

高血压患者在出现急性脑血管病时,脑部血流的调节机制进一步紊乱,特别是急性缺血性脑卒中患者,几乎完全依靠平均动脉血压的增高来维持脑组织的血液灌注。因而在严重高血压合并急性脑血管病的治疗中,须首先把握的一个原则就是无害原则,避免血流灌注不足。急性卒中期间迅速降低血压的风险和好处并不清楚,因此,一般不主张对急性脑卒中患者采用积极的降压治疗,在病情尚未稳定或改善的情况下,宜将血压控制在中等水平[约 21.3/13.3 kPa(160/100 mmHg)],血压下降不要超过 20%。治疗时避免使用减少脑血流灌注的药物,可选用尼卡地平、拉贝洛尔、卡托普利等。联合使用血管紧张素转换酶抑制剂(ACEI)和噻嗪类利尿剂有利于降低脑卒中发生率。

1.脑梗死

许多脑梗死患者在发病早期,其血压均有不同程度的升高,且其升高的程度与脑梗死病灶大小及是否患有高血压有关。脑梗死早期的高血压处理取决于血压升高的程度及患者的整体情况和基础血压来定。如收缩压在 24.0～29.3 kPa(180～220 mmHg)或舒张压在 14.7～16.0 kPa(110～120 mmHg),一般不急于降压治疗,但应严密观察血压变化;如血压>29.3/16.0 kPa(220/120 mmHg),或伴有心肌缺血、心衰、肾功能不全及主动脉夹层等,或考虑溶栓治疗的患者,则应给予降压治疗。根据患者的具体情况选择合适的药物及合适剂量。如尼卡地平 5 mg/h作为起始量静脉点滴,每 5 分钟增加 2.5 mg/h 至满意效果,最大 15 mg/h。拉贝洛尔 50 mg 缓慢静脉注射,以后每隔 15 分钟重复注射,总剂量不超过 300 mg,或给初始量后以 0.5～2.0 mg/min的速度静脉点滴。效果不满意者可谨慎使用硝普钠。β受体阻滞剂可使脑血流量降低,急性期不宜用。

2.脑出血

脑出血时血压升高是颅内压增高情况下保持正常脑血流的脑血管自动调节机制,脑出血患者合并严重高血压的治疗方案目前仍有争论,降压可能影响脑血流量,导致低灌注或脑梗死,但持续高血压可使脑水肿恶化。一般认为,在保持呼吸道通畅,纠正缺氧,降低颅内压后,如血压≥26.7/14.7 kPa(200/110 mmHg)时,才考虑在严密血压监测下使用经静脉降压药物进行治疗,使血压维持在略高于发病前水平或 24.0/14.0 kPa(180/105 mmHg)左右;收缩压在 22.7～26.7 kPa(170～200 mmHg)或舒张压在 13.3～14.7 kPa(100～110 mmHg),暂不必使用降压药,先脱水降颅内压,并严密观察血压情况,必要时再用降压药。可选择 ACEI、利尿剂、拉贝洛尔等。钙通道阻滞剂能扩张脑血管、增加脑血流,但可能增高颅内压,应慎重使用。α受体阻断药往往出现明显的降压作用及明显的直立性低血压,应避免使用。在调整血压的同时,防止继续出血、保护脑组织、防治并发症,需要时采取手术治疗。

(三)急性冠脉综合征

急性冠脉综合征包括不稳定性心绞痛和心肌梗死,其治疗目标在于降低血压、减少心肌耗氧量,但不可影响到冠脉灌注压,从而减少冠脉血流量。血压控制的目标是使其收缩压下降10%～15%。治疗时首选硝酸酯类药物,如硝酸甘油,开始时以 5～10 μg/min 速率静脉滴注,逐渐增加剂量,每 5～10 分钟增加5～10 μg/min。早期联合使用其他降血压药物治疗,如 β 受体阻滞剂、ACEI、α₁ 受体阻断药,必要时还可配合使用利尿剂和钙通道阻滞剂。另外,配合使用镇痛、镇静药等。特别是尼卡地平能增加冠状动脉血流、保护缺血心肌,静脉点滴能发挥降压和保护心脏的双重效果。拉贝洛尔能同时阻断 α₁ 和 β 受体,在降压的同时能减少心肌耗氧量,也可选用。心肌梗死后的患者可选用 ACEI、β 受体阻滞剂和醛固酮拮抗剂。此外,原发病的治疗如溶栓、抗凝、血管再通等也非常重要,对 ST 段抬高的患者溶栓前应将血压控制在 20.0/12.0 kPa(150/90 mmHg)以下。

(四)急性左侧心力衰竭

急性左侧心力衰竭主要是由收缩期高血压和缺血性心脏病导致的。严重高血压伴急性左侧心力衰竭治疗的主要手段是通过静脉用药,迅速降低心脏的前后负荷。在应用血管扩张药迅速降低血压的同时,配合使用强效利尿剂,尽快缓解患者的缺氧和高度呼吸困难。就心脏功能而言,应将血压降到正常水平。血压被控制的同时,心力衰竭亦常得到控制。血管扩张药可选用硝普钠、硝酸甘油、酚妥拉明等,广泛心肌缺血引起的急性左侧心力衰竭,首选硝酸甘油。在降压的同时以吗啡 3～5 mg 静脉缓注,必要时每隔 15 分钟重复 1 次,共 2～3 次,老年患者酌情减少剂量或改为肌内注射;呋塞米 20～40 mg 静脉注射,2 分钟内推完,4 小时后可重复 1 次;并予吸氧、氨茶碱等。洋地黄仅在心脏扩大或心房颤动伴快速心室率时应用。

(五)急性主动脉夹层

3/4 的主动脉夹层患者有高血压,血压增高是病情进展的重要诱因。治疗目标为通过扩张血管、减缓心动过速、抑制心脏收缩、降低血压及左心室射血速度、降低血流对动脉的剪切力,从而阻止夹层血肿的扩展。主动脉夹层在升主动脉及有并发症者尽快手术治疗;主动脉夹层病变局限在降主动脉者应积极行内科治疗。患者应绝对卧床休息,严密监测生命体征和血管受累征

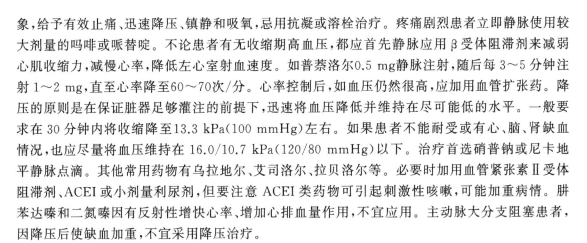

象,给予有效止痛、迅速降压、镇静和吸氧,忌用抗凝或溶栓治疗。疼痛剧烈患者立即静脉使用较大剂量的吗啡或哌替啶。不论患者有无收缩期高血压,都应首先静脉应用 β 受体阻滞剂来减弱心肌收缩力,减慢心率,降低左心室射血速度。如普萘洛尔0.5 mg静脉注射,随后每3～5分钟注射1～2 mg,直至心率降至60～70次/分。心率控制后,如血压仍然很高,应加用血管扩张药。降压的原则是在保证脏器足够灌注的前提下,迅速将血压降低并维持在尽可能低的水平。一般要求在 30 分钟内将收缩降至13.3 kPa(100 mmHg)左右。如果患者不能耐受或有心、脑、肾缺血情况,也应尽量将血压维持在 16.0/10.7 kPa(120/80 mmHg)以下。治疗首选硝普钠或尼卡地平静脉点滴。其他常用药物有乌拉地尔、艾司洛尔、拉贝洛尔等。必要时加用血管紧张素Ⅱ受体阻滞剂、ACEI 或小剂量利尿剂,但要注意 ACEI 类药物可引起刺激性咳嗽,可能加重病情。肼苯达嗪和二氮嗪因有反射性增快心率、增加心排血量作用,不宜应用。主动脉大分支阻塞患者,因降压后使缺血加重,不宜采用降压治疗。

(六)子痫和先兆子痫

妊娠急诊患者的处理须非常小心,因为要同时顾及母亲和胎儿的安全。在加强孕妇监测的同时,治疗时须把握三项原则:镇静防抽搐、止抽搐;积极降压;终止妊娠。

(1)镇静防抽搐、止抽搐:常用药物为硫酸镁,肌内注射或静脉给药,用药时监测患者血压、尿量、腱反射、呼吸,避免发生中毒反应。镇静药可选用冬眠 1 号或地西泮。

(2)积极降压:当血压升高＞22.7/14.7 kPa(170/110 mmHg)时,宜静脉给予降压药物,控制血压,以防脑卒中及子痫发生。究竟血压应降至多少合适,目前尚无一致意见。注意避免血压下降过快、幅度过大,影响胎儿血供。保证分娩前舒张压在 12.0 kPa(90 mmHg)以上,否则会增加胎儿死亡风险。紧急降压时可静脉滴注尼卡地平、拉贝洛尔或肼苯达嗪。尼卡地平是欧洲妊娠高血压综合征治疗的首选药,它的胎盘转移率低,长时间使用对胎儿也无不良影响,能在有效降压的同时,延长妊娠,有利于改善胎儿结局,尤其适用于先兆子痫患者使用。另外,尼卡地平有针剂和口服两种剂型,适合孕产妇灵活应用。但应注意其可能抑制子宫收缩而影响分娩,在与硫酸镁合用时应小心产生协同作用。肼苯达嗪常用剂量为 40 mg 加于 5％葡萄糖溶液 500 mL 静脉滴注,0.5～10.0 mg/h。血压稳定后改为口服药物维持。ACEI、血管紧张素Ⅱ受体阻滞剂可能对胎儿产生不利影响,应禁用;利尿剂可进一步减少血容量,加重胎儿缺氧,除非存在少尿情况,否则不宜使用利尿剂;硝普钠可致胎儿氰化物中毒亦为禁忌。

(3)结合患者病情和产科情况,适时终止妊娠。

(七)特殊人群高血压急症的处理

1.老年性高血压急症

老年人患高血压比例较高,容易出现靶器官损害,甚至是多个靶器官损害,高血压急症的发展速度较快,危险度更高。降压治疗可减少老年患者的心脑血管病及死亡率。但是老年高血压患者血压波动大,控制效果差。另外,老年患者多有危险因素和复杂的基础疾病,因而在遵循一般处理原则的同时,须格外注意以下几点:①降压不要太快,尤其是对于体质较弱者。②脏器的低灌注对老年患者的危害更大,建议血压控制目标为收缩压降至20.0 kPa(150 mmHg),如能耐受可进一步降低。舒张压若＜9.3 kPa(70 mmHg)可能产生不利影响。③大多数患者的药物初始剂量宜降低,注意药物不良反应。④常需要两种或更多药物控制血压。由于尼卡地平具有脏器保护功能的优势,对于老年人高血压急症,建议优先使用。⑤注意原有的和药物治疗后出现的直立性低血压。

2.肾功能不全患者

治疗原则为在强效控制血压的同时,避免对肾功能的进一步损害,通常需要联合用药,根据患者的具体情况选择合适的降压药物。血压一般以降至 20.0/12.0 kPa(150/90 mmHg)为宜,第 1 小时使平均动脉压下降 10％,第 2 小时下降 10％～15％,在 12 小时内使平均动脉压下降约25％。选用增加或不减少肾血流量的降压药,首选 ACEI 和血管紧张素Ⅱ受体阻滞剂,常与钙通道阻滞剂、小剂量利尿剂、β受体阻滞剂联合应用;避免使用有肾毒性的药物;经肾排泄或代谢的降压药,剂量应控制在常规用量的 1/3～1/2。病情稳定后建议长期联合使用降压药,将血压控制在＜17.3/10.7 kPa(130/80 mmHg)。

六、常用于高血压急症的药物评价

高血压急症的降压治疗除了选择起效迅速、作用持续时间短、停药后作用消失较快、不良反应小的静脉用药外,为增强降压作用、减少不良反应、保护重要脏器血流,以及出于特殊人群的需要,常须联合使用口服降压药,并且在血压控制后逐步减少静脉用药,转而用口服降压药物长期维持治疗。选择药物时应充分权衡血压与组织灌注、心脏负荷、血管损害、出凝血等的关系,合理控制降压的幅度与速度,考虑各种降压药物的作用和不良反应。

临床上用于降低血压的药物主要分为钙通道阻滞剂、ACEI、血管紧张素Ⅱ受体阻滞剂、α受体阻断药、β受体阻滞剂、利尿剂及其他降压药 7 类,其中,常用于高血压急症的静脉注射药物为硝普钠、尼卡地平、乌拉地尔、二氮嗪、肼苯达嗪、拉贝洛尔、艾司洛尔、酚妥拉明等。其他药物则根据患者的具体情况酌情配合使用,如紧急处理时可选用硝酸甘油、卡托普利等舌下含服;ACEI、血管紧张素Ⅱ受体阻滞剂对肾功能不全的患者有很好的肾保护作用;α受体阻断药可用于前列腺增生的患者;在预防卒中和改善左心室肥厚方面,血管紧张素Ⅱ受体阻滞剂均优于β受体阻滞剂;心力衰竭时须采用利尿剂联合使用 ACEI、β受体阻滞剂、血管紧张素Ⅱ受体阻滞剂等药物。

部分常用药物比较如下。

(一)硝普钠

硝普钠能直接扩张动脉和静脉,降压作用迅速,停药后效果持续时间短,可用于各种高血压急症。但是由于快速降低血压的同时也带来一系列不良反应,从而使硝普钠在临床的应用具有一定的局限性。如其控制血压呈剂量依赖性,同时还可以降低脑血流量,增加颅内压;对心肌供血的影响为可引起冠脉缺血,增加急性心肌梗死早期的死亡率。静脉滴注时须密切观察血压,以免过度降压,造成器官组织血流灌注不足。长期或大剂量应用时可导致血中氰化物蓄积中毒,引起急性精神病和甲状腺功能低下等。小儿、冠状动脉或脑血管供血不足、肝肾或甲状腺功能不全者禁用;代偿性高血压、动静脉并联、主动脉狭窄和孕妇禁用。高血压急症伴急性冠状动脉综合征、高血压脑病、急性脑血管病或严重肾功能不全者应谨慎使用。

(二)尼卡地平

尼卡地平为二氢吡啶类钙通道阻滞剂,是世界上第一个取得抗高血压适应证的钙通道阻滞剂。尼卡地平主要扩张动脉,降低心脏后负荷,对椎动脉、冠状动脉、肾动脉和末梢小动脉的选择性远高于心肌,在降低血压的同时,能改善脑、心脏、肾的血流量,并对缺血心肌具有保护作用。另外,它还具有利尿作用,也不影响肺部的气体交换。基于以上机制,尼卡地平在治疗高血压急症时具有以下特点:降压作用起效迅速、效果显著、血压控制过程平稳、血压波动性小;能有效保

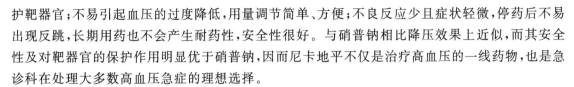

护靶器官;不易引起血压的过度降低,用量调节简单、方便;不良反应少且症状轻微,停药后不易出现反跳,长期用药也不会产生耐药性,安全性很好。与硝普钠相比降压效果上近似,而其安全性及对靶器官的保护作用明显优于硝普钠,因而尼卡地平不仅是治疗高血压的一线药物,也是急诊科在处理大多数高血压急症的理想选择。

(三)乌拉地尔

乌拉地尔为选择性 α_1 受体阻断药,具有外周和中枢双重降压作用,起效快,效果显著,不影响心率,无反跳现象,对嗜铬细胞瘤引起的高血压危象有特效。暂不提倡与 ACEI 类药物合用;主动脉峡部狭窄、哺乳期女性禁用;妊娠女性仅在绝对必要的情况下使用;老年患者需慎用,初始剂量宜小,在脏器供血维持方面欠佳。

(四)拉贝洛尔

拉贝洛尔对 α_1 和 β 受体均有阻断作用,能减慢心率,减少心排血量,减小外周血管阻力。其降压作用温和,效果持续时间较长。特别适用于妊娠高血压。充血性心力衰竭、房室传导阻滞、心率过缓或心源性休克、肺气肿、支气管哮喘、脑出血禁用;肝、肾功能不全、甲状腺功能低下等慎用。

(五)艾司洛尔

艾司洛尔为选择性 β_1 受体阻断药,起效快,作用时间短。能减慢心率、减少心排血量、降低血压,特别是收缩压。支气管哮喘、严重慢性阻塞性肺病、窦性心动过缓、二度和三度房室传导阻滞、难治性心功能不全、心源性休克及对本品过敏者禁用。

七、急救护理

(一)保持安静

绝对卧床休息,半卧位。减少患者搬动,教会患者缓慢改变体位。避免一切不良刺激和不必要的活动。消除紧张恐惧心理,稳定情绪,必要时按医嘱使用镇静药。

(二)保持呼吸道通畅

吸氧 4～5 L/min,如呼吸道分泌物较多,患者呼吸功能较差,应用吸引器吸出。呕吐时头偏向一侧,防止误吸导致窒息。

(三)建立有效静脉通路

立即建立静脉通路,迅速按医嘱使用降压药及时降低血压。降低血管阻力,解除血管的痉挛状态。一般首选硝普钠,应避光静脉注射,以微量泵控制注入速度,缓慢降压。4～6 小时更换 1 次,持续静脉注射一般不超过 72 小时,以免发生硫氰酸盐中毒,有严重肝、肾疾病患者应慎用。

(四)密切监测病情变化

严密观察血压变化,尤其在更换药物或改变给药速度时,降压不宜过快或过低,应在短时间内把血压降至安全范围,并不要将血压降至完全正常水平,以免造成脑供血不足和肾血流量下降,如出现出汗、不安、头痛、心悸、胸骨后疼痛等血管过度扩张现象,应立即停止用药。也可选用硝酸甘油、硝苯地平舌下含服;制止抽搐用地西泮肌内注射或静脉注射;降低颅内压、减轻脑水肿用呋塞米或甘露醇快速静脉滴注。

严密观察脉搏、呼吸、心率、血压、神志、瞳孔、尿量变化,如发现异常,随时与医师联系。准确记录24 小时出入量。

(五)提供保护性护理

患者意识不清时应加床栏以防止坠床;发生抽搐时用牙垫置于上、下磨牙间防止唇舌咬伤;避免屏气、用力呼气或用力排便;保持周围安静,减少噪声的刺激。

(六)饮食护理

合理饮食,给予低盐、低脂、低胆固醇、清淡饮食,少量多餐,避免过饱及刺激性食物。适当控制能量,多食含维生素和蛋白质食物,增加蔬菜、水果、高膳食纤维食物的摄入,限烟、酒,达到减轻心脏负荷、防止水钠潴留、预防便秘、降低血压的效果。

(七)心理护理

长期的抑郁或情绪激动、急剧而强烈的精神创伤可使交感-肾上腺素活性增强,血压升高,因此,保持良好的心理状态非常重要。可通过了解患者性格特征及有关社会-心理因素进行心理疏导,说明本病须长期甚至终身治疗,取得患者的充分理解和配合;教会患者训练自我控制能力,消除紧张恐惧心理,安定情绪,保持最佳的心理状态。

(八)康复护理

指导并鼓励患者坚持非药物治疗,如给予低盐、低脂、低胆固醇和富含维生素食物,少量多餐,适当控制总热量;减肥、控制体重;合理安排休息和活动,保证充足的睡眠,参加适当的体育锻炼和劳动,避免重体力劳动、精神过度紧张和情绪激动等诱发因素。帮助患者建立长期治疗的思想准备,按时遵医嘱服药。定期门诊随访,教会患者及家属测量血压,病情变化时随时就医。

(徐婷婷)

第四节　急性冠状动脉综合征

急性冠状动脉综合征(acute coronary syndrome,ACS)是冠状动脉在原有病变的基础上,由于血栓形成或痉挛而极度狭窄甚至完全闭塞,冠脉血流急剧减少,心肌严重缺血,而导致的一组综合征。在临床上主要包括不稳定心绞痛(unstable angina pectoris,UAP)、急性 ST 段升高性心肌梗死、急性非 ST 段升高性心肌梗死(non-ST elevation myocardial infarction,NSTEMI)这3 类疾病。急性冠脉综合征具有发病急、病情变化快、病死率高的特点,所以患者来诊后均需进行监护,以达到最大限度降低患者住院病死率,这对急诊护理抢救工作提出了新的挑战。

一、概述

(一)概念

急性冠状动脉综合征(Acute Coronary Syndrome,ACS)是指急性心肌缺血引起的一组临床症状。ACS 根据心电图表现可以分为无 ST 段抬高和 ST 段抬高型两类。无 ST 段抬高的 ACS包括不稳定性心绞痛(UA)和无 ST 段抬高的心肌梗死(NSTEMI)。冠状动脉造影和血管镜研究的结果揭示,UA/NSTEMI常常是由于粥样硬化块破裂,进而引发一系列导致冠状动脉血流减少的病理过程所致。许多试验表明溶栓治疗有益于 ST 段抬高型 ACS,而无 ST 段抬高者溶栓治疗则未见益处。因此区别两者并不像以前那样重要了,而将两者一并讨论。

UA 主要由三种表现形式,即静息时发生的心绞痛、新发生的心绞痛和近期加重的心绞痛。新发生的心绞痛疼痛程度必须达加拿大心脏学会(CCS)心绞痛分级至少Ⅲ级方能定义为 UA,新发生的慢性心绞痛疼痛程度仅达 CCS 心绞痛分级Ⅰ～Ⅱ者并不属于 UA 的范畴。在临床上经常使用 Braunwald 对 UA 的分类,它有助于进行危险度分层和指导临床治疗,具体见表 3-2。

表 3-2　Braunwald 不稳定心绞痛的临床分型

	A.有加重心肌缺血的心外因素（继发性不稳定心绞痛）	B.无加重心肌缺血的心外因素（原发性不稳定心绞痛）	C.急性心肌梗死后两周内发生（心肌梗死后不稳定心绞痛）
Ⅰ.初发严重心绞痛或恶化型心绞痛,无静息痛	ⅠA	ⅠB	ⅠC
Ⅱ.过去 1 月内发生静息痛,但 48 小时内无发作(亚急性静息痛)	ⅡA	ⅡB	ⅡC
Ⅲ.48 小时内的静息痛(急性静息痛)	ⅢA	ⅢB	ⅢC

另外,变异性心绞痛由冠状动脉痉挛所致,是 UAP 的一种特殊表现形式。

(二)病理生理

ACS 的病理生理基础是由于心肌需氧和供氧的失衡而导致的心肌相对供血不足,主要由 5 个方面的原因所导致。

(1)不稳定粥样硬化斑块破溃后继发的血栓形成造成相应冠脉的不完全性阻塞,是 ACS 最常见的原因,由血小板聚集和斑块破裂碎片产生的微栓塞是导致 ACS 中心肌标志物释放的主要原因。

(2)冠脉存在动力性的梗阻,如变异性心绞痛,这种冠脉局部的痉挛是由于血管平滑肌和/或内皮细胞的功能障碍引起,动力性的血管梗阻还可以由室壁内的阻力小血管收缩导致;另外一种少见的情况是心肌桥的存在,即冠脉有一段走行于心肌内,当心肌收缩时,会产生"挤奶效应"导致心脏收缩期冠脉受挤压而产生管腔狭窄。

(3)由内膜增生而非冠脉痉挛或血栓形成而导致的严重冠脉狭窄,这种情况多见于进展期的动脉粥样硬化或经皮穿刺冠脉介入治疗(PCI)后的再狭窄。

(4)冠脉的炎症反应(某些可能与感染有关,如肺炎衣原体和幽门螺杆菌),与冠脉的狭窄、斑块的不稳定以及血栓形成密切相关,特别是位于粥样硬化斑块肩部被激活的巨噬细胞和 T 细胞可分泌基质金属蛋白酶(MMP),可导致斑块变薄和易于破裂。

(5)继发性 UAP,这类患者有着冠脉粥样硬化导致的潜在狭窄,日常多表现为慢性稳定型心绞痛,但一些外来的因素可导致心肌耗氧量的增加而发生 UAP,如发热、心动过速、甲亢、低血压、贫血等情况。

冠状动脉粥样斑块破裂、崩溃是 ACS 的主要原因。斑块破裂后,血管内皮下基质暴露,血小板聚集、激活,继而激活凝血系统形成血栓,阻塞冠状动脉;此外,粥样斑块在致炎因子作用下,可发生炎细胞的聚集和激活,被激活的炎细胞释放细胞因子,激活凝血系统,并刺激血管痉挛,其结果是使冠状血流减少,心肌因缺血、缺氧而损伤,甚至坏死。心肌损伤坏死后,一方面心脏的收缩、舒张功能受损,心脏的射血能力降低,易发生心力衰竭;另一方面,缺血部位心肌细胞静息电位和动作电位均发生改变,与正常心肌细胞之间出现电位差,同时因心肌梗死时患者交感神经兴奋性增高,心肌组织应激性增强,极易出现各种期前收缩、传导阻滞甚至室颤等心律失常。

二、临床表现

(一)症状

UAP 引起的胸痛的性质与典型的稳定型心绞痛相似,但程度更为剧烈,持续时间达 20 分钟以上,严重者可伴有血流动力学障碍,出现晕厥或晕厥前状态。原有稳定型心绞痛出现疼痛诱发阈值的突然降低;心绞痛发作频率的增加;疼痛放射部位的改变;出现静息痛或夜间痛;疼痛发作时出现新的伴随症状如恶心、呕吐、呼吸困难等;原来可以使疼痛缓解的方法(如舌下含化硝酸甘油)失效,以上皆提示不稳定心绞痛的发生。

老年患者以及伴有糖尿病的患者可不表现为典型的心绞痛症状而表现为恶心、出汗和呼吸困难,还有一部分患者无胸部的不适而仅表现为下颌、耳部、颈部、上臂或上腹部的不适,孤立新出现的或恶化的呼吸困难是 UAP 中心绞痛等同发作最常见的症状,特别是在老年患者。

(二)体征

UAP 发作或发作后片刻,可以发现一过性的第三心音或第四心音以及乳头肌功能不全所导致的收缩期杂音,还可能出现左室功能异常的体征,如双侧肺底的湿啰音、室性奔马律,严重左室功能异常的患者可以出现低血压和外周低灌注的表现,此外,体格检查还有助于发现一些导致继发性心绞痛的因素,如肺炎、甲亢等。

(三)心电图

在怀疑 UAP 发作的患者,ECG 是首先要做的检查,ECG 正常并不排除 UAP 的可能,但 UAP 发作时 ECG 无异常改变的患者预后相对较好。如果胸痛伴有两个以上的相邻导联出现 ST 的抬高$\geqslant$1 mm,则为 STEMI,宜尽早行心肌再灌注治疗。胸痛时 ECG 出现 ST 段压低$\geqslant$1 mm、症状消失时 ST 的改变恢复是一过性心肌缺血的客观表现,持续性的 ST 段压低伴或不伴胸痛相对特异性差。

相应导联上的 T 波持续倒置是 UAP 的一种常见 ECG 表现,这多反映受累的冠脉病变严重,胸前导联上广泛的 T 波深倒($\geqslant$2 mm)多提示 LAD 的近端严重病变。因陈旧心肌梗死 ECG 上遗有 Q 波的患者,Q 波面向区域的心肌缺血较少引起 ST 的变化,如果有变化常表现为 ST 段的升高。

胸痛发作时 ECG 上 ST 的偏移(抬高或压低)和/或 T 波倒置通常随着症状的缓解而消失,如果以上 ECG 变化持续 12 小时以上,常提示发生非 Q 波心肌梗死。心绞痛发作时非特异性的 ECG 表现有 ST 段的偏移$\leqslant$0.5 mm 或 T 波倒置$\leqslant$2 mm。孤立的 Ⅲ 导联 Q 波可能是一正常发现,特别是在下壁导联复极正常的情况下。

在怀疑缺血性胸痛的患者,要特别注意排除其他一些引起 ST 段和 T 波变化的情况,在 ST 段抬高的患者,应注意是否存在左室室壁瘤、心包炎、变异性心绞痛、早期复极、预激综合征等情况。中枢神经系统事件以及三环类抗抑郁药或吩噻嗪可引起 T 波的深倒。

在怀疑心肌缺血的患者,动态的心电图检查或连续的心电监护至为重要,因为 Holter 显示 85%～90% 的心肌缺血不伴有心绞痛症状,此外,还有助于检出 AMI,特别是在联合连续测定血液中的心脏标志物的情况下。

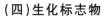

(四)生化标志物

既往心脏酶学检查特别是 CK 和 CK-MB 是区分 UAP 和 AMI 的手段,对于 CK 和 CK-MB 轻度升高不够 AMI 诊断标准的仍属于 UAP 的范畴。新的心脏标志物 TnI 和 TnT 对于判断心肌的损伤,较 CK 和 CK-MB 更为敏感和特异,时间窗口更长,既往诊为 UAP 的患者,有 1/5~1/4 TnI或 TnT 的升高,这部分患者目前属于 NSTEMI 的范畴,预后较真正的 UAP 患者(TnI/TnT 不升高者)要差。肌红蛋白检查也有助于发现早期的心肌梗死,敏感性高而特异性低,阴性结果有助于排除 AMI 的诊断。

(五)核素心肌灌注显像

在怀疑 UAP 的患者,在症状持续期 MIBI 注射行心肌核素静息显像发现心肌缺血的敏感性及特异性均高,表现为受累心肌区域的核素充盈缺损,发病期过后核素检查发现心肌缺血的敏感性降低。症状发作期间行核素心肌显像的阴性预测值很高,但是急性静息显像容易遗漏一部分 ACS 患者(大约占 5%),因此不能仅凭一次核素检查即做出处理决定。

三、诊断

(一)危险分层

1.高危患者

其包括以下几种。①心绞痛的类型和发作方式:静息性胸痛,尤其既往 48 小时内有发作者。②胸痛持续时间:持续胸痛 20 分钟以上。③发作时硝酸甘油缓解情况:含硝酸甘油后胸痛不缓解。④发作时的心电图:发作时动态性的 ST 段压低≥1 mm。⑤心脏功能:心脏射血分数<40%。⑥既往患心肌梗死,但心绞痛是由非梗死相关血管所致。⑦心绞痛发作时并发心功能不全(新出现的 S_3 音、肺底啰音)、二尖瓣反流(新出现的收缩期杂音)或血压下降。⑧心脏 TnT、TnI 升高。⑨其他影响危险因素分层的因素还有高龄(>75 岁)、糖尿病、CRP 等炎性标志物或冠状动脉造影发现是三支病变或者左主干病变。

2.低危患者

特征:①没有静息性胸痛或夜间胸痛。②症状发作时心电图正常或者没有变化。③肌钙蛋白不增高。

(二)UAP 诊断

UAP 诊断依据:①有不稳定性缺血性胸痛,程度在 CCSⅢ级或以上。②明确的冠心病证据为心肌梗死、PTCA、冠脉搭桥、运动试验或冠脉造影阳性的病史;陈旧心肌梗死心电图表现;与胸痛相关的 ST-T 改变。③除外急性心肌梗死。

四、治疗

(一)基本原则

首先对 UAP/NSTEMI 患者进行危险度分层。低危患者通常不需要做冠状动脉造影,合适的药物治疗以及危险因素的控制效果良好。治疗药物主要包括阿司匹林、肝素(或低分子肝素)、硝酸甘油和 β-受体阻滞剂,所有的患者都应使用阿司匹林。血小板糖蛋白Ⅱb/Ⅲa 受体阻滞剂(GBⅡb/Ⅲa 受体阻滞剂)不适用于低危患者。低危患者的预后一般良好,出院后继续服用阿司匹林和抗心绞痛药物。

高危患者通常最终都要进入导管室,虽然冠脉造影的最佳时机还未统一。目前针对

UAP/NSTEMI,存在两种不同的治疗策略,一种为早期侵入策略,即对冠脉血管重建术无禁忌证的患者在可能的情况下尽早行冠脉造影和据此指导的冠脉血管重建治疗;另一种为早期保守治疗策略,在充分的药物治疗的基础上,仅对有再发心肌缺血者或心脏负荷试验显示为高危的患者(不管其对药物治疗的反应如何)进行冠脉造影和相应的冠脉血管重建治疗。

近来多数学者倾向于早期侵入策略,其理由是该策略可以迅速确立诊断,低危者可以早期出院,高危者则可以得到有效的冠脉血管重建治疗。没有条件进行介入治疗的社区医院,早期临床症状稳定的患者保守治疗可以作为 UAP/NSTEMI 的首选治疗,但对于最初保守治疗效果不佳的患者应该考虑适时地进行急诊冠状动脉造影,必要时需介入治疗。在有条件的医院,高危UAP/NSTEMI 患者可早期进行冠状动脉造影,必要时行 PCI/CABG。在早期冠状动脉造影和PCI/CABG 之后,静脉应用血小板 GPⅡb/Ⅲa 受体阻滞剂可能会使患者进一步获益,并且不增加颅内出血的并发症。

(二)一般处理

所有患者都应卧床休息开放静脉通道并进行心电、血压、呼吸的连续监测,床旁应配备除颤器。对于有发绀、呼吸困难或其他高危表现的患者应该给予吸氧。并通过直接或间接监测血氧水平确保有足够的血氧饱和度。若动脉血氧饱和度降低至<90%时,应予间歇高流量吸氧。手指脉搏血氧测定是持续监测血氧饱和度的有效手段,但对于无低氧危险的患者可不进行监测。应定期记录 18 导联心电图以判断心肌缺血程度、范围的动态变化。酌情使用镇静剂。

(三)抗血栓治疗

抗血小板和抗凝治疗是 UAP/NSTEMI 治疗中的重要一环,它有助于改变病情的进展和减少心肌梗死、心肌梗死复发和死亡。联合应用阿司匹林、肝素和一种血小板Ⅱb/Ⅲa 受体阻滞剂代表着最高强度的治疗,适用于有持续性心肌缺血表现和其他一些具有高危特征的患者以及采用早期侵入措施治疗的患者。

抗血小板治疗应尽早,目前首选药物仍为阿司匹林。在不稳定性心绞痛患者症状出现后尽快给予服用,并且应长期坚持。对因过敏或严重的胃肠反应而不能使用阿司匹林的患者,可以使用噻吩吡啶类药物(氯比格雷或噻氯吡啶)作为替代。在阿司匹林或噻吩吡啶药物抗血小板治疗的基础上应该加用普通肝素或皮下注射低分子肝素。有持续性缺血或其他高危的患者,以及计划行经皮冠状动脉介入(PCI)的患者,除阿司匹林和普通肝素外还应加用一种血小板GPⅡb/Ⅲa受体阻滞剂。对于在其后 24 小时内计划做 PCI 的不稳定心绞痛患者,也可使用阿昔单抗治疗12~24 小时。

(四)抗缺血治疗

1.硝酸酯类药物

本类药物可扩张静脉血管、降低心脏前负荷和减少左心室舒张末容积,从而降低心肌氧耗。另外,硝酸酯类扩张正常的和硬化的冠状动脉血管,且抑制血小板的聚集。对于 UAP 患者,在无禁忌证的情况下均应给予静脉途径的硝酸酯类药物。根据反应逐步调整剂量。应使用避光的装置以 10 $\mu g/min$ 的速率开始持续静脉点滴,每 3~5 分钟递增 10 $\mu g/min$,出现头痛症状或低血压反应时应减量或停药。

硝酸酯类血流动力学效应的耐受性呈剂量和时间依赖性,无论何种制剂在持续 24 小时治疗后都会出现耐药性。对于需要持续使用静脉硝酸甘油 24 小时以上者,可能需要定期增加滴注速率以维持疗效。或使用不产生耐受的硝酸酯类给药方法(较小剂量和间歇给药)。当症状已经控制后,可改用口服剂型治疗。静脉滴注硝酸甘油的耐药问题与使用剂量和时间有关,使用小剂量间歇给药的方案可最大程度地减少耐药的发生。对需要 24 小时静脉滴注硝酸甘油的患者应周期性的增加滴速维持最大的疗效。一旦患者症状缓解且在12～24 小时内无胸痛以及其他缺血的表现,应减少静脉滴注的速度而转向口服硝酸酯类药物或使用皮肤贴剂。在症状完全控制达数小时的患者,应试图给予患者一个无硝酸甘油期以避免耐药的产生,对于症状稳定的患者,不宜持续 24 小时静脉滴注硝酸甘油,可换用口服或经皮吸收型硝酸酯类制剂。另一种减少耐药发生的方法是联用一种巯基提供剂如卡托普利或 N-乙酰半胱氨酸。

2.β 受体阻滞剂

β 受体阻滞剂的作用可因交感神经张力、左室壁应力、心脏的变力性和变时性的不同而不同。β 受体阻滞剂通过抑制交感神经张力、减少斑块张力达到减少斑块破裂的目的。因此 β 受体阻滞剂不仅可在 AMI 后减少梗死范围,而且可有效地降低 UAP 演变成为 AMI 的危险性。

3.钙通道阻断剂

钙通道阻断剂并不是 UAP 治疗中的一线药物,随机临床试验显示,钙通道阻断剂在 UAP 治疗中的主要作用是控制症状,钙通道阻断剂对复发的心肌缺血和远期病死率的影响,目前认为短效的二氢吡啶类药物如硝苯地平单独用于急性心肌缺血反而会增加病死率。

4.血管紧张素转换酶抑制剂(ACEI)

ACEI 可以减少急性冠状动脉综合征患者、近期心肌梗死或左心室收缩功能失调患者、有左心室功能障碍的糖尿病患者,以及高危慢性冠心病患者的病死率。因此 ACS 患者以及用 β 受体阻滞剂与硝酸酯类不能控制的高血压患者如无低血压均应联合使用 ACEI。

(五)介入性治疗

UAP/NSTEMI 中的高危患者早期(24 小时以内)干预与保守治疗基础上加必要时紧急干预比较,前者明显减少心肌梗死和死亡的发生,但早期干预一般应该建立在使用血小板糖蛋白 Ⅱb/Ⅲa 受体拮抗剂和/或口服氯吡格雷的基础之上。

冠状动脉造影和介入治疗(PCI)的适应证:①顽固性心绞痛,尽管充分的药物治疗,仍反复发作胸痛。②尽管充分的药物治疗,心电图仍有反复的缺血发作。③休息时心电图 ST 段压低,心脏标志物(肌钙蛋白)升高。④临床已趋稳定的患者出院前负荷试验有严重缺血征象,如最大运动耐量降低,不能以其他原因解释者;低做功负荷下几个导联出现较大幅度的 ST 段压低;运动中血压下降;运动中出现严重心律失常或运动负荷同位素心肌显像示广泛或者多个可逆的灌注缺损。⑤超声心动图示左心室功能低下。⑥既往患过心肌梗死,现有较长时间的心绞痛发作者。

五、护理措施

患者到达急诊科,护士是第 1 个接待者,护士必须在获得检查数据和医师做出诊断之前,选择必要的紧急处置措施。急诊护士尤其应在 ACS 综合征患者给予适时、有效的治疗方面发挥作用。护士需要在医疗资源有限的环境下,在患者床边判定紧急情况,减少延误。作为急诊护士还要具备心脏病护理技术,能处置 AMI,用电子微量注射泵进行输液,识别心律失常和准确处理严重心脏危象。

(一)病情观察

(1)ACS 患者病情危重、变化迅速、随时都可能出现严重的并发症。

（2）要认真细致地观察患者的精神状况、面色、意识、呼吸,注意有无出冷汗、四肢末梢发凉等。

（3）经常询问患者有无胸痛、胸闷,并注意伴随的症状和程度,尤其是夜间。

（4）常规持续心电、血压监护严密观察心率（律）、心电图示波形态变化,对各种心律失常及时识别,并报告医师及时处理。

（5）有低血压者给予血压监护直到血压波动在正常范围。

（6）有心力衰竭者给血氧饱和度监测,以保证血氧饱和度在95%～99%。

（7）急性心肌梗死患者还要定时进行心电图检查和心肌酶的检测,了解急性心肌梗死的演变情况。

（8）在监护期间,应注意患者有无出血倾向。观察患者的皮肤、黏膜、牙龈有无出血。观察尿的颜色。询问有无腹痛、腰痛、头痛现象。对行尿激酶溶栓治疗的急性心肌梗死患者,更应严密观察。

（二）病情评估

ACS的患者常需急诊入院,将患者送入监护室后,急诊科护士迅速地评估患者是否有高度危险性或低度危险性非常重要。根据评估情况严格按照急诊护理路径,迅速采取相应措施。

1.危险评估

迅速地评估患者是否有高度或低度危险的ACS,这是当今对护士的最大挑战:①有研究表明约33%的AMI的患者在发病初期无胸痛的表现,然而这些被延迟送入医院的患者有更高的危险性,因为无典型胸痛的患者很少能及时得到溶栓、血管成形术或阿司匹林、β受体阻滞剂、肝素等药物治疗。②在美国每年大约460万个有急性冠脉局部缺血症状的患者来到急诊科,其中只有大约25%的患者确诊后被允许入院。③在急诊科疑为ACS的患者中,只有约1/3有"真的病变"。

急诊护理决定性的作用在于快速完成对患者的评估,并且在早期对ACS高危人群提供及时的紧急看护照顾,使病情缓解。据统计,在美国每年有100万人发生AMI,约25%的患者在到达急诊科前死亡。那些到达医院的患者仍有死亡可能。

2.Antman危险评分量表

2002年Antman等建立了早期危险评估的7分危险评分量表。

（1）年龄＞65岁。

（2）存在3个以上冠心病危险因素。

（3）既往血管造影证实有冠状动脉阻塞。

（4）胸痛发作时心电图有ST段改变。

（5）24小时内有2次以上心绞痛发作。

（6）7天内应用了阿司匹林。

（7）心肌坏死标志物升高。

具有上述危险因素的患者出现死亡、心肌梗死或需血管重建的负性心脏事件的可能性增高。评分越高危险性越大,且这些患者从低分子肝素、血小板GPⅡb/Ⅲa受体阻滞剂和心脏介入等治疗中获益也越大。这一评分系统简单易行,使早期对患者进行客观的危险分层成为可能,有利于指导临床对患者进行及时正确的治疗。

(三)急救护理

1.早期干预原则

在急诊情况下,一旦胸痛患者明确了 ACS 的诊断,快速和有效的干预即迅速开始。美国心脏病学会(ACC)和美国心脏联合会(AHA)制定的《ACS 治疗指南》中曾推荐:患者应在发病10 分钟内到达急诊科,对所有不稳定心绞痛患者给予吸氧、静脉输液、连续的心电图(ECG)监护。并依据临床表现将患者分为高度危险、中度危险和低度危险。高度危险患者严格管理,低度危险患者必须按监护程序治疗,并定期随访,急诊护士和医师必须精确地估定患者的危险层次。

2.干预时间分期

近来国外有学者将早期干预分为四个节段,称为 4Ds。

时间 0(症状,Symptom):症状开始时间点,它代表着冠状动脉闭塞的时间,虽然它是个比较好的指标,但不是完美的时间点。

时间 1(门口,Door):患者入急诊科的时间点。

时间 2(资料,Data):患者进行初步检查及心电图等材料的时间点。

时间 3(决定,Decision):决定是否进行溶栓治疗或进一步检查。

时间 4(药物,Drug):开始用药物或治疗的时间点。

其中时间 1~2 为 6~11 分钟;2~3 为 20~22 分钟;3~4 为20~37 分钟。

GISSI-2 研究中,不足 30%的患者在症状发生后 3 小时才得到治疗。平均耽搁时间在 3~5 小时,其主要原因是以下几点。

(1)患者本身的耽搁:患者在就医问题上耽搁时间是延误时间的一个主要因素,其原因多在患者发病之初期症状较轻、未意识到病情的严重性,或地处偏僻,交通不便。

(2)运送患者的过程:患者发病后运送至医院途中,也要耽搁一些时间,据估计一般为30 分钟到数小时。

(3)医院内耽搁:患者到达医院以后耽搁时间是相当普遍的。在多数研究中,从患者到达医院至实施溶栓治疗,平均耽搁45~90 分钟。

在症状发作不到 1 小时内接受治疗的患者 6 周病死率为 3.2%;在症状发作 4 小时接受治疗的患者6 周病死率为 6.2%。事实上非常早期的综合治疗(包括市区及郊区)可减少50%心肌梗死的发病率。"4Ds"在减少从发病到处理的时间延误方面发挥了积极作用。

3.急诊过程耽搁

ACS 患者急诊就诊耽搁主要在:①患者到医院接受医师检查时;②对患者胸痛评估时,因为这需要仔细观察;③做 ECG 时;④在当诊断技师不能及时识别 ST 变化,ECG 报告延迟传递到内科医师时。

为避免这些急诊耽搁,有些医院尝试由急诊科护士做 ECG,并直接由医师快速阅读 ECG。还可自行设计护理观察记录文书,既节省了护士书写的时间,又提高了护理质量标准。

4.一般急救措施

(1)立即让患者采取舒适体位,合并心力衰竭者给半卧位。

(2)常规给予吸氧,3~5 L/min。

(3)连接好心电监护电极和测血压的袖带(注意电极位置应避开除颤区域和心电图胸前导联位置)。开启心电监护和无创血压监护。必要时给予血氧饱和度监护。

（4）协助给患者做全导联心电图作为基础心电图，以便对照。

（5）在左上肢和左下肢建立静脉通路，均留置 Y 形静脉套管针（以备抢救和急诊介入手术中方便用药）。

（6）备好急救药品和除颤器。

（7）抗凝疗法：给予嚼服肠溶阿司匹林 100～300 mg，或加用氯吡格雷片 75 mg，1 次/天，皮下注射低分子肝素等。

（8）介入疗法：对于 ACS 患者的治疗尤其是急性心肌梗死，尽快重建血运极为重要，对行急诊 PCI 的患者应迅速做好术前各项准备。

5.急诊冠状动脉介入治疗（PCI）的术前准备

（1）首先向患者及家属介绍介入诊断和治疗的目的、方法、优点。

（2）急查血常规，血凝全套，心肌酶谱，甲、乙、丙肝抗体，抗 HIV 等，术区备皮，做碘过敏皮试。

（3）让患者排空膀胱，必要时留置导尿管。

（4）嚼服肠溶阿司匹林 0.3 g，口服氯吡格雷片 300 mg，备好沙袋，氧气袋，全程监护，护送患者到导管室。

6.急诊 PCI 术后监护

（1）患者返回病房后，护士立即进行心电、血压的监护，注意心率（律）变化。

（2）急诊 PCI 患者术后常规留置动脉鞘管 6～12 小时。嘱患者术侧肢体伸直制动，防止鞘管脱出、折断和术侧肢体的血栓形成。观察术区有无渗血，触摸双侧足背动脉搏动情况，皮肤颜色和肢体温度的变化。协助按摩术侧肢体。

（3）动脉鞘管拔管前向患者说明拔管的简要过程，消除紧张心理。医师拔管时，护士应准备好急救药品：如阿托品、多巴胺等，观察患者心电监护和血压。拔管后，穿刺部位进行加压包扎，观察有无渗血，保持局部清洁无菌，严格交接班并作好记录。

（四）心肌耗氧量与护理

在 ACS 发病的极早期患者心肌脆弱，电活动极不稳定，心脏供血和耗氧量之间的矛盾非常突出，因此在发病早期，尤其是 24 小时以内，限制患者活动，降低心肌耗氧量，缓解心肌供血和需求之间的矛盾，对保证患者平稳度过危险期，促进心肌恢复，具有非常重要的意义。

1.心肌耗氧量

影响心肌耗氧量的主要因素有心脏收缩功、室壁张力、心肌体积。Katz 提出以二项乘积（double-product，D-P）作为心肌耗氧量的指标，其公式为最大血压乘以心率。由于该指标计算方法简单，可重复性好，临床研究证实其与心肌耗氧量的真实情况相关性好，已被广泛应用于临床。

2.排便动作

各种干预因素都可以引起 D-P 的增加，排便时患者需要屏住呼吸，使膈肌下沉，收缩腹肌，增加腹压，这一使力的动作，加上卧位排便造成的紧张、不习惯等因素，会导致血压升高和心率加快，从而加重心脏负担，使心脏的氧供和氧耗之间失衡，增加心律失常的发生危险。因此在护理中：①必须确实保证 ACS 患者大便通畅，如给予缓泻剂、开塞露等。②另有研究表明坐位排便的运动强度低于卧位排便，故对无法适应卧位排便的患者在监护的情况下试行坐位排便，以缓解其焦虑情绪。③在患者排便期间还必须加强监护，要有护士在场，以应付可能出现的意外情况。

3.接受探视

患者接受探视时 D-P 增加明显。亲友的来访使患者情绪激动,交感神经兴奋,心脏兴奋性增强,心肌耗氧量增加,尤其是来访者表现的过度紧张和不安时更是如此。因此在护理中:①应尽可能地减少探视的次数。②对来访者应事先进行教育,说明避免患者情绪波动对患者康复的意义。③对经济有困难的患者,应劝其家属暂不谈及经费问题。

4.音乐疗法

曾有研究表明对心肌梗死及不稳定心绞痛患者进行音乐疗法,可使其情绪稳定,交感神经活动减少,副交感神经活动增强,从而使心肌耗氧量减少。但有些研究没有得出类似的结果,其原因可能是对象和乐曲的选择有问题,很难想象一个乐盲和一个音乐家对同一首曲子会有同样的反映,也很难想象一个人在听到音乐和听到哀乐时会有一样的心情。因此在进行音乐疗法时应加强针对性。

(徐婷婷)

第五节　急性胰腺炎

急性胰腺炎是常见的急腹症之一,为胰酶对胰脏本身自身消化所引起的化学性炎症。胰腺病变轻重不等,轻者以水肿为主,临床经过属自限性,一次发作数天后即可完全恢复,少数呈复发性急性胰腺炎;重者胰腺出血坏死,易并发休克、胰假性囊肿和脓肿等,死亡率高达 25%~40%。

关于急性胰腺炎的发生率,目前尚无精确统计。国内报告急性胰腺炎患者占住院患者的 0.32%~2.04%。本病患者一般女性多于男性,患者的平均年龄 50~60 岁。职业以工人多见。

一、病因及发病机制

胰腺是一个其有内、外分泌功能的实质性器官,胰腺的腺泡分泌胰液(外分泌),对食物的消化起重要作用;而散在地分布在胰腺内的胰岛,其功能细胞主要分泌胰岛素和胰高糖素(内分泌)。正常情况下,当胰液中无活力的胰蛋白酶原等进入十二指肠时,在碱性环境中被胆汁和十二指肠液中的肠激酶激活,成为具有消化能力的胰蛋白酶。在胆总管、胰管、壶腹部炎症、梗阻等病理情况下,多种胰酶在胰腺内被激活,并大量溢出管壁及腺泡壁外,导致胰腺自身消化,引起水肿、出血、坏死等,而产生急性胰腺炎。

引起急性胰腺炎的病因甚多。常见病因为胆道疾病、酗酒。急性胰腺炎的各种致病相关因素(表 3-3)。

表 3-3　急性胰腺炎致病相关因素

致病因素	病因
梗阻因素	①胆管结石。②肝胰壶腹或胰腺肿瘤。③寄生虫或肿瘤使乳头阻塞。④胰腺分离现象并伴副胰管梗阻。⑤胆总管囊肿。⑥壶腹周围的十二指肠憩室。⑦胆胰壶腹括约肌压力增高。⑧十二指肠袢梗阻
毒素	①乙醇。②甲醇。③蝎毒。④有机磷杀虫剂
药物	①肯定有关(有重要试验报告):硫唑嘌呤/6-巯基嘌呤、丙戊酸、雌激素、四环素、甲硝唑、呋喃妥因、呋塞米、磺胺、甲基多巴、阿糖胞苷、西咪替丁。②不一定有关:(无重要试验报告)噻嗪利尿剂、依他尼酸、苯乙双胍、普鲁卡因胺、氯噻酮、L-门冬酰胺酶、对乙酰氨基酚

致病因素	病因
代谢因素	①高甘油三酯血症。②高钙血症
外伤因素	①创伤:腹部钝性伤。②医源性:手术后、内镜下括约肌切开术、胆胰壶腹括约肌测压术
先天性因素	
感染因素	①寄生虫:蛔虫、华支睾吸虫。②病毒:流行性腮腺炎、甲型肝炎、乙型肝炎、柯萨奇 B 病毒、EB 病毒。③细菌:支原体、空肠弯曲菌
血管因素	①局部缺血:低灌性(如心脏手术)。②动脉粥样硬化性栓子。③血管炎:系统性红斑狼疮、结节性多发性动脉炎、恶性高血压
其他因素	①穿透性消化性溃疡。②十二指肠克罗恩病。③妊娠有关因素。④儿科有关因素 Reye's 综合征、囊性纤维化特发性

(一)梗阻因素

胆石症常是老年人急性胰腺炎首次发作的原因,老年女性特别常见。一般认为是在胆石一过性阻塞胰管开口处或紧邻此开口处的胆总管时发生。如在胆石性胰腺炎发作后立即仔细收集和检查粪便,常常可以找到胆结石。胆石症引起胰腺炎的机制尚不清楚。可能是肝胰壶腹被胆石阻塞,引起胆汁反流入胰管,损伤胰腺实质。也有认为是胰管一过性梗阻而无胆汁反流。

有人认为副乳头的先天畸形和狭窄必然引起胰腺炎。胆胰壶腹括约肌压力增高是急性胰腺炎反复发作的原因之一,据此内镜下括约肌切开术治疗已获得良好效果。胰小管或壶腹周围的小肿瘤也能引起胰腺炎。

(二)毒素和药物因素

乙醇、甲醇、蝎毒和有机磷杀虫剂等均可引起急性胰腺炎。

药物诱发的胰腺炎通常与对药物的超敏有关而与剂量无关。其特点是在接触药物的第一个月内发生,通常病情轻且有自限性。与成人胰腺炎发病有关的药物最常见的是硫唑嘌呤及其类似物 6-巯基嘌呤。应用这类药物的个体中有 3%～5% 发生胰腺炎,引起儿童胰腺炎最常见的药物是丙戊酸。

(三)代谢因素

甘油三酯水平超过 11.3 mmol/L 时,易发中至重度的急性胰腺炎。如其水平降至5.65 mmol/L以下,反复发作次数可明显减少。各种原因引起的高钙血症亦易发生急性胰腺炎。

(四)外伤因素

胰腺的创伤或手术都可引起胰腺炎。内镜逆行胰胆管造影所致创伤也可引起胰腺炎,发生率为 1%～5%。

(五)先天性因素

胰腺炎的易感性呈常染色体显性遗传。临床特点是儿童或青年期起病,逐渐演变成慢性胰腺炎和胰功能不全。胰腺结石可显著。少数家族还合并有氨基酸尿症。

(六)感染因素

血管功能不全(低容量灌注,动脉粥样硬化)和血管炎可能因减少胰腺血流而引起或加重胰腺炎。

二、临床表现

急性胰腺炎的临床表现和病程,取决于其病因、病理类型和治疗是否及时。水肿型胰腺炎一般 3～5 天内症状即可消失,但常有反复发作。如症状持续 1 周以上,应警惕已演变为出血坏死型胰腺炎。出血坏死型胰腺炎亦可在一开始时即发生,呈暴发性经过。

(一)腹痛

腹痛为本病最主要表现,约见于 95％急性胰腺炎病例,多数突然发作,常在饱餐和饮酒后发生。轻重不一,轻者上腹钝痛,患者常能忍受,重者呈腹绞痛、钻痛或刀割痛。疼痛常呈持续性伴阵发性加剧。疼痛的部位可因病变的部位不同而异,通常在上中腹部。如炎症以胰头部为主,疼痛常在右上腹及中上腹部;如炎症以胰体、尾部为主,常为中上腹及左上腹疼痛,并向腰背放射。疼痛在弯腰或起坐前倾时可减轻。病情轻者腹痛 3～5 天缓解;出血坏死型的病情发展较快,腹痛延续较长。由于渗出液扩散至腹腔,腹痛可弥漫至全腹。极少数患者尤其年老体弱者可无腹痛或极轻微痛。

腹肌常紧张,并可有反跳痛。但不像消化道穿孔时表现的肌强硬,如检查者将手紧贴于患者腹部,仍可能按压下去。有时按压腹部反可使腹痛减轻。腹痛发生的原因是胰管扩张;胰腺炎症、水肿;渗出物、出血或胰酶消化产物进入后腹膜腔,刺激腹腔神经丛;化学性腹膜炎;胆管和十二指肠痉挛及梗阻。

(二)恶心、呕吐

84％的患者有频繁恶心和呕吐,常在进食后发生。呕吐物多为胃内容物,重者含胆汁甚至血样物。呕吐是机体对腹痛或胰腺炎症刺激的一种防御性反射。呕吐后,进入十二指肠的胃酸减少,从而减少胰泌素及缩胆素的释放,减少了胰液胰酶的分泌。

(三)发热

大多数患者有中度以上发热,少数可超过 39 ℃,一般持续 3～5 天。发热由胰腺炎症或坏死产物进入血循环,作用于中枢神经系统体温调节中枢所致。多数发热患者中找不到感染的证据,但如果高热不退强烈提示合并感染或并发胰腺脓肿。

(四)黄疸

黄疸可于发病后 1～2 天出现,常为暂时性阻塞性黄疸。黄疸的发生主要由于肿大的胰头部压迫了胆总管所致。合并存在的胆道病变如胆石症和胆道炎症亦是黄疸的常见原因。少数患者后期可因并发肝损害而引起肝细胞性黄疸。

(五)低血压及休克

出血坏死型胰腺炎常发生低血压和休克。患者烦躁不安,皮肤苍白、湿冷、呈花斑状,脉细弱,血压下降,少数可在发病后短期内猝死。发生休克的机制主要有以下几点。

(1)胰血管舒缓素原释放,被胰蛋白酶激活后致血浆中缓激肽生成增多。缓激肽可引起血管扩张,毛细血管通透性增加,使血压下降。

(2)血液和血浆渗出到腹腔或后腹膜腔,引起血容量不足,这种体液丧失量可达血容量的 30％。

(3)腹膜炎时大量体液流入腹腔或积聚于麻痹的肠腔内。

(4)呕吐丢失体液和电解质。

(5)坏死的胰腺释放心肌抑制因子使心肌收缩不良。

(6)少数患者并发肺栓塞、胃肠道出血。

(六)肠麻痹

肠麻痹是重型或出血坏死型胰腺炎的主要表现。初期,邻近胰腺的上腹部可见扩张的充气肠袢,后期则整个肠道均发生肠麻痹性梗阻。临床上以高度腹胀、肠鸣音消失为主要表现。肠麻痹可能是肠管对腹膜炎的一种反应。另外,炎症的直接作用,血管和循环的异常、低钠和低钾血症,肠壁神经丛的损害也是肠麻痹发生的重要促发因素。

(七)腹水

胰腺炎时常有少量腹水,由胰腺和腹膜在炎症过程中液体渗出或漏出所致。淋巴管受阻塞或不畅可能也起作用。偶尔出现大量的顽固性腹水,多由于假性囊肿中液体外漏引起。胰性腹水中淀粉酶含量甚高,以此可以与其他原因的腹水区别。

(八)胸膜炎

常见于严重病例,系腹腔内炎性渗出透过横膈微孔进入胸腔所引起的炎性反应。

(九)电解质紊乱

胰腺炎时,机体处于代谢紊乱状态,可以发生电解质平衡失调,血清钠、镁、钾常降低。特别是血钙降低,约见于 25% 的病例,常低于 2.25 mmol/L(9 mg/dL),如低于 1.75 mmol/L(7 mg/dL)提示预后不良。血钙下降的原因是大量钙沉积于脂肪坏死区,同时胰高糖素分泌增加刺激,降钙素分泌,抑制了肾小管对钙的重吸收。

(十)皮下淤血斑

出血坏死型胰腺炎,因血性渗出物透过腹膜后渗入皮下,可在肋腹部形成蓝绿-棕色血斑,称为Grey-Turner征;如在脐周围出现蓝色斑,称为 Cullen 征。此两种征象无早期诊断价值,但有确诊意义。

三、并发症

急性水肿型胰腺炎很少有并发症发生,而急性出血坏死型则常出现多种并发症。

(一)局部并发症

1.胰脓肿形成

出血坏死型胰腺炎起病 2～3 周以后,如继发细菌感染,于胰腺内及其周围可有脓肿形成。检查局部有包块,全身感染中毒症状。

2.胰假性囊肿

由胰液和坏死组织在胰腺本身或其周围被包裹而成。常发生于出血坏死型胰腺炎起病后3～4 周,多位于胰体尾部。囊肿可累及邻近组织,引起相应的压迫症状,如黄疸、门脉高压、肠梗阻、肾盂积水等。囊肿穿破可造成胰源性腹水。

3.胰性腹膜炎

含有活性胰酶的渗出物进入腹腔,可引起化学性腹膜炎。腹腔内出现渗出性腹水。如继发感染,则可引起细菌性腹膜炎。

4.其他

胰局部炎症和纤维素性渗出可累及周围脏器,引起脾周围炎、脾梗阻、脾粘连、结肠粘连(常见为脾曲综合征)、小肠坏死出血及肾周围炎。

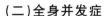

(二)全身并发症

1.败血症

败血症常见于胰腺炎并发胰腺脓肿时,死亡率甚高。病原体大多数为革兰阴性杆菌,如大肠埃希菌、产碱杆菌、产气杆菌、铜绿假单胞菌等。患者表现为持续高热,白细胞计数升高,以及明显的全身毒性症状。

2.呼吸功能不全

因腹胀、腹痛,患者的膈运动受限,加之磷脂酶 A 和在该酶作用下生成的溶血卵磷脂对肺泡的损害,可发生肺炎、肺淤血、肺水肿、肺不张和肺梗死,患者出现呼吸困难,血氧饱和度降低,严重者发生急性呼吸窘迫综合征。

3.心律失常和心功能不全

因有效血容量减少和心肌抑制因子的释放,导致心肌缺血和损害,临床上表现为心律失常和急性心衰。

4.急性肾衰竭

出血坏死型胰腺炎晚期,可因休克、严重感染、电解质紊乱和播散性血管内凝血而发生急性肾衰竭。

5.胰性脑病

出血坏死型胰腺炎时,大量活性蛋白水解酶、磷脂酶 A 进入脑内,损伤脑组织和血管,引起中枢神经系统损害综合征,称为胰性脑病。偶可引起脱髓鞘病变。患者可出现谵妄、意识模糊、昏迷、烦躁不安、抑郁、恐惧、妄想、幻觉、语言障碍、共济失调、震颤、反射亢进或消失及偏瘫等。脑电图可见异常。某些患者昏迷系并发糖尿病所致。

6.消化道出血

可为上消化道或下消化道出血。上消化道出血主要为胃黏膜炎性糜烂或应激性溃疡,或因脾静脉阻塞引起食管静脉破裂。下消化道出血则由于结肠本身或结肠血管受累所致。近年来发现胰腺炎时可发生胃肠型微动脉瘤,瘤破裂后可引起大出血。

7.糖尿病

5%～35%的患者在病程中出现糖尿病,常见于暴发性坏死型胰腺炎患者,由 β 细胞遭到破坏,胰岛素分泌下降;A 细胞受刺激,胰高糖素分泌增加所致。严重病例可发生糖尿病酮症酸中毒和糖尿病昏迷。

8.慢性胰腺炎

重症胰腺炎病例可因胰腺泡大量破坏而并发胰外分泌功能不全,演变成慢性胰腺炎。

9.猝死

猝死见于极少数病例,由胰腺-心脏性反应所致。

四、检查

实验室检查对胰腺炎的诊断具有决定性意义,一般对水肿型胰腺炎,检测血清淀粉酶和尿淀粉酶已足够,对出血坏死型胰腺炎,则需检查更多项目。

(一)淀粉酶测定

血清淀粉酶常于起病后 2～6 小时开始上升,12～24 小时达高峰。一般大于 500 U。轻者 24～72 小时即可恢复正常,最迟不超过 3～5 天。如血清淀粉酶持续增高达 1 周以上,常提示有胰管阻塞或假性囊肿等并发症。病情严重度与淀粉酶升高程度之间并不一致,出血坏死型胰腺炎,因胰腺泡广泛破坏,血清淀粉酶值可正常甚至低于正常。若无肾功能不良,则尿淀粉酶常明显增高,一般在血清淀粉酶增高后2小时开始增高,维持时间较长,在血清淀粉酶恢复正常后仍可增高。尿淀粉酶下降缓慢,为时可达1~2周,故适用于起病后较晚入院的患者。

胰淀粉酶分子量约55 000 D,易通过肾小球。急性胰腺炎时胰腺释放胰血管舒缓素,体内产生大量激肽类物质,引起肾小球通透性增加,肾脏对胰淀粉酶清除率增加,而对肌酐清除率无改变。故淀粉酶,肌酐清除率比率(Cam/Ccr)测定可提高急性胰腺炎的诊断特异性。正常人Cam/Ccr为1.5%~5.5%。平均为3.1%±1.1%,急性胰腺炎为9.8%±1.1%,胆总管结石时为3.2%±0.3%。Cam/Ccr>5.5%即可诊断急性胰腺炎。

(二)血清胰蛋白酶测定

应用放射免疫法测定,正常人及非胰病患者平均为400 ng/mL。急性胰腺炎时增高10~40倍。因胰蛋白酶仅来自胰腺,故具特异性。

(三)血清脂肪酶测定

血清脂肪酶正常范围为0.2~1.5 U。急性胰腺炎时脂肪酶血中活性升高,常人于1.7 U。该酶在病程中升高较晚,且持续时间较长,达7~10天。在淀粉酶恢复正常时,脂肪酶仍升高,故对起病后就诊较晚的急性胰腺炎病例有诊断价值。特别有助于与腮腺炎加以鉴别,后者无脂肪酶升高。

(四)血清正铁清蛋白(MHA)测定

腹腔内出血后,红细胞破坏释放的血红蛋白经脂肪酸和弹性蛋门酶作用,转变为正铁血红蛋白。正铁血红蛋白与清蛋白结合形成MHA。出血坏死型胰腺炎起病12小时后血中MHA即出现,而水肿型胰腺炎呈阴性,故可作该两型胰腺炎的鉴别。

(五)血清电解质测定

急性胰腺炎时血钙通常不低于2.12 mmol/L。血钙<1.75 mmol/L。仅见于重症胰腺炎患者。低钙血症可持续至临床恢复后4周。如胰腺炎由高钙血症引起,则出现血钙升高。对任何胰腺炎发作期血钙正常的患者,在恢复期均应检查有无高钙血症存在。

(六)其他

测定 α_2 巨球蛋白、α_1 抗胰蛋白酶、磷脂酶 A_2、C反应蛋白、胰蛋白酶原激活肽及粒细胞弹性蛋白酶等均有助于鉴别轻、重型急性胰腺炎,并能帮助病情判断。

五、护理

(一)休息

发作期绝对卧床休息,或取屈膝侧卧位等舒适体位,避免衣服过紧、剧痛而辗转不安者要防止坠床,保证睡眠,保持安静。

(二)输液

急性出血坏死型胰腺炎的抗休克和纠正酸碱平衡紊乱自入院始贯穿于整个病程中,护理上需经常、准确记录24小时出入量,依据病情灵活调节补液速度,保证液体在规定的时间内输完,每天尿量应>500 mL。必要时建立两条静脉通道。

(三)饮食

饮食治疗是综合治疗中的重要环节。近年来临床中发现,少数胰腺炎患者往往在有效的治疗后,因饮食不当而加重病情,甚至危及生命。采用分期饮食新法则取得较满意效果。胰腺炎的分期饮食分为禁食、胰腺炎Ⅰ号、胰腺炎Ⅱ号、胰腺炎Ⅲ号、低脂饮食五期。

1.禁食

绝对禁食可使胰腺安静休息,胰腺分泌减少至最低限度。患者需限制饮水,口渴者可含漱或湿润口唇。此期患者需静脉补充足够液体及电解质。禁食适用于胰腺炎的急性期,一般患者2～3天,重症患者5～7天。

2.胰腺炎Ⅰ号饮食

该饮食内不含脂肪和蛋白质。主要食物有米汤、果子水、藕粉、每天6餐,每次约100 mL,每天热量约为1.4 kJ,用于病情好转初期的试餐阶段。此期仍需给患者补充足够液体及电解质。Ⅰ号饮食适用于急性胰腺炎患者的康复初期,一般在病后5～7天。

3.胰腺炎Ⅱ号饮食

该饮食内含少量蛋白质,但不含脂肪。主要食物有小豆汤、果子水、藕粉、龙须面和少量鸡蛋清,每天6餐,每次约200 mL,每天热量约为1.84 kJ。此期可给患者补充少量液体及电解质。Ⅱ号饮食适用于急性胰腺炎患者的康复中期(病后8～10天)及慢性胰腺炎患者。

4.胰腺炎Ⅲ号饮食

该饮食内含有蛋白质和极少量脂类。主要食物有米粥、小豆汤、龙须面、菜末、鸡蛋清和豆油(5～10 g/d),每天5餐,每次约400 mL,总热量约为4.5 kJ。Ⅲ号饮食适用于急、慢性胰腺炎患者康复后期,一般在病后15天左右。

5.低脂饮食

该饮食内含有蛋白质和少量脂肪(约30 g),每天4～5餐,用于基本痊愈患者。

(四)营养

急性胰腺炎时,机体处于高分解代谢状态,代谢率可高于正常水平的20％,同时由于感染使大量血浆渗出。因此如无合理的营养支持,必将使患者的营养状况进一步恶化,降低机体抵抗力、延缓康复。

1.全胃肠外营养(TPN)支持的护理

急性胰腺炎特别是急性出血坏死型胰腺炎患者的营养任务主要由TPN来承担。TPN具有使消化道休息、减少胰腺分泌、减轻疼痛、补充体内营养不良、刺激免疫机制、促进胰外漏自发愈合等优点。近年来更有代谢调理学说认为通过营养支持供给机体所需的能源和氮源,同时使用药物或生物制剂调理体内代谢反应,可降低分解代谢,共同达到减少机体蛋白质的分解,保存器官结构和功能的目的。应用TPN时需严密监护,最初数天每6小时检查血糖、尿糖,每1～2天检测血钾、钠、氯、钙、磷;定期检测肝、肾功能;准确记录24小时出入量;经常巡视,保持输液速度恒定,不突然更换无糖溶液;每天或隔天检查导管、消毒插管处皮肤,更换无菌敷料,防止发生感染。一旦发生感染要立即拔管,尖端部分常规送细菌培养。TPN支持一般经过2周左右的时间,逐渐过渡到肠道营养(EN)支持。

2.EN支持的护理

EN即从空肠造口管中滴入要素饮食,混合奶、鱼汤、菜汤、果汁等多种营养。EN护理要求如下。

(1)应用不能过早,一定待胃肠功能恢复、肛门排气后使用。

(2)EN开始前3天,每6小时监测尿糖1次,每天监测血糖、电解质、酸碱度、血红蛋白、肝功能,病情稳定后改为每周2次。

（3）营养液浓度从 5% 开始渐增加到 25%，多以 20% 以下的浓度为宜。现配现用，4 ℃下保存。

（4）营养液滴速由慢到快，从 40 mL/h（15～20 滴/分）逐渐增加到 100～120 mL/h。由于小肠有规律性蠕动，当蠕动波近造瘘管时可使局部压力增高，甚至发生滴入液体逆流，因此在滴入过程中要随时调节滴速。

（5）滴入空肠的溶液温度要恒定在 40 ℃左右，因肠管对温度非常敏感，故需将滴入管用温水槽或热水袋加温，如果应用不当很容易发生腹胀、恶心、呕吐、腹痛、腹泻等症状。

（6）灌注时取半卧位，滴注时床头升高 45°，注意电解质补充，不足的部分可用温盐水代替。

3.口服饮食的护理

经过 3～4 周的 EN 支持，此时患者进入恢复阶段，食欲增加，护理上要指导患者订好食谱，少吃多餐，食物要多样化，告诫患者切不可暴饮暴食增加胰腺负担，防止再次诱发急性胰腺炎。

（五）胃肠减压

抽吸胃内容和胃内气体可减少胰腺分泌，防止呕吐。虽本疗法对轻-中度急性胰腺炎无明显疗效，但对并发麻痹性肠梗阻的严重病例，胃肠减压是不可缺少的治疗措施。减压同时可向胃管内间歇注入氢氧化铝凝胶等碱性药物中和胃酸，间接抑制胰腺分泌。腹痛基本缓解后即可停止胃肠减压。

（六）药物治疗的护理

1.镇痛解痉

予阿托品、654-2、溴丙胺太林、可待因、水杨酸、异丙嗪、哌替啶等及时对症处理减轻患者痛苦。据报道静脉滴注硫酸镁有一定镇痛效果。禁单用吗啡止痛，因其可引起奥狄括约肌痉挛加重疼痛。抗胆碱能药亦不宜长期使用。

2.预防感染

轻症急性水肿型胰腺炎通常无须使用抗生素。出血坏死型易并发感染，应使用足量有效抗生素。处理时应按医嘱正确使用抗生素，合理安排输注顺序，保证体内有效浓度，保持患者体表清洁，尤其应注意口腔及会阴部清洁，出汗多时应尽快擦干并及时更换衣、裤等。

3.抑制胰腺分泌

抗胆碱能药物、制酸剂、H_2 受体阻滞剂、胰岛素与胰高糖素联合应用、生长抑素、降钙素、缩胆囊素受体阻滞剂（丙谷胺）等均有抑制胰腺分泌作用。使用时注意抗胆碱能药不能用于有肠麻痹者及老年人，H_2 受体拮抗剂可有皮肤过敏。

4.抗胰酶药物

早期应用抗胰酶药物可防止向重型转化和缩短病程。常用药有 FOY、Micaclid、胞磷胆碱、6-氨基己酸等。使用前两者时应控制速度，药液不可溢出血管外，注意测血压，观察有无皮疹发生。对有精神障碍者慎用胞磷胆碱。

5.胰酶替代治疗

慢性胰功能不全者需长期用胰浸膏。每餐前服用效佳。注意观察少数患者可出现过敏和叶酸水平下降。

（七）心理护理

对急性发作患者应予以充分的安慰，帮助患者减轻或去除疼痛加重的因素。由于疼痛持续时间长，患者常有不安和郁闷而主诉增多，护理时应以耐心的态度对待患者的痛苦和不安情绪，耐心听取其诉说,尽量理解其心理状态。采用松弛疗法,皮肤刺激疗法等方法减轻疼痛。对禁食等各项治疗处理方法及重要意义向患者充分解释,关心、支持和照顾患者,使其情绪稳定、配合治疗,促进病情好转。

(徐婷婷)

第六节　急性肠梗阻

肠腔内容物不能正常运行或通过肠道发生障碍时,称为肠梗阻,是外科常见的急腹症之一。

一、疾病概要

(一)病因和分类

1.按梗阻发生的原因分类

(1)机械性肠梗阻:最常见,是由各种原因引起的肠腔变窄、肠内容物通过障碍。主要原因:①肠腔堵塞,如寄生虫、粪块、异物等。②肠管受压,如粘连带压迫、肠扭转、嵌顿性疝等。③肠壁病变,如先天性肠道闭锁、狭窄、肿瘤等。

(2)动力性肠梗阻:较机械性肠梗阻少见。肠管本身无病变,梗阻原因是神经反射和毒素刺激引起肠壁功能紊乱,致肠内容物不能正常运行。可分为:①麻痹性肠梗阻,常见于急性弥散性腹膜炎、腹部大手术、腹膜后血肿或感染等。②痉挛性肠梗阻,由于肠壁肌肉异常收缩所致,常见于急性肠炎或慢性铅中毒。

(3)血运性肠梗阻:较少见。由于肠系膜血管栓塞或血栓形成,使肠管血运障碍,继而发生肠麻痹,肠内容物不能通过。

2.按肠管血运有无障碍分类

(1)单纯性肠梗阻:无肠管血运障碍。

(2)绞窄性肠梗阻:有肠管血运障碍。

3.按梗阻发生的部位分类

高位性肠梗阻(空肠上段)和低位性肠梗阻(回肠末段和结肠)。

4.按梗阻的程度分类

完全性肠梗阻(肠内容物完全不能通过)和不完全性肠梗阻(肠内容物部分可通过)。

5.按梗阻病情的缓急分类

急性肠梗阻和慢性肠梗阻。

(二)病理生理

1.肠管局部的病理生理变化

(1)肠蠕动增强:单纯性机械性肠梗阻,梗阻以上的肠蠕动增强,以克服肠内容物通过的障碍。

(2)肠管膨胀:肠腔内积气、积液所致。

(3)肠壁充血水肿、血运障碍,严重时可导致坏死和穿孔。

2.全身性病理生理变化

(1)体液丢失和电解质、酸碱平衡失调。

(2)全身性感染和毒血症,甚至发生感染中毒性休克。

(3)呼吸和循环功能障碍。

(三)临床表现

1.症状

(1)腹痛:单纯性机械性肠梗阻的特点是阵发性腹部绞痛;绞窄性肠梗阻表现为持续性剧烈腹痛伴阵发性加剧;麻痹性肠梗阻呈持续性胀痛。

(2)呕吐:早期常为反射性,呕吐胃内容物,随后因梗阻部位不同,呕吐的性质各异。高位肠梗阻呕吐出现早且频繁,呕吐物主要为胃液、十二指肠液、胆汁;低位肠梗阻呕吐出现晚,呕吐物常为粪样物;若呕吐物为血性或棕褐色,常提示肠管有血运障碍;麻痹性肠梗阻呕吐多为溢出性。

(3)腹胀:高位肠梗阻,腹胀不明显;低位肠梗阻及麻痹性肠梗阻则腹胀明显。

(4)停止肛门排气排便:完全性肠梗阻时,患者多停止排气、排便,但在梗阻早期,梗阻以下肠管内尚存的气体或粪便仍可排出。

2.体征

(1)腹部:视诊,单纯性机械性肠梗阻可见腹胀、肠型和异常蠕动波,肠扭转时腹胀多不对称;触诊,单纯性肠梗阻可有轻度压痛但无腹膜刺激征,绞窄性肠梗阻可有固定压痛和腹膜刺激征;叩诊,绞窄性肠梗阻时腹腔有渗液,可有移动性浊音;听诊,机械性肠梗阻肠鸣音亢进,可闻及气过水声或金属音,麻痹性肠梗阻肠鸣音减弱或消失。

(2)全身:单纯性肠梗阻早期多无明显全身性改变,梗阻晚期可有口唇干燥、眼窝凹陷、皮肤弹性差、尿少等脱水征。严重脱水或绞窄性肠梗阻时,可出现脉搏细速、血压下降、面色苍白、四肢发冷等中毒和休克征象。

3.辅助检查

(1)实验室检查:肠梗阻晚期,血红蛋白和血细胞比容升高,并有水、电解质及酸碱平衡失调。绞窄性肠梗阻时,白细胞计数和中性粒细胞比例明显升高。

(2)X线检查:一般在肠梗阻发生 4～6 小时后,立位或侧卧位 X 线平片可见肠胀气及多个液气平面。

(四)治疗原则

1.一般治疗

(1)禁食。

(2)胃肠减压:是治疗肠梗阻的重要措施之一。通过胃肠减压,吸出胃肠道内的气体和液体,从而减轻腹胀、降低肠腔内压力,改善肠壁血运,减少肠腔内的细菌和毒素。

(3)纠正水、电解质及酸碱平衡失调。

(4)防治感染和中毒。

(5)其他:对症治疗。

2.解除梗阻

解除梗阻分为非手术治疗和手术治疗两大类。

(五)常见几种肠梗阻

1.粘连性肠梗阻

粘连性肠梗阻是肠粘连或肠管被粘连带压迫所致的肠梗阻,较为常见。主要由于腹部手术、炎症、创伤、出血、异物等所致。以小肠梗阻为多见,多为单纯性不完全性梗阻。粘连性肠梗阻多采取非手术治疗,如无效或发生绞窄性肠梗阻时应及时手术治疗。

2.肠扭转

肠扭转指一段肠管沿其系膜长轴旋转而形成的闭袢性肠梗阻,常发生于小肠,其次是乙状结肠。

(1)小肠扭转:多见于青壮年,常在饱餐后立即进行剧烈活动时发病。表现为突发腹部绞痛,呈持续性伴阵发性加剧,呕吐频繁,腹胀不明显。

(2)乙状结肠扭转:多见于老年人,常有便秘习惯,表现为腹部绞痛,明显腹胀,呕吐不明显。肠扭转是较严重的机械性肠梗阻,可在短时间内发生肠绞窄、坏死,一经诊断,应急症手术治疗。

3.肠套叠

肠套叠指一段肠管套入与其相连的肠管内,以回结肠型(回肠末端套入结肠)最多见。肠套叠多见于2岁以下婴幼儿。典型表现为阵发性腹痛、果酱样血便和腊肠样肿块(多位于右上腹),右下腹触诊有空虚感。X线空气或钡剂灌肠显示空气或钡剂在结肠内受阻,梗阻端的钡剂影像呈"杯口状"或"弹簧状"阴影。早期肠套叠可试行空气灌肠复位,无效者或病期超过48小时,怀疑有肠坏死或肠穿孔者,应行手术治疗。

4.蛔虫性肠梗阻

由于蛔虫聚集成团并刺激肠管痉挛致肠腔堵塞,多见于2~10岁儿童,驱虫不当常为诱因。主要表现为阵发性脐部周围腹痛,伴呕吐,腹胀不明显。部分患者腹部可触及变形、变位的条索状团块。少数患者可并发肠扭转或肠壁坏死穿孔,蛔虫进入腹腔引起腹膜炎。单纯性蛔虫堵塞多采用非手术治疗,包括解痉止痛、禁食、酌情胃肠减压、输液、口服植物油驱虫等,若无效或并发肠扭转、腹膜炎时,应行手术取虫。

二、护理诊断/问题

(一)疼痛

疼痛与肠内容物不能正常运行或通过障碍有关。

(二)体液不足

体液不足与呕吐、禁食、胃肠减压、肠腔积液有关。

(三)潜在并发症

肠坏死、腹腔感染、休克。

三、护理措施

(一)非手术治疗的护理

(1)饮食:禁食,梗阻缓解12小时后可进少量流质饮食,忌甜食和牛奶;48小时后可进半流质。

(2)胃肠减压,做好相关护理。

(3)体位:生命体征稳定者可取半卧位。

（4）解痉挛、止痛：若无肠绞窄或肠麻痹，可用阿托品解除痉挛、缓解疼痛，禁用吗啡类止痛药，以免掩盖病情。

（5）输液：纠正水、电解质和酸碱失衡，记录 24 小时出入液量。

（6）防治感染和中毒：遵照医嘱应用抗生素。

（7）严密观察病情变化：出现下列情况时应考虑有绞窄性肠梗阻的可能，应及早采取手术治疗。①腹痛发作急骤，为持续性剧烈疼痛，或在阵发性加重之间仍有持续性腹痛，肠鸣音可不亢进。②早期出现休克。③呕吐早、剧烈而频繁。④腹胀不对称，腹部有局部隆起或触及有压痛的包块。⑤明显的腹膜刺激征，体温升高、脉快、白细胞计数和中性粒细胞比例增高。⑥呕吐物、胃肠减压抽出液、肛门排出物为血性或腹腔穿刺抽出血性液。⑦腹部 X 线检查可见孤立、固定的肠袢。⑧经积极非手术治疗后症状、体征无明显改善者。

（二）手术前后的护理

1.术前准备

除上述非手术护理措施外，按腹部外科常规行术前准备。

2.术后护理

（1）病情观察，观察患者生命体征、腹部症状和体征的变化，伤口敷料及引流情况，及早发现术后并发症。

（2）卧位，麻醉清醒、血压平稳后取半卧位。

（3）禁食、胃肠减压，待排气后，逐步恢复饮食。

（4）防止感染，遵照医嘱应用抗生素。

（5）鼓励患者早期活动。

（徐婷婷）

第四章

神经内科护理

第一节　蛛网膜下腔出血

一、疾病概述

(一)概念和特点

蛛网膜下腔出血(SAH)指各种原因致脑底部或脑表面的血管破裂,血液直接流入蛛网膜下腔引起的一种临床综合征,又称为原发性蛛网膜下腔出血。还可见因脑实质内,脑室出血,硬膜外或硬膜下血管破裂,血液穿破脑组织流入蛛网膜下腔,称为继发性蛛网膜下腔出血。约占急性脑卒中的10%,是一种非常严重的常见疾病。

(二)相关病理生理

血液进入蛛网膜下腔后、血性脑脊液刺激血管、脑膜和神经根等脑组织,引起无菌性脑膜炎反应。脑表面常有薄层凝块掩盖,其中有时可找到破裂的动脉瘤或血管。随时间推移,大量红细胞开始溶解,释放出含铁血黄素,使软脑膜呈现锈色关有不同程度的粘连。如脑沟中的红细胞溶解,蛛网膜绒毛细胞间小沟再开道,则脑脊液的回吸收可以恢复。

(三)病因与诱因

凡能引起脑出血的病因都能引起本病,但以颅内动脉瘤、动静脉畸形、高血压动脉硬化症、脑底异常血管网和血液病等为最常见。本病多在情绪激动或过度用力时发病(如排便)。

(四)临床表现

突然发生的剧烈头痛、恶心、呕吐和脑膜刺激征,以颈项强直最为典型,伴或不伴局灶体征。部分患者,尤其是老年患者头痛、脑膜刺激征等临床表现常不典型,而精神症状较明显。

原发性中脑出血的患者症状较轻,CT表现为中脑或脑桥周围脑池积血,血管造影未发现动脉瘤或其他异常,一般不发生再出血或迟发型血管痉挛等情况,临床预后良好。

(五)辅助检查

1.头颅影像学检查

(1)CT:是诊断SAH的首选方法,CT显示蛛网膜下腔内高密度影可以确诊SAH。

(2)MRI:当病后数天CT的敏感性降低时,MRI可发挥较大作用。4天后T_1像能清楚地显示外渗的血液,血液高信号可持续至少2周,在FLAIR像则持续更长时间。因此,当病后1~2周,CT不能提供蛛网膜下腔出血的证据时,MRI可作为诊断蛛网膜下腔出血和了解破裂动脉瘤部位的一种重要方法。

2.脑脊液(CSF)检查

CSF也是诊断SAH的重要方法。

3.脑血管影像学检查

(1)脑血管数字减影(DSA):是诊断颅内动脉瘤最有价值的方法,阳性率达95%,可以清楚显示动脉瘤的位置、大小、与载瘤动脉的关系、有无血管痉挛等,血管畸形和烟雾病也能清楚显示。但以出血3天内或3~4周后进行为宜。

(2)CT血管成像(CTA)和MR血管成像(MRA):CTA和MRA是无创性的脑血管显影方法,但敏感性、准确性不如DSA。主要用于动脉瘤患者的随访以及急性期不能耐受DSA检查的患者。

(3)其他:经颅超声多普勒(TCD)。

4.实验室检查

血常规、凝血功能、肝功能及免疫学检查有助于寻找出血的其他原因。

(六)治疗原则

制止继续出血,防止血管痉挛及复发,以降低病死率。

二、护理措施

(一)一般护理

绝对卧床休息,卧床时间应在4周以上,尽量减少搬动,减少人员探视,避免精神刺激,亲属探望过多,会引起情绪激动,身体劳累诱发再出血。

(二)严密观察病情变化

注意脑血管痉挛发生。脑血管痉挛是蛛网膜下腔出血的主要并发症,继发于出血后4~5天,这是出血后患者死亡和致残的主要原因。因此严密观察病情变化,除观察体温、脉搏、呼吸、血压外,应特别观察瞳孔、头痛、呕吐和抽搐等情况的变化。

(三)保持呼吸道通畅

保持呼吸道通畅,预防肺部感染并发症,对昏迷患者尤为重要,因为昏迷患者咳嗽及吞咽反射减弱或消失。口腔呼吸道分泌物及呕吐物误吸或坠积于肺部而发生肺部感染,此外亦可引起窒息,患者应取侧卧位,头部略抬高稍后仰,吸痰时,吸痰管从鼻腔或口腔内插入,轻轻地吸出,避免损伤黏膜。

(四)保持大便通畅

患者因长期卧床,肠蠕动减少,或不习惯于床上排便,常常引起便秘,用力排便可使血压突然升高,再次出血。因此,应培养患者良好的生活习惯,多吃高维生素,粗纤维饮食,锻炼床上大小便能力,防止便秘及尿潴留,对便秘者可用开塞露,液状石蜡或缓泻剂昏迷者可留置尿管。切忌灌肠,以免腹压突然增加,患者烦躁不安,加重出血。

(五)再出血的护理

蛛网膜下腔再出血是病情变化的重要因素,一般在病后2~3周内发生,发生率及死亡率均较高。如患者经治疗后出现剧烈头痛,意识障碍进行性加重,频繁呕吐,瞳孔不等大应高度怀疑再出血的发生。

预防再出血要做到：①绝对卧床休息8周以上，饮食，大小便均不能下床。②保持大便通畅，排便时不能用力过猛。③避免情绪激动以免引起再出血。

（六）心理护理

护士要细心观察患者的心理反应，及时做好心理疏导工作，耐心安慰患者，向其介绍疾病的特点和病程转归，使他对疾病有正确的认识，取得合作，同时指导患者学会自我调节，保持情绪稳定，避免情绪激动和突然用力，对于合并肢体瘫痪患者，帮助其进行功能锻炼。

（七）健康教育

1.饮食指导

指导患者了解肥胖、吸烟、酗酒及饮食因素与脑血管病的关系，改变不合理的饮食习惯和饮食结构。选择低盐、低脂、充足蛋白质和丰富维生素的饮食，如多食谷类和鱼类，新鲜蔬菜水果，少吃糖类和甜食。限制钠盐和动物油的摄入；忌辛辣，油炸食物和暴饮暴食；注意粗细搭配，荤素搭配，戒烟限酒，控制食物热量，保持理想体重。

2.避免诱因

指导患者尽量避免使血压骤然升高的各种因素。如保持情绪稳定和心态平衡，避免过分喜悦，愤怒，焦虑，恐惧和悲伤等不良心理和惊吓等刺激；建立健康的生活方式，保证充足睡眠，适当运动，避免体力和脑力的过度劳累和突然用力过猛；养成定时排便的习惯，保持大便通畅，避免用力排便，戒烟酒。

3.检查指导

SAH患者一般在首次出血3周后进行DSA检查，应告知脑血管造影的相关知识，指导患者积极配合，已明确病因，尽早手术，解除隐患或危险。

4.照顾者指导

家属应关心体贴患者，为其创造良好的修养环境，督促尽早检查和手术，发现再出血征象及时就诊。

5.就诊指标

患者出现意识障碍、肢体麻木、无力、头痛、头晕、视物模糊等症状及时就诊；定期门诊复查。

（满琳琳）

第二节　短暂性脑缺血发作

一、疾病概述

（一）概念和特点

短暂性脑缺血发作(transient ischemic attack,TIA)是指因脑血管病变引起的短暂性、局限性脑功能缺失或视网膜功能障碍，临床症状一般持续10～20分钟，多在1小时内缓解，最长不超过24小时，不遗留神经功能缺损症状。凡临床症状持续超过1小时且神经影像学检查有明确病灶者不宜称为TIA。

我国 TIA 的人群患病率为每年 180/10 万,男女性别比约为 3∶1。TIA 的发病率随年龄的增加而增加。

(二)相关病理生理

发生缺血部位的脑组织常无病理改变。主动脉弓发出的大动脉、颈动脉可见动脉粥样硬化改变、狭窄或闭塞。颅内动脉亦可有动脉硬化改变,或可见动脉炎性浸润。还可有颈动脉或椎动脉过长或扭曲。

(三)病因与诱因

1.血流动力学改变

各种原因如动脉炎和动脉硬化等所致的颈内动脉系统或椎-基底动脉系统的动脉严重狭窄,在此基础上血压的急剧波动导致原来靠侧支循环维持的脑区发生一过性缺血。

2.微栓子形成

微栓子主要来源于动脉粥样硬化的不稳定斑块或附壁血栓的破碎脱落、瓣膜性或非瓣膜性心源性栓子及胆固醇结晶等。

3.其他因素

其他因素如锁骨下动脉盗血综合征,某些血液系统疾病(如真性红细胞增多症、血小板计数增多、各种原因所致的严重贫血和高凝状态等)也可参与 TIA 的发病。

(四)临床表现

1.一般特点

TIA 好发于 50～70 岁中老年人,男性多于女性,患者多伴有高血压、动脉粥样硬化、糖尿病、高血脂和心脏病等脑血管疾病危险因素。突发局灶性脑或视网膜功能障碍,持续时间短暂,多在 1 小时内恢复,最长不超过 24 小时,恢复完全,不留后遗症状,可反复发作,且每次发作症状基本相似。

2.颈内动脉系统 TIA

大脑中动脉供血区的 TIA,病灶对侧肢体单瘫、偏瘫、面瘫和舌瘫,可伴有偏身感觉障碍和对侧同向偏盲,优势半球受累可有失语;大脑前动脉供血区的 TIA,病灶对侧下肢无力,可伴有人格和情感障碍;颈内动脉主干 TIA,病灶侧 Horner 征、单眼一过性黑矇或失明、对侧偏瘫及感觉障碍。

3.椎-基底动脉系统 TIA

最常见的症状是眩晕、恶心、呕吐、平衡失调、眼球运动异常和复视。可能出现的症状是吞咽功能障碍、构音障碍、共济失调(小脑缺血)、交叉性瘫痪(脑干缺血)。

(五)辅助检查

1.影像学

CT 或 MRI 检查大多正常,部分病例(发作时间大于 60 分钟者)于弥散加权 MRI 和正电子发射体层成像(PET)可见片状缺血灶。CT 血管成像(CTA)、磁共振血管造影(MRA)检查可见血管狭窄、动脉粥样硬化斑,数字减影血管造影(DSA)可明确颅内外动脉的狭窄程度。

2.彩色经颅多普勒(TCD)

TCD 可见颅内动脉狭窄、粥样硬化斑等,并可进行血流状况评估和微栓子监测。

3.其他

血常规、血流变、血脂、血糖和同型半胱氨酸等。

(六)治疗原则

消除病因、减少及预防复发、保护脑功能。

1.病因治疗

高血压患者应控制高血压,使血压小于 18.7/12.0 kPa(140/90 mmHg),有效地治疗糖尿病、高脂血症、血液系统疾病、心律失常等。

2.预防性药物治疗

(1)抗血小板聚集药物:常用的药物有阿司匹林、双嘧达莫、噻氯匹定、氯吡格雷和奥扎格雷等。

(2)抗凝药物:临床伴有心房颤动、频发 TIA 且无出血倾向、严重高血压、肝肾疾病和消化性溃疡患者,可行抗凝治疗。常用药物有肝素、低分子肝素和华法林。

(3)钙通道阻滞剂:防止血管痉挛,增加血流量,改善循环。常用的药物有尼莫地平和盐酸氟桂利嗪等。

(4)中药:对老年 TIA 并有抗血小板聚集剂禁忌证或抵抗性者可选用活血化瘀的中药制剂治疗,常用的中药有川芎嗪、丹参、红花、三七等。

3.手术和介入治疗

对有颈动脉或椎-基底动脉严重狭窄(>70%)的 TIA 患者,经药物治疗效果不佳或病情有恶化趋势者,可酌情选择动脉血管成形术(PTA)和颈动脉内膜切除术(CEA)。

二、护理措施

(一)休息与运动

指导患者卧床休息,枕头不宜太高(以 15°～20°为宜),以免影响头部供血。仰头或摇头幅度不要过大,注意观察有无频繁发作,记录每次发作的持续时间、间隔时间和伴随症状。避免重体力劳动,进行散步、慢跑等适当的体育锻炼,以改善心脏功能,增加脑部血流量,改善脑循环。

(二)合理饮食

指导患者进低盐、低脂、低糖、充足蛋白质和丰富维生素的饮食,多吃蔬菜水果,戒烟酒,忌辛辣油炸食物和暴饮暴食,避免过分饥饿。

(三)用药护理

指导患者正确服药,不可自行调整、更换或停用药物。注意观察药物不良反应,例如抗凝治疗时密切观察有无出血倾向,使用抗血小板聚集剂治疗时,可出现可逆性白细胞和血小板计数减少,应定期查血常规。

(四)心理护理

详细告诉患者本病的病因、常见症状、预防、治疗知识及自我护理方法。帮助患者了解本病的危害性,帮助患者寻找和去除自身的危险因素,积极治疗相关疾病,改变不良生活方式,建立良好的生活习惯。

(五)皮肤护理

观察患者肢体无力或麻木等症状有无减轻或加重,有无头痛、头晕等表现,给予肢体按摩、被动运动,长时间卧床时,给予功能卧位,加强翻身拍背,避免压疮的发生。

(六)健康教育

1.疾病预防指导

向患者和家属说明肥胖、吸烟、酗酒及不合理饮食与疾病发生的关系。指导患者选择低盐、低脂、足量蛋白质和丰富维生素的饮食。多食入谷类和鱼类、新鲜蔬菜、水果、豆类、坚果等,限制钠盐摄入量每天不超过 6 g。少摄入糖类和甜食,忌辛辣、油炸食物和暴饮暴食;戒烟、限酒。告知患者心理因素与疾病的关系,使患者保持愉快心情,注意劳逸结合,培养自己的兴趣爱好,多参加有益于身心的社交活动。

2.疾病知识指导

告知患者和家属本病是脑卒中的一种先兆和警示,未经正确和及时治疗,约 1/3 患者数年内可发展为脑卒中。应评估患者和家属对疾病的认知程度。

3.就诊指标

出现肢体麻木、无力、眩晕、复视等症状及时就诊;定期门诊复查,积极治疗高血压、高脂血症、糖尿病等疾病。

(满琳琳)

第三节　三叉神经痛

三叉神经痛是指三叉神经分布范围内反复发作短暂性剧烈疼痛,分为原发性及继发性两种。前者病因未明,可能是某些致病因素使三叉神经脱髓鞘而产生异位冲动或伪突触传递。近年来,由于显微血管减压术的开展,多数认为主要原因是邻近血管压迫三叉神经根所致。继发性三叉神经痛常见原因有鼻咽癌颅底转移、中颅窝脑膜瘤、听神经瘤、半月节肿瘤、动脉瘤压迫、颅底骨折、脑膜炎、颅底蛛网膜炎、三叉神经节带状疱疹病毒感染等。

一、病因和发病机制

近年来,由于显微血管减压术的开展,认为三叉神经痛的病因是邻近血管压迫了三叉神经根所致。绝大部分为小脑上动脉从三叉神经根的上方或内上方压迫了神经根,少数为小脑前下动脉从三叉神经根的下方压迫了神经根。血管对神经的压迫,使神经纤维挤压在一起,逐渐使其发生脱髓鞘改变,从而引起相邻纤维之间的短路现象,轻微的刺激即可形成一系列的冲动通过短路传入中枢,引起一阵阵剧烈的疼痛。

二、临床表现

多发生于 40 岁以上,女性略多于男性,多为单侧发病。突发闪电样、刀割样、钻顶样、烧灼样剧痛,严格限三叉神经感觉支配区内,伴有面部抽搐,又称"痛性抽搐",每次发作持续数秒钟至 1～2 分钟即骤然停止,间歇期无任何疼痛。在疲劳或紧张时发作较频。

三、治疗原则

三叉神经痛,无论原发性或继发性,在未明确病因或难以查出病因的情况下均可用药物治疗

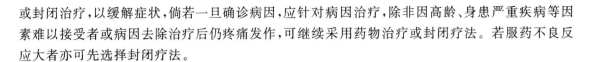

或封闭治疗,以缓解症状,倘若一旦确诊病因,应针对病因治疗,除非因高龄、身患严重疾病等因素难以接受者或病因去除治疗后仍疼痛发作,可继续采用药物治疗或封闭疗法。若服药不良反应大者亦可先选择封闭疗法。

四、治疗

(一)药物治疗

三叉神经痛的药物治疗,主要用于患者发病初期或症状较轻者。经过一段时间的药物治疗,部分患者可达到完全治愈或症状得到缓解,表现在发作程度减轻、发作次数减少。

目前应用最广泛的、最有效的药物是抗癫痫药。在用药方面应根据患者的具体情况进行具体分析,各药可单独使用,亦可互相联合应用。在采用药物治疗过程中,应特别注意各种药物不良反应,联合应用。在采用药物治疗过程中,应特别注意各种药物不良反应,进行必要的检测,以免发生不良反应。

1.卡马西平

该药对三叉神经脊束核及丘脑中央内侧核部位的突触传导有显著的抑制作用。用药达到有效治疗量后多数患者于24小时内发作性疼痛即消失或明显减轻,文献报道,卡马西平可使70%以上的患者完全止痛,20%患者疼痛缓解,此药需长期服用才能维持疗效,多数停药后疼痛再现。不少患者服药后疗效有时会逐渐下降,需加大剂量。此药不能根治三叉神经痛,复发者再次服用仍有效。

用法与用量:口服开始时一次0.1～0.2 g,每天1～2次,然后逐日增加0.1 g。每天最大剂量不超过1.6 g,取得疗效后,可逐日逐次地减量,维持在最小有效量。如最大剂量应用2周后疼痛仍不消失或减轻时,则应停止服用,改用其他药物或治疗方法。

不良反应有眩晕、嗜睡、步态不稳、恶心,数天后消失,偶有白细胞减少、皮疹,可停药。

2.苯妥英钠

苯妥英钠为一种抗癫痫药,在未开始应用卡马西平之前,该药曾被认为是治疗三叉神经痛的首选药物,本药疗效不如卡马西平,止痛效果不完全,长期使用止痛效果减弱,因此,目前已列为第二位选用药物。

本品主要通过增高周围神经对电刺激的兴奋阈值及抑制脑干三叉神经脊髓束的突触间传导而起作用。其疗效仅次于卡马西平,文献报道有效率为88%～96%,但需长期用药,停药后易复发。

用法与用量:成人开始时每次0.1 g,每天3次口服。如用药后疼痛不见缓解,可加大剂量到每天0.2 g,每天3次,但最大剂量不超过0.8 g/d。取得疗效后再逐渐递减剂量,以最小量维持。肌内注射或静脉注射:一次0.125～0.250 g,每天总量不超过0.5 g。临用时用等渗盐水溶解后方可使用。

不良反应为长期服用该药或剂量过大,可出现头痛、头晕、嗜睡、共济失调及神经性震颤等。一般减量或停药后可自行恢复。本品对胃有刺激性,易引起厌食、恶心、呕吐及上腹痛等症状。饭后服用可减轻上述症状。长期服用可出现黏膜溃疡,多见于口腔及生殖器,并可引起牙龈增生,同时服用钙盐及抗过敏药可减轻。苯妥英钠并可引起白细胞数量减少、视力减退等症状。大剂量静脉注射,可引起心肌收缩力减弱、血管扩张、血压下降,严重时可引起心脏传导阻滞、心搏骤停。

3.氯硝西泮

本品为抗癫痫药物,对三叉神经痛也有一定疗效。服药 4～12 天,血浆药浓度达到稳定水平,为 30～60 μg/mL。口服氯硝西泮后,30～60 分钟作用逐渐显著,维持 6～8 小时,一般在最初 2 周内可达最大效应,其效果次于卡马西平和苯妥英钠。

用法与用量:氯硝西泮药效强,开始 1 mg/d,分 3 次服,即可产生治疗效果。而后每 3 天调整药量 0.5～1.0 mg,直至达到满意的治疗效果,至维持剂量为 3～12 mg/d。最大剂量为 20 mg/d。

不良反应有嗜睡、行为障碍、共济失调、眩晕、言语不清、肌张力低下等,对肝肾功能也有一定的损害,有明显肝脏疾病的禁用。

4.山莨菪碱(654-2)

山莨菪碱为从我国特产茄科植物山莨菪中提取的一种生物碱,其作用与阿托品相似,可使平滑肌松弛,解除血管痉挛(尤其是微血管),同时具有镇痛作用。本药对治疗三叉神经痛有一定疗效,近期效果满意,据文献报道有效率为 76.1%～78.4%,止痛时间一般为 2～6 个月,个别达 5 年之久。

用法与用量:①口服,每次 5～10 mg,每天 3 次,或每次 20～30 mg,每天 1 次。②肌内注射,每次 10 mg,每天 2～3 次,待疼痛减轻或疼痛发作次数减少后改为每次 10 mg,每天一次。

不良反应有口干、面红、轻度扩瞳、排尿困难、视近物模糊及心率增快等反应。以上反应多在 1～3 小时内消失,长期用药不会蓄积中毒。有青光眼和心脏病患者忌用。

5.巴氯芬

巴氯芬化学名[β-(P-氯苯基)γ-氨基丁酸]是抑制性神经递质 γ 氨基丁酸的类似物,临床试验研究表明本品能缓解三叉神经痛。用法:巴氯芬开始每次 10 mg,每天 3 次,隔天增加每天 10 mg,直到治疗的第 2 周结束时,将用量递增至每天 60～80 mg。每天平均维持量:单用者为 50～60 mg,与卡马西平或苯妥英钠合用者为 30～40 mg。文献报道,治疗三叉神经痛的近期疗效,巴氯芬与卡马西平几乎相同,但远期疗效不如卡马西平,巴氯芬与卡马西平或苯妥英钠均具有协同作用,且比卡马西平更安全,这一特点使巴氯芬在治疗三叉神经痛方面颇受欢迎。

6.麻黄碱

本品可以兴奋脑啡肽系统,因而具有镇痛作用,其镇痛程度为吗啡的 1/12～1/7。用法:每次 30 mg,肌内注射,每天 2 次。甲亢、高血压、动脉硬化、心绞痛等患者禁用。

7.硫酸镁

本品在眶上孔或眶下孔注射可治疗三叉神经痛。

8.维生素 B_{12}

文献报道,用大剂量维生素 B_{12},对治疗三叉神经痛确有较好疗效。方法:维生素 B_{12} 4 000 μg 加维生素 B_1 200 mg 加 2%普鲁卡因 4 mL 对准扳机点做深浅上下左右四点式注药,对放射的始端做深层肌下进药,放射的终点做浅层四点式进药,药量可根据疼痛轻重适量进入。但由于药物作用扳机点可能变位,治疗时可酌情根据变位更换进药部位。

9.哌咪清(匹莫齐特)

文献报道,用其他药物治疗无效的顽固性三叉神经痛患者本品有效,且其疗效明显优于卡马西平。开始剂量为每天 4 mg,逐渐增加至每天 12～14 mg,分 2 次服用。不良反应以锥体外系反应较常见,亦可有口干、无力、失眠等。

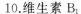

10.维生素 B_1

在神经组织蛋白合成过程中起辅酶作用,参与胆碱代谢,其止痛效果差,只能作为辅助药物。用法与用量:①肌内注射 1 mg/d,每天 1 次,10 天后改为 2～3 次/周,持续 3 周为 1 个疗程。②三叉神经分支注射:根据疼痛部位可作眶上神经、眶下神经、上颌神经和下颌神经注射。剂量每次 500～1 000 μg,每周2～3 次。③穴位注射,每次 25～100 μg,每周 2～3 次。常用颊车、下关、四白及阿是穴等。

11.激素

原发性三叉神经痛和继发性三叉神经痛的病例,其病理改变在光镜和电镜下都表现为三叉神经后根有脱髓鞘改变。在临床治疗中发现,许多用卡马西平、苯妥英钠等治疗无效的患者,改用泼尼松、地塞米松等治疗有效。这种激素治疗的原理与治疗脱髓鞘疾病相同,利用激素的免疫抑制作用达到治疗三叉神经痛的目的。由于各学者报告的病例少,只是对一部分卡马西平、苯妥英钠治疗无效者应用有效,其长期效果和机理有待进一步观察。剂量与用量:①泼尼松,每次 5 mg,每天 3 次。②地塞米松口服每次 0.75 mg,每天 3 次;注射剂每支 5 mg,每次 5 mg,每天 1 次,肌内或静脉注射。

(二)神经封闭法

神经封闭法主要包括三叉神经半月节及其周围支乙醇封闭术和半月节射频热凝法,其原理是通过乙醇的化学作用或热凝的物理作用于三叉神经纤维,使其发生坏变,从而阻断神经传导达到止痛目的。

1.三叉神经乙醇封闭法

封闭用乙醇一般在浓度80％左右(因封闭前注入局麻,故常用98％浓度)。

(1)眶上神经封闭:适用于三叉神经第 1 支痛。方法:患者取坐或卧位,位于眶上缘中内 1/3 交界处触及切迹,皮肤消毒及局麻后,用短细针头自切迹刺入皮肤直达骨面,找到骨孔后刺入,待患者出现放射痛时,先注入 2％利多卡因 0.5～1 mL,待眶上神经分布区针感消失,再缓慢注入乙醇 0.5 mL 左右。

(2)眶下神经封闭:在眶下孔封闭三叉神经上颌支的眶下神经。适用于三叉神经第 2 支痛(主要疼痛局限在鼻旁、下眼睑、上唇等部位)。方法:患者取坐或卧位,位于距眶下缘约 1 cm,距鼻中线 3 cm,触及眶下孔,该孔走向与矢状面呈 40°～45°,长约 1 cm,故穿刺时针头由眶下孔呈 40°～45°向外上、后进针,深度不超过 1 cm,患者出现放射痛时,以下操作同眶上神经封闭。

(3)后上齿槽神经封闭:在上颌结节的后上齿槽孔处进行。适用于三叉神经第 2 支痛(痛区局限在上白齿及其外侧黏膜者)。方法:患者取坐或卧位,头转向健侧,穿刺点在颧弓下缘与齿槽嵴成角处,即相当于过眼眶外缘的垂线与颧骨下缘相交点,局部消毒后,先用左手指将附近皮肤向下前方拉紧,继之以4～5 cm长穿刺针自穿刺点稍向后上方刺入直达齿槽嵴的后侧骨面,然后紧贴骨面缓慢深入 2 cm 左右,即达后上齿槽孔处,先注入 2％利多卡因,后再注入乙醇。

(4)颏神经封闭:在下颌骨的颏孔处进行,适用于三叉神经第 3 支痛(主要局限在颏部、下唇)。方法:在下颌骨上、下缘间之中点相当于咬肌前缘和颏正中线之间中点找到颏孔,然后自后上方并与皮肤呈 45°向前下进针刺入骨面,插入颏孔,以下操作同眶上神经封闭。

(5)上颌神经封闭:用于三叉神经第 2 支痛(痛区广泛及眶下神经封闭失效者)。上颌神经主干自圆孔穿出颅腔至翼腭窝。方法常用侧入法:穿刺点位于眼眶外缘至耳道间连线中点下方,穿刺针自该点垂直刺入深约 4 cm,触及翼突板,继之退针 2 cm 左右稍改向前方 15°重新刺入,滑过翼板前缘,再深入 0.5 cm 即入翼腭窝内,患者有放射痛时,回抽无血后,先注入 2％利多卡因,待上颌部感觉麻后,注入乙醇 1 mL。

(6)下颌神经封闭:用于三叉神经第 3 支痛(痛区广泛及眶下神经封闭失效者)。下颌神经主干自卵圆孔穿出。方法常用侧入法:穿刺点同上颌神经穿刺点,垂直进针达翼突板后,退针 2 cm再改向上后方 15°进针,患者出现放射痛后,注药同上颌神经封闭。

(7)半月神经节封闭:用于三叉神经 2、3 支痛或 1、2、3 支痛,方法常用前入法。穿刺点在口角上方及外侧约 3 cm 处,自该点进针,方向后、上、内即正面看应对准向前直视的瞳孔,从侧面看朝颧弓中点,约进针 5 cm 处达颅底触及试探,当刺入卵圆孔时,患者即出现放射痛(下颌区),则再推进 0.5 cm,上颌部亦出现剧痛即确入半月节内。回抽无血、无脑脊液,先注入 2％利多卡因0.5 mL同侧面部麻木后,再缓慢注入乙醇 0.5 mL。

以上乙醇封闭法的治疗效果差异较大,短者数月,长者可达数年。复发者可重复封闭,但难以根治。

2.三叉神经半月节射频热凝法

该法首先由 Sweat(1974)提出,它通过穿刺半月节插入电极后用电刺激确定电极位置,从而有选择地用射频温控定量灶性破坏法,达到止痛目的。方法如下。

(1)半月节穿刺:同半月节封闭术。

(2)电刺激:穿入成功后,插入电极通入 0.2～0.3 V,用 50～75 w/s 的方波电流,这时患者感觉有刺激区的蚁行感。

(3)射频温探破坏:电刺激准确定位后,打开射频发生器,产生射频电场,此时为进一步了解电极位置,可将温度控制在 42～44 ℃,这种电流可造成可逆性损伤并刺激产生疼痛,一旦电极位置无误,则可将温度增高,每次 5 ℃,增高至 60～80 ℃,每次 30～60 秒,在破坏第 1 支时,则稍缓慢加热并检查角膜反射。此方法有效率为 85％左右,但仍复发而不能根治。

3.三叉神经痛的 γ 刀放射疗法

1991 年,有学者利用 MRI 定位像输入 HP-9000 计算机,使用 Gamma plan 进行定位和定量计算,选择三叉神经感觉根进脑干区为靶点照射,达到缓解症状目的,其疗效尚不明确。

五、护理

(一)护理评估

1.健康史评估

(1)原发性三叉神经痛是一种病因尚不明确的疾病。但三叉神经痛可继发于脑桥、小脑脚占位病变压迫三叉神经以及多发硬化等所致。因此,应询问患者是否患有多发硬化,检查有无占位性病变,每次面部疼痛有无诱因。

(2)评估患者年龄。此病多发生于中老年人。40 岁以上起病者占 70％～80％,女略多于男比例为 3∶1。

2.临床观察与评估

(1)评估疼痛的部位、性质、程度、时间。通常疼痛无预兆,大多数人单侧,开始和停止都很突然,间歇期可完全正常。发作表现为电击样、针刺样、刀割样或撕裂样的剧烈疼痛,每次数秒至2 分钟。疼痛以面颊、上下颌及舌部最为明显;口角、鼻翼、颊部和舌部为敏感区。轻触即可诱发,称为扳机点;当碰及触发点如洗脸、刷牙时疼痛发作。或当因咀嚼、呵欠和讲话等引起疼痛。

以致患者不敢做这些动作。表现为面色憔悴、精神抑郁和情绪低落。

(2)严重者伴有面部肌肉的反复性抽搐、口角牵向患侧,称为痛性抽搐。并可伴有面部发红、皮温增高、结膜充血和流泪等。严重者可昼夜发作,夜不成眠或睡后痛醒。

(3)病程可呈周期性。每次发作期可为数天、数周或数月不等;缓解期亦可数天至数年。病程越长,发作越频繁越重。神经系统检查一般无阳性体征。

(4)心理评估。使用焦虑量表评估患者的焦虑程度。

(二)患者问题

1.疼痛

主要由于三叉神经受损引起面颊、上下颌及舌疼痛。

2.焦虑

与疼痛反复、频繁发作有关。

(三)护理目标

(1)患者自感疼痛减轻或缓解。

(2)患者述舒适感增加,焦虑症状减轻。

(四)护理措施

1.治疗护理

(1)药物治疗:原发性三叉神经痛首选卡马西平治疗。其不良反应为头晕、嗜睡、口干、恶心、皮疹、再生障碍性贫血、肝功能损害、智力和体力衰弱等。护理者必须注意观察,每1~2个月复查肝功和血常规。偶有皮疹、肝功能损害和白细胞减少,需停药;也可按医师建议单独或联合使用苯妥英钠、氯硝西泮、巴氯芬、野木瓜等治疗。

(2)封闭治疗:三叉神经封闭是注射药物于三叉神经分支或三叉神经半月节上,阻断其传导,导致面部感觉丧失,获得一段时间的止痛效果。注射药物有无水乙醇、甘油等。封闭术的止痛效果往往不够满意,远期疗效较差,还有可能引起角膜溃疡、失明、颅神经损害、动脉损伤等并发症。且对三叉神经第1支疼痛不适用。但对全身状况差不能耐受手术的患者、鉴别诊断以及为手术创造条件的过渡性治疗仍有一定的价值。

(3)经皮选择性半月神经节射频电凝治疗:在X线监视下或经CT导向将射频电极针经皮插入半月神经节,通电加热至65~75℃维持1分钟,可选择性地破坏节后无髓鞘的传导痛温觉的Aβ和C细纤维,保留有髓鞘的传导触觉的Aα和粗纤维,疗效可达90%以上,但有面部感觉异常、角膜炎、咀嚼无力、复视和带状疱疹等并发症。长期随访复发率为21%~28%,但重复应用仍有效。本方法尤其适用于年老体弱不适合手术治疗的患者、手术治疗后复发者以及不愿意接受手术治疗的患者。

射频电凝治疗后并发症的观察护理:观察患者的恶心、呕吐反应,随时处理污物,遵医嘱补液补钾;询问患者有无局部皮肤感觉减退,观察其是否有同侧角膜反射迟钝、咀嚼无力、面部异样不适感觉。并注意给患者进餐软食,洗脸水温要适宜。如有术中穿刺方向偏内、偏深误伤视神经引起视力减退、复视等并发症,应积极遵医嘱给予治疗并防止患者活动摔伤、碰伤。

(4)外科治疗:①三叉神经周围支切除及抽除术。两者手术较简单,因神经再生而容易复发,故有效时间短,目前较少采用,仅限于第1支疼痛者姑息使用。②三叉神经感觉根切断术。经枕下入路三叉神经感觉根切断术,三叉神经痛均适用此种入路,手术操作较复杂,危险性大,术后反应较多,但常可发现病因,可很好保护运动根及保留部分面部和角膜触觉,复发率低,至今仍广泛使用。③三叉神经脊束切断术。此手术危险性太大,术后并发症严重,现很少采用。④微血管减压术。已知有85%～96%的三叉神经痛患者是由于三叉神经根存在血管压迫所致,用手术方法将压迫神经的血管从三叉神经根部移开,疼痛则会消失,这就是微血管减压术,因为微血管减压术是针对三叉神经痛的主要病因进行治疗,去除血管对神经的压迫后,约90%的患者疼痛可以完全消失,面部感觉完全保留,而达到根治的目的,微血管减压术可以保留三叉神经功能,运用显微外科技术进行手术,减小了手术创伤,很少遗留永久性神经功能障碍,术中手术探查可以发现引起三叉神经痛的少见病因,如影像学未发现的小肿瘤、蛛网膜增厚及粘连等,因而成为原发性三叉神经痛的首选手术治疗方法。

三叉神经微血管减压术的手术适应证:正规药物治疗一段时间后,药物效果不明显或疗效明显减退的患者;药物过敏或严重不良反应不能耐受;疼痛严重,影响工作、生活和休息者。

微血管减压术治疗三叉神经痛的临床有效率为90%～98%,影响其疗效的因素很多,其中压迫血管的类型、神经受压的程度及减压方式的不同对其临床治疗和预后的判断有着重要的意义。微血管减压术治疗三叉神经痛也存在5%～10%的复发率,不同术者和手术方法的不同差异很大。研究表明,患者的性别、年龄、疼痛的支数、疼痛部位、病程、近期疗效及压迫血管的类型可能与复发存在一定的联系。导致三叉神经痛术后复发的主要原因:①病程大于8年;②静脉为压迫因素;③术后无即刻症状消失者。三叉神经痛复发最多见于术后2年内,2年后复发率明显降低。

2.心理支持

由于本病为突然发作的反复的阵发性剧痛,易出现精神抑郁和情绪低落等表现,护士应关心、理解、体谅患者,帮助其减轻心理压力,增强战胜疾病的信心。

3.健康教育

指导患者生活有规律,合理休息、娱乐;鼓励患者运用指导式想象、听音乐、阅读报刊等分散注意力,消除紧张情绪。

(满琳琳)

第四节　结核性脑膜炎

结核性脑膜炎是神经系统结核病最常见的类型。发病特点:①儿童发病高于成人。这是由于儿童抵抗力相对较低,防御功能薄弱,增加了感染的概率。②农村高于城市。这是由于农村卫生条件差,诊断、治疗和预防条件差。③北方高于南方。这是由于北方气候寒冷,人们为了保持室内温度居室很少开窗通风换气,造成相对密闭状态。如果家中有一传染源患者存在,则被感染的危险性很大。又因冬季长,阳光不足,结核分枝杆菌易于生存,导致结核性脑膜炎发病。

一、感染途径与发病机制

(1)结核分枝杆菌侵入血流,经脑膜动脉到达脑膜称为真性血行感染,多见婴幼儿。由于肺内原发灶恶化,发生干酪样坏死、液化形成原发空洞,或肺门淋巴结发生干酪样坏死,干酪物破溃使大量结核分枝杆菌随着侵入血流内,形成结核分枝杆菌血症,经血液循环播散至脑膜。

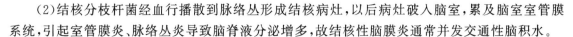

（2）结核分枝杆菌经血行播散到脉络丛形成结核病灶，以后病灶破入脑室，累及脑室室管膜系统，引起室管膜炎、脉络丛炎导致脑脊液分泌增多，故结核性脑膜炎通常并发交通性脑积水。

（3）全身粟粒性结核，通过血液循环直接播散到脑膜上。结核分枝杆菌一旦在大脑皮质停留便有两种可能，一是不繁殖，故不产生活动性结核病变；二是繁殖，形成干酪样病变，侵犯脑室和蛛网膜下腔。该病变可突然排出干酪样物质和结核分枝杆菌，引起急性结核性脑膜炎，而较多的情况是缓慢排出结核分枝杆菌，引起亚急性或慢性结核性脑膜炎，临床以后者居多。

上述颅内结核病灶在某些诱因存在时，如高热、外伤、妊娠、传染病、营养缺乏、长期服用激素等都可使潜在病灶破溃，排出大量结核分枝杆菌于蛛网膜下腔到脑基底池，直至全部脑膜感染。

（4）颅外感染灶以肺、纵隔内淋巴结为主，其次则为脊柱结核或椎旁脓肿、盆腔结核、肠系膜淋巴结结核及泌尿生殖系结核并发结核性脑膜炎。这是因为人的机体所有部位的活动性或干酪性结核病变都可借助淋巴、血行播散而发生结核性脑膜炎。上述各部位只是发生的概率多少有所不同。肺内任何类型的病变都可并发结核性脑膜炎，但是慢性纤维空洞型肺结核、肺硬化、肺结核瘤、已钙化的局灶型结核等并发结核性脑膜炎的概率明显减少。全身急性肺结核并发结核性脑膜炎概率最多，其次为原发复合征后期。

脊柱结核、椎旁脓肿、慢性结核性脓胸、盆腔及泌尿生殖系统结核病灶中的结核分枝杆菌都可借椎动脉系统进入脑底动脉环，从而形成脑底脑膜炎。而椎静脉无静脉瓣且又与肋间静脉相通，胸腔内的长期炎症与充血，使肋间静脉长期充盈扩张，血流量增加，由于阵咳肺急剧收缩与扩张，不论肺部或胸壁来的结核分枝杆菌或干酪样物质，都易于通过肋间静脉沿椎静脉系统逆行感染形成脑底脑膜炎。

腹腔脏器结核处的结核分枝杆菌及干酪物质，可因病变侵蚀门静脉系统与下腔静脉，结核分枝杆菌进入肺血液循环，从而形成周身粟粒结核与结核性脑膜炎。

脑附近组织如中耳、乳突窦、颈椎或颅骨的结核病灶可能直接侵犯脑膜，但引起发病者为数较少。

二、病理改变

结核性脑膜炎是在血-脑屏障受到破坏，结核分枝杆菌经血液循环侵入脑膜的基础上发生的。以脑膜病变为最突出，但实际上炎症常同时侵犯到脑实质或同时伴有结核瘤、结核性脑动脉炎并引起脑梗死，或脑血管炎坏死而破裂出血等病变。亦可侵犯脊髓蛛网膜。现将主重病理分述如下。

（一）脑膜病变

结核分枝杆菌侵入血管，由脑膜动脉弥散而发生。因此最早期表现为血管的病变，血管的病理特点是以渗出和浸润性改变为主。脑膜血管充血、水肿，脑膜浑浊、粗糙、失去光泽、大量白色或灰黄色渗出物沿着脑基底、延髓、脑桥、脚间池、大脑外侧裂、视交叉等处蔓延，以底部与脑外侧裂最为显著。脑膜上有多数散在的粟粒样灰黄色或灰白色小结节。显微镜下见到软脑膜及蛛网膜下腔有弥散性细胞浸润。主要为单核细胞、淋巴细胞及少量中性粒细胞。血管周围也有单核细胞及淋巴细胞浸润。此时期如能得到及时治疗，脑膜渗出性病变可全部被吸收。如治疗不规则，病变可呈慢性经过，以增生性病变为主。此时颅底渗出物粘连、增厚、机化，出现较多的肉芽组织及干酪样坏死灶。

(二)脑实质病变

脑膜因炎症而产生渗出物,脑实质浅层可因脑膜炎而有脑炎改变,并发程度不等的脑水肿及脑肿胀。脑膜病变愈重,在相近的脑实质病变愈重。脑实质发生充血及不同程度的水肿。外观表现脑沟变浅,脑回变宽。严重者脑沟回消失而连成一片。在脑实质有结核结节、结核瘤的形成。显微镜下见到血管周围淋巴细胞炎性浸润,神经细胞有不同程度的退行性病变及胶质细胞增生,还有髓鞘脱失。脑实质可见出血性病变,多数为点状出血,少数呈弥漫甚至大片出血。

(三)脑血管病变

结核性脑膜炎时,由于炎症的渗出和增生,可产生动脉内膜炎或全动脉炎。在脑膜动脉的外膜、中层以及在血管内膜都有炎症改变。这些血管的炎症变化可发展成类纤维性坏死或完全干酪样化,结果导致血栓形成梗死。这些情况在未经抗结核治疗的患者表现更为明显。梗死可以是表浅的,但当动脉被累及时,基底节动脉也往往发生梗死,从而导致脑组织软化。

(四)脑脊液通路阻塞及脑积水

结核性脑膜炎时,大量灰黄色或灰白色黏稠的渗出物蔓延到延髓、脑桥、脚间池、大脑外侧裂、视交叉等处蛛网膜。这些渗出物及水肿液包围、挤压颅底血管及神经引起第Ⅱ、Ⅲ、Ⅵ、Ⅶ对颅神经损害。随着病情迁延,聚集在脑底部的渗出物进而发生干酪样坏死及纤维蛋白增生机化,形成又硬又厚的结核肉芽组织,阻碍脑脊液的循环,继而发生交通性脑积水。

当结核性脑膜炎急性期,结核炎症侵及脑室内脉络丛及室管膜时,使之充血、水肿、浑浊、增厚,有结核结节和干酪坏死。当脑脊液循环通路发生阻塞时,如一侧或双侧室间孔狭窄,阻塞可出现一侧或双侧侧脑室扩张,如导水管狭窄或阻塞时可发生第三脑室以上的扩张。当第四脑室正中孔或外侧孔开口处被大量干酪物阻塞,可发生整个脑室扩张,称之为非交通性脑积水。在结核性脑膜炎晚期或慢性期因脑室极度扩大或结核瘤压迫脑血液循环使回流受阻,或蛛网膜回吸收障碍,或因颅底渗出物机化,粘连堵塞,脑脊液部分或全部不能流入蛛网膜下腔,而形成慢性脑积水。

(五)脊髓和脊膜病变

结核性脑膜炎常伴有脊髓蛛网膜炎,脊髓早期以炎性渗出为主,脊髓各段脊膜肿胀、充血、水肿、粘连增厚,可见大量结核结节和干酪样坏死。粘连脊膜可以包绕成囊肿,或形成瘢痕将蛛网膜下腔完全闭塞。其病变可以弥散而不规则分布在颈、胸、腰段,也可只局限于1~2个脊髓节段。如粘连严重,病变范围广泛,影响了脊髓腔脑脊液循环,或使脊髓的血管受压,脊髓发生软化或退化性变化。脊髓实质在显微镜下可见单核细胞浸润、髓鞘脱失,神经细胞出现退行性变化和坏死。

(六)脑结核瘤的形成

脑结核瘤来自血行播散,在脑内或脊髓内形成块状结核肉芽肿,多见于脑内,好发于小脑、大脑半球、脑皮质等各部位。少见于脊髓内。大小不一,一般以0.5 cm以上的结核结节称为结核瘤。其小如黄豆,大如栗子,可单个孤立存在,也有多个融合成团或串状。一旦结核瘤液化破溃入脑部或脊髓血管或直接侵入脑室及蛛网膜下腔则发生结核性脑膜炎或结核性脊膜炎。

三、临床表现

(一)临床症状与体征

1.一般症状

发病年龄多为儿童及少年,但成人也不少见,儿童以3岁以下居多,成人以18~30岁发病较多。男女发病无差异。四季均可发病,以春季较多。起病多缓慢或呈亚急性,但也有呈急性的。起病时有发冷发热,全身过敏,畏光,周身疼痛,食欲缺乏,精神差,便秘,头痛,呕吐。有的呼吸道症状较为突出,如咳嗽、喘憋、缺氧等;有的消化道症状突出,以腹泻多见,便秘较少。

2.神经系统症状

(1)脑膜刺激征:颈和腰骶神经根受炎症渗出物刺激,多数患者出现颈部伸肌收缩,颈项强直,克氏征阳性,布氏征阳性。但少数患者没有或仅晚期出现。婴儿及老年患者此征不甚典型。

(2)脑神经损害症状:结核性脑膜炎的病理变化主要为颅底炎症。脑神经通过颅底受到炎症渗出物的刺激、包埋、压迫;或结核性栓塞性动脉内膜炎,使脑实质缺血、软化;或脑结核瘤侵及脑神经核及其通路;以及颅内高压的影响均可导致脑神经损害。临床多见于面神经,次为展神经、动眼神经、视神经,可以是部分的或完全的,也可以是一侧的或双侧的,可以是结核性脑膜炎的首发症状,但多数于病象明显时出现。

(3)颅内压增高的症状:①头痛。由于颅内压增高,引起脑血管张力增高及脑膜紧张,或脑膜炎症刺激脑神经末梢而产生头痛。为结核性脑膜炎首发症状,常较剧烈而持久,以枕后痛多见,因结核性脑膜炎的病变部位大多以脑底为主,不少也可出现额颞部痛。②呕吐。由于脑室内压力增高或结核炎症刺激迷走神经核及延髓网状结构导致呕吐,是颅内压增高、脑膜受刺激的一个常见症状,多发生于头痛剧烈时,有的呈喷射性呕吐,可伴或不伴恶心,若在晨间空腹出现,且无恶心先兆,则更有意义。③视盘水肿。由于颅内压增高,压迫其内通过的视网膜中央血管,妨碍来自视网膜中央血管周围与视神经周围间歇的液体流通,发生视盘水肿,进而萎缩而失明。④意识障碍。颅内压增高,炎症刺激引起脑皮质缺血、缺氧及脑干网状结构受损,导致意识障碍,可表现为嗜睡、昏睡、意识模糊、谵妄,甚至昏迷。⑤脑疝。颅内压进一步增高,脑组织向压力小的地方移动,形成脑疝。临床上常见小脑幕切迹疝(颞叶钩回疝)及枕骨大孔疝(小脑扁桃体疝)。小脑幕切迹疝表现为昏迷、一侧瞳孔散大、光反射消失、对侧肢体瘫痪、全身抽搐及生命体征改变。枕骨大孔疝表现为急性发生、突然呼吸停止、深昏迷、双侧瞳孔散大、光反射消失、四肢弛缓、血压下降、迅速死亡。

(4)脑实质损害症状:由于结核性脑膜炎可同时侵犯脑实质,或合并脑血管病变,脑组织缺血、缺氧、软化,导致脑实质损害,临床表现多种多样,常见有以下几种。①瘫痪:可出现偏瘫、单瘫、截瘫、四肢瘫,以偏瘫多见。②去大脑强直:临床呈现牙关紧闭,向后伸仰,双侧上下肢伸直,常伴呼吸不规则,肌肉颤搐。由中脑红核水平以下和脑桥上部的神经结构破坏或功能中断所致,常见于小脑幕切迹疝。③去皮质强直:表现为双上肢屈曲,双下肢强直性伸直。由中脑红核水平以上的双侧内囊及皮质损害所致。强痛刺激可诱出去大脑皮质强直反应。④四肢手足徐动、震颤,为基底神经损害所致。⑤舞蹈样运动:表现为极快的不规则和无意义的不自主运动如挤眉、弄眼、吐舌、耸肩等,由基底节、小脑、黑质病损所致。

(5)自主神经受损症状:表现为皮质-内脏联合损害如呼吸异常、循环障碍、胃肠紊乱、体温调节障碍。还可表现肥胖、尿崩症和脑性耗盐综合征等。

(6)脊髓受损症状:结核性脑膜炎随病情的进展,病变可蔓延至脊髓膜、脊髓神经根和脊髓实质,临床上表现为脊神经受刺激和脊髓受压迫症状,椎管不通畅,脑脊液呈结核性脑膜炎改变等。结核性脊髓蛛网膜炎、椎管内结核瘤及脊柱结核均可伴发不同程度的脊髓损害。

(二)临床分型

目前国内大致把结核性脑膜炎分为以下几型。

1.单纯型结核性脑膜炎

这是临床上较常见的一种类型。病变主要限于脑膜,临床表现具有脑膜刺激症状和体征,以及典型的结核性脑膜炎脑脊液改变,无意识障碍、昏迷、抽搐等脑实质受损症状,若能早期诊断,及时治疗,则预后较好。

2.脑膜脑炎型

除脑膜炎症状外,同时出现脑实质弥散性或局限性受损表现如精神症状(精神运动性兴奋、幻觉);不同程度的意识障碍,严重时昏迷、瘫痪抽搐、失语;少数可出现异常运动如偏侧舞蹈、手足徐动、震颤等,以及自主神经功能紊乱症状如尿崩症、过度睡眠等。此型临床症状严重,一般预后较差。

3.结核性脑膜炎并发缺血性脑血管病

临床上也常见,表现为在清醒的发展过程中较快地(1～3天)出现或突然出现单瘫或偏瘫,以及其他神经系统局灶性症状和体征。如损害优势半球可伴有失语,此为大脑中动脉或颈内动脉发生闭塞。若四肢瘫伴小脑共济失调则为基底动脉闭塞。脑血管造影常显示管径变细、局部狭窄或闭塞。

4.浆液性结核性脑膜炎

婴幼儿、儿童较成人多见,常伴有活动性结核病灶,多由于结核病的中毒反应所致。浆液渗出物只限于脑底部,视交叉附近,临床表现脑膜刺激征轻微,脑脊液压力增高,细胞(以淋巴细胞为主)和蛋白轻度增高或正常。可出现头痛、发热、盗汗、感觉过敏等结核中毒症状。经过治疗,可以很快恢复,预后良好。

5.脊髓型

幼儿及儿童多见,结核炎症侵犯脊髓导致脊髓压迫和软化。临床表现除脑膜刺激征外,还合并脊髓横贯性完全性或部分性损害,表现病灶水平以下运动障碍,深浅感觉障碍及二便障碍。脑脊液可黄变,蛋白细胞分离,脑脊液动力学试验可不通或半通。此型恢复很慢,预后不良。

6.结核性慢性蛛网膜炎

不多见,主要是由于结核性脑膜炎病变局限于部分脑膜或脊膜,呈一种慢性炎症经过,引起软膜、蛛网膜增厚,形成粘连。粘连的脑膜或脊膜可以包绕形成囊肿或形成瘢痕将脑或脊髓的蛛网膜下腔部分压闭。前者如阻碍了脑脊液循环可出现严重的颅内压增高症状;后者如影响了脊髓的脑脊液循环或供应脊髓的血管受压,脊髓发生软化,则临床出现脊髓受损症状。脊髓碘油造影见低动缓慢,分散呈点滴状或索条状,或出现不规则充盈缺损。

(三)临床分期

结核性脑膜炎发病过程一般比较缓慢,临床上可以分为早期、中期、晚期。此三期是结核性脑膜炎在无化疗前自然发展的临床表现。

1.早期(前驱期)

一般持续1～2周,起病缓慢,多表现一般结核的中毒症状如发热、食欲缺乏、消瘦、精神差、感觉过敏。由于脑膜刺激征缺乏,造成早期诊断的困难。

2.中期(脑膜刺激期)

持续1～2周,表现为头痛、呕吐、颈项强直,此期可出现颅内压增高症状及脑实质受损症状,脊髓受损症状及自主神经功能障碍。腰穿脑脊液呈典型结核性脑膜炎变化。

3.晚期(昏迷期)

持续1~3周,以上症状加重,意识障碍加深进入昏迷,临床出现频繁抽搐,弛张高热,呼吸不整,去脑或去皮质强直,可出现脑疝危象,多因呼吸和循环中枢麻痹而死亡。

4.慢性期(迁延期)

结核性脑膜炎经化疗后,特别是经不规则化疗后,使病情迁延达数月之久。头痛、呕吐轻微可间断出现,意识可以清楚,脑膜刺激征轻微或缺如,脑脊液基本正常或变化不大。这样既不能定为晚期,又不是早期或中期。属慢性迁延期即病程超过1个月而病情又不符合晚期者。如今在化疗时代,此型在临床上颇为多见。

四、实验室及辅助检查

(一)血液检查

少数伴有轻度贫血,与长期低热、食欲缺乏、呕吐及营养不良有关。白细胞数量大都正常或轻度升高,少数严重病例可有明显的中性粒细胞数量升高,个别可出现类白血病反应。红细胞沉降率多升高,临床上一直将红细胞沉降率升高作为判断结核病活动性的依据之一,但红细胞沉降率并不能把结核病变的活动性部位反映出来。

(二)脑脊液检查

结核性脑膜炎脑脊液的变化出现较早,是诊断和鉴别诊断之一。

1.压力

一般都升高到1.8~2.0 kPa(180~200 mmH$_2$O)。外观:可为清亮或呈淡黄色,甚至呈草黄色,或稍浑浊或毛玻璃状。有时因纤维蛋白原含量过多,脑脊液放出后可立即凝固于试管内。有的静置数小时至24小时后液面可形成薄膜,对诊断结核性脑膜炎很有价值,但此现象并非结核性脑膜炎所特有。

2.脑脊液细胞学检查

结核性脑膜炎的脑脊液,绝大多数白细胞升高到(300~500)×10^6/L甚至少数可达1.5×10^9/L以上,嗜中性粒细胞的比率较高,60%~80%。

3.脑脊液生化改变

(1)糖含量降低,一般常低于4.5 mmol/L。病程早期糖量可以不低。随着病程的进展出现糖降低。糖越低越有诊断价值。其机制在于炎症时,细菌及白细胞对葡萄糖的利用增加;细菌毒素引起神经系统代谢改变;脑膜炎症细胞的代谢产物抑制了膜携带运转功能,致使糖由血向脑脊液运转发生障碍,脑脊液内糖量减少。但单独糖量降低一项指标不能作为诊断结核性脑膜炎的依据。因为影响糖量降低的因素很多,如脑脊液置放过久、呕吐、进食过少以及化脓性脑膜炎、隐球菌性脑膜炎等都可以影响脑脊液中糖的含量,而使糖量降低。

(2)氯化物降低,一般低于120 mmol/L。氯化物含量降低,比糖的指标灵敏,其诊断意义比糖量降低更大,可作为结核性脑膜炎诊断的重要参考。病程越长,氯化物含量越低,诊断价值越大。特别在氯化物含量降低与糖含量平行降低时,更有诊断价值。其机制与葡萄糖降低相同。也有人认为由于结核性脑膜炎患者频发呕吐,大量出汗,服盐过少,与血浆氯化物减少有直接关系。

(3)蛋白质含量增高,对诊断、处理和预后观察具有重要作用。一般在450 mg/L以上。后期若发生椎管内蛛网膜粘连,蛋白质含量可增至10 000 mg/L以上。但脑脊液蛋白变化没有葡萄糖、氯化物和细胞学检查敏感。如果结核性脑膜炎在治疗过程中,脑脊液蛋白含量持续增高或长期不能下降,则有可能成为慢性的危险,预后十分不良。同时,脑脊液蛋白含量增高不是结核性脑膜炎特有,只要脑膜及脉络丛有炎性改变或腰穿时外伤性出血,脑脊液蛋白含量就会增加甚至很高,且能持续很久不能吸收,故须结合葡萄糖及氯化物的变化综合分析判断。

4.脑脊液细菌学检查

细菌学检查为结核性脑膜炎的重要诊断依据,可用直接涂片,或用薄膜法找细菌,或培养结核分枝杆菌生长。但目前无论集菌或培养阳性率均不很高,近年报道脑脊液 TB-PCR 及 TB-Ab 阳性率较高,对诊断有较高的意义。

5.脑脊液的实验室检查

近来,许多学者努力在免疫学方面进行研究,探索新的有效诊断方法,以解决结核性脑膜炎早期实验室诊断的问题。脑脊液中免疫球蛋白测定及淋巴细胞转化试验对结核性脑膜炎的诊断、鉴别诊断及预后判定上有一定意义。脑脊液中醛缩酶活性在结核性脑膜炎初期即显示升高,可作为早期诊断参考。溶菌酶的测定可作为结核性脑膜炎诊断及判定预后的参考。利用结核分枝杆菌特异性免疫反应来检测脑脊液中结核分枝杆菌可溶性抗原或特异性抗体,无疑会对确定诊断提供更有力的证据。此外,其他方法,如荧光素钠试验和溴化测定有助于结核性脑膜炎的早期诊断。色氨酸试验对结核性脑膜炎的诊断亦有一定意义。脑脊液中乳酸含量测定,可用于结核性脑膜炎的诊断和鉴别诊断的辅助方法。脑脊液中氨基酸的分析可作为早期诊断的参考。色谱仪的应用为近来诊断结核性脑膜炎提供了线索。

(三)CT 扫描

结核性脑膜炎 CT 扫描虽无特异性,但有其规律性变化。一般在 CT 扫描上可显示直接及间接两方面的变化。直接变化主要有结核瘤、基底池渗出物及脑实质粟粒性结核;间接变化主要有脑积水、脑水肿及脑梗死等。CT 的主要表现如下。

1.脑实质粟粒性病灶

脑实质粟粒性病灶是结核性脑膜炎早期组织内形成的粟粒样肉芽肿。CT 表现为广泛分布于大脑皮质或脑组织内细小的密度均等的结节,强化扫描时密度增加。

2.脑膜密度增强

当位于大脑皮质或脑膜的粟粒样肉芽肿破入蛛网膜下腔后,脑膜产生大量渗出物,积聚于脑底各脑池内。早期病理变化以浆液性为主,此时 CT 扫描无变化;当浆液渗出被纤维素性渗出代替,并有结核性肉芽肿形成时,CT 扫描在脑底部可显示已有改变的各脑池轮廓及脑膜广泛密度增强。最常见的部位是鞍上池、环池、大脑外侧裂等。

3.环状、盘状、团块状和点状阴影

环状、盘状、团块状和点状阴影是结核瘤的 CT 表现。结核瘤可发生于大脑或小脑的任何部位,多位于小脑幕上,分布在额叶、颞叶、顶叶;小脑幕下多在小脑半球或蚓部。结核性脑膜炎早期有较多的炎性反应,边缘胶原组织较少,周围为程度不等的炎性水肿区,此时 CT 平扫表现为高密度、等密度或低密度区,一般呈盘状或不规则团块状。等密度结核瘤平扫时仅可见一环形低密度带,即周围脑水肿区,如果没有周围脑水肿区,则等密度的结核瘤在平扫时不能辨认。平扫呈低密度的结核瘤不能与脑梗死鉴别,但强化扫描后结核瘤密度增强,脑梗死则不能增强。因此,强化扫描应视为确定结核瘤的必不可少的 CT 检查步骤。随病程延长,结核瘤边缘渐形成胶原组织,内部物质干酪化,周围组织水肿消失,平扫一般呈高密度盘状阴影,强化扫描表现中心密度较低,周边密度明显增强的环形影,少数可呈串珠样影,这是一种特征性表现。

4.脑室扩张和缩小

脑底部的渗出物阻塞脑脊液流通,导致脑脊液循环障碍,因而各脑室出现积水而扩张。CT扫描即可见各脑室有不同程度的扩张积水,其程度可随病程延长而加重,随抗结核治疗而减轻,直至恢复正常大小。但如脑池或其他梗阻部位形成纤维粘连时,则脑积水不能减轻甚至加重。在结核性脑膜炎的CT扫描中,脑积水发生率最高,出现时间亦早,国内报道阳性率占52.38%。此外尚见有脑室缩小,为急性广泛性脑实质水肿或为低颅内压综合征所致。

5.脑室周围密度减低

为沿脑室周围分布的低密度带,强化扫描影像不增强,脑室周围密度减低与脑积水有密切关系。

6.局部或广泛低密度水肿区

结核性脑膜炎时因脑水肿程度不同,CT检查可有局部或广泛性低密度影或伴随中线移位。强化扫描影像不增强。

7.脑实质密度减低梗死区

这是脑软化的CT表现,是由于结核性脑膜炎时结核性动脉炎或动脉周围炎导致局部脑组织缺血、软化而形成,多见为大脑中动脉支配区受累。CT扫描所见为脑实质局部或广泛性低密度区,形状不规则,范围大小不一,强化扫描不增强。

8.索状、结节状高密度影像

索状密度增高影像是由于结核性炎症累及动脉内膜及外壁所形成,强化扫描密度增强;结节状高密度影像是由结节性小肉芽肿所构成,强化扫描后密度增强。索状与结节混合高密度影像表明脑动脉、脑实质同时具有结核性改变强化,扫描后密度增强。索状与结节混合高密度影像表明脑动脉、脑实质同时具有结核性改变,强化扫描后密度增强。索状影像为早期结核性脑膜炎特征性表现,具有诊断上的意义。

此外,对于结核性脑膜炎各型,CT能显示的病变部位与临床表现基本一致,因此CT扫描还可协助判断病变的部位和范围。为结核性脑膜炎的诊断提供了一种重要的检测手段。

五、诊断与鉴别诊断

(一)诊断

诊断结核性脑膜炎除脑脊液内结核分枝杆菌检出阳性外,还没有其他特异性检查方法,从而在诊断方面还存在着一定的困难。但结核性脑膜炎脑脊液内结核分枝杆菌的阳性率很低,因此单靠脑脊液结核分枝杆菌检出以确定诊断是不明智的。综合判断是必需的,如症状的特征、颅内压高低;脑脊液氯化物、糖减低及蛋白含量的增多,脑脊液细胞学呈混合细胞反应;意识障碍与麻痹的出现;与临床表现一致的规律性CT变化等迄今是惯用的诊断手段,其中动态观察脑脊液的生化及细胞学检查具有重要诊断价值,特别强调如下数值界限:①颅内压增高在 2.0 kPa(200 mmH$_2$O)以上。②脑脊液氯化物下降到 65 mmol/L 以下时,且有逐渐递减或持续之趋势。③脑脊液糖含量下降到4.5 mmol/L以下时,且有逐渐递减或持续之趋势。④脑脊液蛋白含量增高到 450 mg/L 以上,且有逐渐递增之趋势。⑤脑脊液白细胞总数局限于(300~500)×10^6/L,持续时间较长的以淋巴细胞、激活淋巴细胞为主混合细胞反应。⑥用玻片离心沉淀法收集脑脊液标本,发现结核分枝杆菌,对诊断有重要意义。①~⑤项均超出正常数值对诊断有肯定意义;

其中有 4 项异常对诊断有重要意义;②～⑧项异常仅具有参考意义。

为做到早期诊断,凡有以下情况者应高度怀疑结核性脑膜炎:①微热一周以上伴无症状者。②未查明原因的烦躁、嗜睡或哭闹、失眠等脑症状。③出现不明原因的神经定位症状。④癫痫样抽搐伴发热者。⑤呕吐伴有微热查不到原因者。⑥持续 2 周以上头痛查不到原因者。此时,需及时反复腰穿行脑脊液检查。

(二)鉴别诊断

典型的结核性脑膜炎临床诊断并不困难,但在结核性脑膜炎的早期或不典型病例,诊断不十分容易,常与结核性脑膜炎发生混淆而难于鉴别的疾病如下。

1.化脓性脑膜炎

起病急,除发热外很快出现呕吐、抽风、嗜睡、昏迷,早期即有脑膜刺激征,可伴感染性休克或全身败血症表现及硬膜下积液;白细胞高,中性粒细胞高,有核左移现象及中毒性颗粒;胸部 X 线片可有肺炎、肺脓肿、脓胸;结核分枝杆菌素试验多为阴性;脑脊液检查最为重要,化脓性脑膜炎时脑脊液外观早期仍清亮,稍后显浑浊或呈脓性。细胞数每立方毫米可达数千至数万;氯化物含量降低不如结核性脑膜炎明显,但糖含量降低更著,蛋白含量升高相似。离心后的脑脊液涂片及培养可找到化脓菌。脑脊液细胞学检查在渗出期,以嗜中性粒细胞反应为主。由于致病因素的持续作用,有些嗜中性粒细胞胞体变小,染色变灰,核染色质浓密呈块状,胞质浑浊,颗粒消失,胞体破碎或轮廓模糊,而成为脓细胞,感染严重时嗜中性粒细胞胞质内可见中毒性颗粒及相应的致病菌;增生期以单核-吞噬细胞反应为主,嗜中性粒细胞数量急剧减少;修复期以淋巴细胞反应为主,直至嗜中性粒细胞完全消失,小淋巴细胞和单核细胞比例正常化。

2.病毒性脑膜炎

发热、呕吐、抽风、意识障碍、精神症状发展较快,伴有各种病毒感染的特殊症状,有些显示季节性,结核分枝杆菌素试验多阴性,胸部 X 线片多正常,血常规白细胞总数及中性粒细胞可正常或偏高,脑积水罕见。脑脊液检查对鉴别极其重要。外观五色透明,白细胞为 $(50～500)×10^6/L$,糖及氯化物含量正常,蛋白正常或轻度增高。脑脊液细胞学检查早期可有明显的嗜中性粒细胞反应,但因持续时间短(可仅数小时,一般为 24～48 小时),又因患者往往来诊较迟,致使化验检查很难见到病毒性脑膜炎时脑脊液的嗜中性粒细胞反应。而由淋巴细胞、激活淋巴细胞和浆细胞数量的增加所代替,形成病毒性脑膜炎的典型的脑脊液细胞学图像——淋巴样细胞反应。随着病情发展而进入修复阶段时,可出现单核细胞反应。在单纯疱疹病毒性脑膜炎的淋巴样细胞中常可见到特征性的胞质内包涵体。国内已有学者用单克隆抗体(McAb)酶联免疫吸附试验(ELISA)和免疫荧光快速诊断法检测脑脊液单纯病毒抗原和抗体,使早期诊断成为可能。

3.新型隐球菌性脑膜炎

与结核性脑膜炎的临床表现和脑脊液改变很相似,唯一可靠的鉴别方法,是脑脊液经细胞玻片离心后,对所收集物行 MGG 染色,常可在脑脊液标本中直接发现隐球菌,菌体圆形,直径 5～15 μm,MGG 染色呈蓝色,无核,常于圆形菌体上长出有较小的芽孢,菌体中心折光性较强;或做墨汁染色黑底映光法可见圆形,具有厚荚膜折光之隐球菌孢子;脑脊液培养亦可发现隐球菌。脑脊液细胞学变化以激活淋巴细胞和单核-吞噬细胞反应为主,后者常可吞噬隐球菌,类似脂肪吞噬细胞和红细胞吞噬细胞。

4.癌性脑膜炎

有一些中枢神经系统转移癌为脑软膜的弥散性癌转移,而脑内并无肿块,称为癌性脑膜炎,多见于中年以上患者,是由肺癌或身体其他器官的恶性肿瘤转移到脑膜而引起,发病急,病程进展快,迅速恶化死亡。如为肺癌转移时,X 线检查可显示癌性病灶,且无临床结核病中毒症状。脑脊液细胞学检查常常发现有癌细胞。而对部分此类患者采用 CT 扫描也常常难以发现。

5.淋巴细胞脉络丛脑膜炎

结核性脑膜炎的脑脊液除了细胞数增加外,还有糖、氯化物含量的减少。而本病脑脊液糖和氯化物含量一般少有改变;淋巴细胞数量增多并占绝对优势,无粒细胞反应期;预后良好。

六、治疗

结核性脑膜炎应采取综合治疗,治疗必须及时和彻底。

(一)抗结核药物治疗

结核性脑膜炎的抗结核药物治疗原则同肺结核一样,即早期、适量、联合、规律及全程用药。为了提高疗效,结核性脑膜炎化疗药物选择应考虑脑膜的结构,从药物动力学和药物的通透性来决定。此外,一般有炎症的脑膜,其血管的通透性是增加的,有利于抗生素及化疗药物进入脑脊液。

以药物通透性及总体有效性的标准选择结核性脑膜炎系统治疗的药物,首选 5 化治疗,强化期治疗方案为 INH、RFP、SM、PZA、EMB(PAS)使用 3～4 个月,在此期脑脊液基本恢复正常,然后转入巩固期治疗,INH、RFP、PZA 或 INH、RFP、EMB 使用 5～6 个月。脊髓型或部分危重者疗程适当延长到 12 个月。一般经 9～12 个月的治疗可取得良好的效果。

用药剂量:成人每天 INH 0.6～0.9 g,SM 0.75～1.00 g,PZA 1.5 g,PAS 8～12 g,EMB 0.75～1.00 g,RFP 0.45～0.60 g;儿童每天每千克体重 INH 15～30 mg,SM 15～30 mg,RFP 10～20 mg,PZA 20～30 mg,PAS 200～300 mg。

近年来,国内外有关耐药菌逐年增加的报道,如从患儿接触史中提示有原发耐药或通过治疗发生继发耐药时,应及时改用其他抗结核药,如氟氧沙星、卷曲霉素、利福喷丁、阿米卡星、力排肺疾等。

对有下列情况之一者应考虑耐药的可能:①脑脊液培养出结核分枝杆菌,并证实为耐药菌株。②不规则治疗超过 3 个月或中途自行停药者。③不规则化疗 6 个月疗效不佳者。④传染源是久治不愈的结核患者或不规则治疗者,复发的结核性脑膜炎患者。⑤肺结核或肺外结核合并结核性脑膜炎者。可根据药物敏感试验,治疗反应,必要时再改动治疗方案。

(二)激素治疗

激素具有抗炎、抗感染、抗纤维化、抗过敏及抑制海士曼反应的作用。激素与抗结核药物合用可提高结核性脑膜炎之疗效,对此目前认识基本一致。

1.应用激素的作用

减少脑膜的炎性渗出,促进脑和脑膜的炎症的消散和吸收,对防止纤维组织增生有良好的效果。减轻继发的动脉内膜炎和脑软化及神经根炎;减轻炎症反应,抑制结缔组织增生。

激素能抑制海士曼反应,防止患者在急性期死亡,有人解释这种现象是由于大量结核分枝杆菌死亡,释放出大量结核蛋白引起反应所致;改善机体的应激能力和一般状态,促进食欲,增加消化液的分泌,有利于疾病的恢复,使患者较顺利地度过危险期;激素尚可补充某些严重的结核患者存在的肾上腺皮质功能不全,并可减少抗结核药物的毒性反应。

2.激素使用原则

(1)使用激素应有明确目的,一般是促使脑和脑膜的炎症消散和吸收,防止纤维组织增生和动脉炎等,它主要对渗出性病变疗效最好,因此,在急性期越早应用越好,急性期使用激素的剂量应该充分,以求迅速控制急性渗出性炎症。

(2)对于不同类型使用激素的原则也不尽相同,对脑膜炎型开始可用短期突击性的大剂量激素,以后维持时间也要长。此型不仅全身应用激素,还要积极配合鞘内注入激素,才能收到良好的效果。

(3)使用激素的具体剂量和时限根据机体的反应、病变的性质和轻重、体重大小等因素来确定,以达到上述临床效果为目的,经巩固一个阶段后应考虑及时减少激素的剂量和逐步停药的问题。

(4)对晚期患者虽疗效较差也可适当应用。因晚期者以增生的干酪性病变占优势,但仍有渗出性病变,其临床征象主要是由于脑水肿和脑膜渗出病变引起的。

(5)使用激素静脉输注比口服效果好。

3.应用剂量及疗程

对急性期患者多用短期突击大剂量的激素,以求迅速控制炎性反应。因患者多有呕吐,服药后不能保证吸收,所以对重症患者常采用静脉输注给药。

用法:氢化可的松(亦可用地塞米松)静脉输注,成人剂量为 $150\sim200$ mg/d,小儿 $5\sim7$ mg/(kg·d),情况好转后改用口服泼尼松,成人口服 30 mg/d,儿童口服 15 mg/d。临床症状和脑脊液检查明显好转,病情稳定时开始减量,一般首次减量在用药后第 $3\sim5$ 周,以后每 $7\sim10$ 天减量一次,每次减量为5 mg。总疗程为 $8\sim12$ 周(早期及部分患者 $8\sim10$ 周即可),总疗程不宜超过 3 个月,若病情实属需要而难以停药时,也可适当延长至半年,但用药时间超过 3 个月患者尸检证实,肾上腺皮质萎缩程度与激素应用时间长短成正比。

激素减量的时间不应呆板地确定,主要根据具体情况而定。在激素减量过程中,由于减量过快脑膜炎症状未得到控制或由于患者对激素形成了依赖,此时可重新出现脑膜刺激征或颅内高压的症状,脑脊液化验又出现反跳现象。这种情况观察数天后,如仍未消退,应增加激素的用量至最低有效量,待上述症状完全消失,脑脊液基本变到原来水平再缓慢减量。

(三)抗脑水肿治疗

无论急性期或慢性期出现颅内压增高时,采取适当措施来降低颅内压,控制脑水肿是结核性脑膜炎治疗极其重要的环节。

脱水疗法主要作用是利用高渗溶液提高血浆渗透压,使血与脑脊液和脑组织内不同浓度所造成的渗透压差异进行脱水,使脑组织及脑脊液中的部分液体通过血液循环经肾脏排出,从而达到减轻脑水肿,降低颅内压的目的。

1.甘露醇

甘露醇是临床最常用的脱水药,广泛使用于结核性脑膜炎伴有颅内压增高的患者。甘露醇通过血与脑和血与脑脊液间渗透压差而产生脱水作用。一般配成20%过饱和溶液,同时须加温使其溶解,否则可发生休克。每次 $1\sim2$ g/kg,于 15 分钟内静脉滴注。静脉给药后 20 分钟开始起作用,$2\sim3$ 小时作用最强,维持4$\sim$6 小时,一般每天用2$\sim$4 次。不良反应甚少,偶可引起一时性头痛和心律失常。

2.甘油

复方甘油注射液,是由甘油和氯化钠配制而成的灭菌水溶液。使脑脊液同血液间形成暂时性渗透压梯度,从而将细胞间及组织间隙中的水分吸入血中,使组织发生脱水状态。其优点是:①降低颅内压迅速,且因进入脑组织的量不多,并参与代谢,故一般不伴"反跳"。②选择性地脱去脑组织中的水分,对身体其他组织中的水分影响不大。③不引起过多的水及电解质的丢失,可较长时间使用。④能改善脑代谢及脑血流量,可提供热量。成人,一次500 mL,每天1~2次,静脉滴注。也可口服,配成50%甘油盐水60 mL,每天4次,适用于结核性脑膜炎所致慢性脑积水时,或甘露醇脱水后维持脱水。该药毒副作用甚少,偶出现血红蛋白尿,其发生率与滴注速度过快有关,故应严格控制滴注速度,以每分钟2 mL为宜。一旦发生血红蛋白尿,应及时停药,很快即可消失,恢复后可继续使用。

3.葡萄糖

葡萄糖能提高血浆渗透压,具有脱水利尿作用,使颅内压迅速降低,血容量改善,提高血糖,供给能量,促进神经细胞的氧化过程,改善脑细胞代谢,有利于脑功能的恢复,且无不良反应,故常用于不需强烈脱水或适用于其他脱水剂的2次用药之间,以防止"反跳"出现,一般用50%葡萄糖60 mL,静脉滴注,每天2~4次。

4.血清蛋白或浓缩血浆

直接使血胶体渗透压增高而引起脱水,降低颅内压;使抗利尿激素分泌减少而利尿;血黏度降低而有助于脑循环,还能补充蛋白质,参与氨基酸代谢,产生能量,故有其优点。一般用20%~25%人血清蛋白50 mL,或浓缩血浆100~200 mL,每天静脉滴注1~2次,适用于重症结核性脑膜炎且营养及免疫功能低下者。由于脱水作用较差且价格昂贵,故不作常规脱水剂用。

5.利尿药

主要通过增加肾小球滤过率,抑制肾小管对钠、钾及氯离子的重吸收,使肾小管内保持较高的渗透压,减少水的再吸收,使尿量显著增加,而造成机体脱水,从而间接使脑组织脱水,降低颅内压。利尿剂的脱水功效远不及高渗脱水药,先决条件是肾功能良好和血压正常,适用于结核性脑膜炎时与甘露醇、葡萄糖合并使用,以增加脱水效果。

常用药物:①呋塞米,20~40 mg,每天3~4次,也有主张用大剂量250 mg,加入500 mL林格液,静脉滴注,1小时内滴完。利尿作用持久,降低颅内压显著,可用于结核性脑膜炎急救。不良反应相对较少,偶见呕吐、皮疹、直立性低血压、粒细胞数量减少等。②乙酰唑胺,一般用量0.25~0.50 g,每天2~3次,连服一周。不良反应较少,长期大剂量可发生代谢性酸中毒,少见血尿、腹痛。适用于结核性脑膜炎急性脑积水进行不甚急剧及慢性进行性脑积水者,或用于高渗液静脉滴注疗程之前后。

(四)脑代谢活化剂治疗

结核性脑膜炎炎症、水肿和充血可使脑细胞功能受到严重的损害。为积极改善脑代谢紊乱,促进脑功能恢复,防止和减少脑损害的后遗症,可在急性期已过,病情稳定后应用促进脑细胞代谢,改善脑功能的药物即脑代谢活化剂。

1.胞磷胆碱

可促进磷脂代谢,改善神经细胞功能;提高脑干网状结构上行激活系统的作用,促进意识恢复;改善脑血管运动张力,增加脑血流,提高脑内氧分压,改善脑缺氧。一般以250~500 mg加入25%~50%葡萄糖20~40 mL静脉注射或10%葡萄糖液500 mL静脉滴注,也可肌内注射

250 mg,一天两次。

2.细胞色素 C

细胞色素 C 对组织的氧化和还原起促进作用。可增加脑血流和脑氧代谢率,从而改善脑代谢,一般 15～30 mg 加入 25%～50%葡萄糖 20～40 mL 缓慢静脉推注或 10%葡萄糖液 500 mL静脉滴注,每天 1～2 次,连用 7～30 天。

3.三磷酸腺苷

三磷酸腺苷是机体能量的主要来源,可通过血-脑屏障,为脑细胞的主要能源,可增加脑血液循环,且能直接作用于脑组织,激活脑细胞的代谢。每次 20 mg 肌内注射,每天 1～2 次,或每次20～40 mg 加入 25%～50%葡萄糖 40 mL 静脉注射,或加入 5%～10%葡萄糖 500 mL 静脉滴注,每天 1 次,2～3 周。

4.辅酶 A

辅酶 A 对糖、脂肪、蛋白质的代谢起重要作用,可促进受损细胞恢复功能,一般以 50～100 U加 25%～50%葡萄糖液 40 mL 静脉注射,或加入 5%～10%葡萄糖液 500 mL 静脉滴注,每天1 次,连用 2～3 周。常与三磷酸腺苷、细胞色素 C 合用可提高疗效。

(五)鞘内注射

目前临床上多采用 INH＋地塞米松鞘内注射,这样既可减少抗结核药物的局部刺激作用,又可迅速地控制脑膜炎局部炎症反应。在实际工作中鞘内注射有如下优点。

(1)可提高脑脊液中 INH 和激素有效浓度,形成局部高浓度的杀灭结核分枝杆菌的环境,有利于治疗。

(2)避免 INH 全身给药通过肝脏乙酰化形成乙酰异烟肼。

(3)迅速降低脑脊液中细胞数和蛋白含量,使脑脊液恢复正常时间快 1/2。并有效地预防和治疗椎管内脑脊液的阻塞。

(4)腰穿后放脑脊液降低颅内压,减轻脑水肿,防止脑疝形成,降低病死率。

因此,在全身应用抗结核药物和激素基础上并用鞘内注射可大大缩短结核性脑膜炎的疗程。鞘内注药:INH 50～100 mg,地塞米松 1～2 mg,一次注入。开始每天 1 次,3 天后隔天 1 次,7 次为 1 个疗程。待病情好转、脑脊液恢复正常,则逐渐停用。注药前要放脑脊液 5～6 mL,如颅内压很高时放液要慎重,可将腰穿针芯不要全部拔出,以使脑脊液缓慢流出后再注药。患者昏迷前夕、晚期结核性脑膜炎是鞘内注射的最好适应证。

七、外科手术

侧脑室引流:适用于结核性脑膜炎所致急性脑积水,内科治疗无效者,特别是脑疝将要形成,或刚形成时,可起到抢救生命的明显效果;慢性脑积水急性发作时或慢性进行性脑积水用其他降颅内压措施无效时也可考虑使用。不良反应是引流过速可致脑内静脉破裂,造成脑出血;引流过多可造成脑脊液分泌过多;引流过久可继发颅内细菌感染。在结核性脑膜炎治疗过程中,经常发生粘连梗阻而致难以控制的脑积水。可采用脑室、脑池分流术以达持久性的减低颅内压作用。

八、预后与转归

结核性脑膜炎发病急慢不定,但病程都较长,自愈者少,恶化、死亡者较多。自化疗应用以来,不良的预后大有改善。结核性脑膜炎的预后取决于抗结核药物治疗的早晚,以及开始治疗的方法正确与否;所感染的结核分枝杆菌是否为耐药菌株;患者的发病年龄;治疗时期的病期、病型;是否合并脑积水;初治或复治(恶化或复发);脑脊液生化和细胞学变化等都能影响治疗的效果。这些综合因素和预后都有密切的关系。

结核性脑膜炎早期,脑底渗出物可因及时治疗而完全吸收,临床可无症状或症状完全好转,治疗后可无任何后遗症。脑脊液恢复正常,结核分枝杆菌转阴,中枢神经系统的病灶亦可完全吸收。但是如果诊断和治疗被延误,则结核性脑膜炎颅底炎症由脑膜延及脑实质,引起意识障碍和精神症状。累及脑血管,引起脑软化、偏瘫、癫痫发作、失语。炎症波及间脑,引起严重自主神经功能紊乱。累及锥体外系出现各种异常运动。累及脑桥及延髓引起吞咽、迷走和副神经损害。患者因渗出物的粘连和压迫引起呼吸不畅或出现陈-施呼吸,可因呼吸中枢麻痹而死亡。上述不同程度的临床征象既是造成死亡的原因,也是出现后遗症的主要原因。常见有肢体运动障碍、视听觉障碍、智力障碍。当发生后遗症时,根据病情,选择使用新针疗法、推拿按压、中医中药、康复锻炼。药物方面可根据病情选用脑细胞代谢活化剂、脱水药物、内分泌制剂以及镇静地西泮剂型。

九、护理

(一)一般护理

(1)绝对卧床休息。卧床时间一般为半年,卧床给以头高位 15°~20°,颈项强直者去枕。

(2)保持病室安静,避免强光强声刺激。

(3)保持床单位整齐、清洁、干燥,加强皮肤护理,防止压疮的发生。

(4)注意保持大便通畅。3 天无大便,遵医嘱给予缓泻剂,预防颅内压增高。

(5)如呕吐或惊厥时,将患者侧卧,以免呕吐物吸入气管。

(6)饮食护理:易进高蛋白、高热量、高维生素、高糖、低脂饮食。

(7)心理护理:保持患者情绪稳定,避免精神紧张,帮助患者树立战胜疾病的信心,配合治疗。

(8)配合医师做好腰椎穿刺前、中、后的护理工作。

(9)密切观察神志、瞳孔、体温、脉搏、呼吸血压等变化,及时记录。瞳孔忽大忽小时提示中脑受损。注意颅内高压及肢体活动情况。观察药物的不良反应。

(10)遵医嘱给予持续低流量吸氧。

(11)发热患者遵医嘱给予降温。做好口腔护理。

(12)昏迷患者注意眼睛的保护,做好各种管道的护理,保持通畅;严格无菌操作,防感染。对烦躁不安、抽搐的患者,给以保护性措施。保持呼吸道通畅,头偏向一侧,定期翻身叩背防坠积性肺炎。

(13)加强肢体功能锻炼,制订有效的肢体训练计划。

(二)颅内高压的护理

(1)观察患者头痛的程度及持续时间,有无呕吐,呕吐是否为喷射性及呕吐物的性质,患者的呼吸情况,判断颅内压增高的程度,为降颅内压治疗提供依据。

(2)观察脱水剂的临床反应:①观察脱水前后患者头痛、呕吐物情况。②脱水剂快慢对病情的影响。③脱水剂间隔时间的影响。④严重颅内高压患者甘露醇与呋塞米间隔使用。⑤肾功能不全应观察尿量变化,以防肾功能恶化。

(3)侧脑室引流的护理:①首先做好侧脑室引流术前准备、术中护理。②术后观察脑脊液颜色及每天脑脊液引流量。③正确判断脑室内压力。④观察脑室内压力与临床症状的关系。⑤注意引流后的消毒、无菌处理。

十、健康教育

(1)讲解结脑患者的早期症状及特点,以便早发现早治疗。

(2)宣传结核病的传染传播途径、传染方式,注意个人卫生,杜绝随地吐痰,加强个人防护。

(3)讲解卧床休息的重要性,避免过早下床活动。

(4)坚持长期、规律服药原则。

(5)新生儿接种卡介苗是预防儿童结脑的有效措施。

(6)合理膳食,进高热量、高蛋白、高维生素、低脂、易消化的饮食。

(7)加强肢体功能锻炼。

(8)定期复查肝、肾功能,以及脑脊液、尿、痰、血常规。

(9)禁烟酒。

(满琳琳)

第五节　病毒性脑膜炎

病毒性脑膜炎是一组由各种病毒感染引起的脑膜急性炎症性疾病,临床以发热、头痛和脑膜刺激征为主要表现。本病大多呈良性过程。

一、病因及发病机制

多数的病毒性脑膜炎由肠道病毒引起。该病毒属于微小核糖核酸病毒科,有 60 多个不同亚型,包括脊髓灰质炎病毒、柯萨奇病毒 A 和 B、埃可病毒等,其次为流行性腮腺炎、单纯疱疹病毒和腺病毒。

肠道病毒主要经粪-口途径传播,少数通过呼吸道分泌物传播;大部分病毒在下消化道发生最初的感染,肠道细胞上有与肠道病毒结合的特殊受体,病毒经肠道入血,产生病毒血症,再经脉络丛侵犯脑膜,引发脑膜炎症改变。

二、临床表现

(1)本病以夏秋季为高发季节,在热带和亚热带地区可终年发病。儿童多见,成人也可罹患。多为急性起病,出现病毒感染的全身中毒症状如发热、头痛、畏光、肌痛、恶心、呕吐、食欲缺乏、腹泻和全身乏力等,并可有脑膜刺激征。病程在儿童常超过 1 周,成人病程可持续 2 周或更长时间。

(2)临床表现可因患者的年龄、免疫状态和病毒种类不同而异,如幼儿可出现发热、呕吐、皮疹等症状,而脑膜刺激征轻微甚至阙如;手-足-口综合征常发生于肠道病毒 71 型脑膜炎,非特异性皮疹常见于埃可病毒 9 型脑膜炎。

三、辅助检查

脑脊液压力正常或增高,白细胞数正常或增高,可达$(10\sim100)\times10^6/L$,早期可以多形核细胞为主,8~48小时后以淋巴细胞为主。蛋白质含量可轻度增高,糖和氯化物含量正常。

四、治疗

本病是一种自限性疾病,主要是对症治疗、支持治疗和防治并发症。对症治疗:如头痛严重者可用止痛药,癫痫发作可选用卡马西平或苯妥英钠等,脑水肿在病毒性脑膜炎不常见,可适当应用甘露醇。对于疱疹病毒引起的脑膜炎,应用阿昔洛韦抗病毒治疗可明显缩短病程和缓解症状,目前针对肠道病毒感染临床上使用或试验性使用的药物有人免疫球蛋白和抗微小核糖核酸病毒药物普来可那立。

五、护理评估

(一)健康史
发病前有无发热及感染史(呼吸道、消化道)。

(二)症状
发热、头痛、呕吐、食欲缺乏、腹泻、乏力、皮疹等。

(三)身体状况
(1)生命体征及意识,尤其是体温及意识状态。
(2)头痛:头痛部位、性质、有无逐渐加重及突然加重,脑膜刺激征是否阳性。
(3)呕吐:呕吐物性质、量、频率,是否为喷射样呕吐。
(4)其他症状:有无人格改变、共济失调、偏瘫、偏盲、皮疹。

(四)心理状况
(1)有无焦虑、恐惧等情绪。
(2)疾病对生活、工作有无影响。

六、护理诊断/问题

(一)体温过高
与感染的病原有关。

(二)意识障碍
与高热、颅内压增高引起的脑膜刺激征及脑疝形成有关。

(三)有误吸的危险
与脑部病变引起的脑膜刺激征及吞咽困难有关。

(四)有受伤的危险
与脑部皮质损伤引起的癫痫发作有关。

(五)营养失调,低于机体需要量
与高热、吞咽困难、脑膜刺激征所致的入量不足有关。

(六)生活自理能力缺陷
与昏迷有关。

(七)有皮肤完整性受损的危险

与昏迷抽搐有关。

(八)语言沟通障碍

与脑部病变引起的失语、精神障碍有关。

(九)思维过程改变

与脑部损伤所致的智能改变、精神障碍有关。

七、护理措施

(一)高热的护理

(1)注意观察患者发热的热型及相伴的全身中毒症状的程度,根据体温高低定时监测其变化,并给予相应的护理。

(2)患者在寒战期及时给予增加衣被保暖;在高热期则给予减少衣被,增加其散热。患者的内衣以棉制品为宜,且不宜过紧,应勤洗勤换。

(3)在患者头、颈、腋窝、腹股沟等大血管走行处放置冰袋,及时给予物理降温,30分钟后测量降温后的效果。

(4)当物理降温无效、患者持续高热时,遵医嘱给予降温药物。给予药物降温后特别是有昏迷的患者,要观察其神志、瞳孔、呼吸、血压的变化。

(5)做好基础护理,使患者身体舒适;做好皮肤护理,防止降温后大量出汗带来的不适;给予患者口腔护理,以减少高热导致口腔分泌物减少引起的口唇干裂、口干、舌苔,以及呕吐、口腔残留食物引起的口臭带来的不适感及舌尖、牙龈炎等感染;给予会阴部护理,保持其清洁,防止卧床所致的泌尿系统感染;床单位清洁、干燥、无异味。

(6)患者的饮食应以清淡为宜,给予细软、易消化、高热量、高维生素、高蛋白、低脂肪饮食。鼓励患者多饮水、多吃水果和蔬菜。意识障碍不能经口进食者及时给予鼻饲,并计算患者每公斤体重所需的热量,配置合适的鼻饲饮食。

(7)保持病室安静舒适,空气清新,室温18～22 ℃,湿度50%～60%适宜。避免噪声,以免加重患者因发热引起的躁动不安、头痛及精神方面的不适感。降低室内光线亮度或给患者戴眼罩,减轻因光线刺激引起的燥热感。

(二)病情观察

(1)严密观察患者的意识状态,维持患者的最佳意识水平。严密观察病情变化,包括意识、瞳孔、血压、呼吸、体温等生命体征的变化,结合其伴随症状,正确判断、准确识别因智能障碍引起的表情呆滞、反应迟钝,或因失语造成的不能应答,或因高热引起的精神萎靡,或因颅内压高所致脑疝引起的嗜睡、昏睡、昏迷,应及时并准确地反馈给医师,以利于患者得到恰当的救治。

(2)按时给予脱水降颅内压的药物,以减轻脑水肿引起的头痛、恶心、呕吐等脑膜刺激征,防止脑疝的发生。

(3)注意补充液体,准确记录24小时出入量,防止低血容量性休克而加重脑缺氧。

(4)定时翻身、叩背、吸痰,及时清理口鼻呼吸道分泌物,保持呼吸道通畅,防止肺部感染。

(5)给予鼻导管吸氧或贮氧面罩吸氧,保证脑组织氧的供给,降低脑组织氧代谢。

(6)避免噪声、强光刺激,减少癫痫发作,减少脑组织损伤,维护患者意识的最佳状态。

（三）精神症状的护理

（1）密切观察患者的行为，每天主动与患者交谈，关心其情绪，及时发现有无暴力行为和自杀倾向。

（2）减少环境刺激，避免引起患者恐惧。

（3）注意与患者沟通交流和护理操作技巧，减少不良语言和护理行为的刺激，避免患者意外事件的发生：①在与患者接触时保持安全距离，以防暴力行为患者的伤害。②在与患者交流时注意表情，声音要低，语速要慢，避免使患者感到恐惧，从而增加患者对护士的信任。③运用顺应性语言劝解患者接受治疗护理，当患者焦虑或拒绝时，除特殊情况外，可等其情绪稳定后再处理。④每天集中进行护理操作，避免反复的操作引起患者的反感或激惹患者的情绪。⑤当遇到患者有暴力行为的倾向时，要保持沉着、冷静的态度，切勿大叫，以免使患者受到惊吓后产生恐惧，引发攻击行为而伤害他人。

（4）当患者烦躁不安或暴力行为不可控时，及时给予适当约束，以协助患者缓和情绪，减轻或避免意外事件的发生。约束患者时应注意以下几点：①约束患者前一定要向患者家属讲明约束的必要性，医师病程和护理记录要详细记录，必要时签知情同意书，在患者情绪稳定的情况下也应向家属讲明约束原因。②约束带应固定在患者手不可触及的地方。约束时注意患者肢体的姿势，维持肢体功能性位置，约束带松紧度适宜，注意观察被约束肢体的肤色和活动度。③长时间约束至少每 2 小时松解约束 5 分钟。必要时改变患者体位，协助肢体被动运动。若患者情况不允许，则每隔一段时间轮流松绑肢体。④患者在约束期间家属或专人陪伴，定时巡视病房，并保证患者在护理人员的视线之内。

（四）用药护理

（1）遵医嘱使用抗病毒药物，静脉给药注意保持静脉通路通畅，做好药物不良反应宣教，注意观察患者有无谵妄、震颤、皮疹、血尿，定期抽血监测肝肾功能。

（2）使用甘露醇等脱水降颅内压的药物，应保证输液快速滴注，并观察皮肤情况，药液有无外渗，准确记录出入量。

（3）使用镇静、抗癫痫药物，要观察药效及药物不良反应，定期抽血，监测血药浓度。

（4）使用退热药物，注意及时补充水分，观察血压情况，预防休克。

（五）心理护理

（1）要做好患者心理护理，介绍有关疾病知识，鼓励患者配合医护人员的治疗，树立战胜疾病的信心，减轻恐惧、焦虑、抑郁等不良情绪，以促进疾病康复。

（2）对有精神症状的患者，给予家属帮助，做好患者生活护理，减少家属的焦虑。

（六）健康教育

（1）指导患者和家属养成良好的卫生习惯。

（2）加强体质锻炼，增强抵抗疾病的能力。

（3）注意休息，避免感冒，定期复查。

（4）指导患者服药。

（满琳琳）

第六节　急性脊髓炎

一、概述

脊髓炎是指由于感染或毒素侵及脊髓所致的疾病,更因其在脊髓的病变常为横贯性,故亦称横贯性脊髓炎。

二、病因

脊髓炎不是一个独立的疾病,它可由许多不同的病因所引起,主要包括感染与毒素两类。

(一)感染

感染是引致脊髓炎的主要原因之一。可以是原发的,亦可以为继发的。原发性者最为多见,即指由于病毒所引致的急性脊髓炎而言。继发性者为起病于急性传染病,如麻疹、猩红热、白喉、流行性感冒、丹毒、水痘、肺炎、心内膜炎、淋病与百日咳等病的病程中,疫苗接种后或泌尿系统慢性感染性疾病时。

(二)毒素

无论外源毒素或内源毒素,当作用于脊髓时均可引致脊髓炎。较为常见可能引起脊髓炎的外源毒素有下列几种:一氧化碳中毒、二氧化碳中毒、脊髓麻醉与蛛网膜下腔注射药物等。脊髓炎亦偶可发生妊娠或产后期。

三、病理

脊髓炎的病理改变,主要在脊髓本身。

(一)急性期

脊髓肿胀、充血、发软、灰质与白质界限不清。镜检则可见细胞浸润,小量出血,神经胶质增生,血管壁增厚,神经细胞和纤维变性改变。

(二)慢性期

脊髓萎缩、苍白、发硬,镜检则可见神经细胞和纤维消失,神经胶质纤维增生。

四、临床表现

病毒所致的急性脊髓炎多见于青壮年,散在发病。起病较急,一般多有轻度前驱症状,如低热、全身不适或上呼吸道感染的症状,脊髓症状急骤发生。可有下肢的麻木与麻刺感,背痛并放射至下肢或围绕躯体的束带状感觉等,一般持续一或两日(罕有持续数小时者),长者可至1周,即显现脊髓横贯性损害症状。因脊髓横贯性损害可为完全性者,亦可为不完全性者,同时因脊髓罹患部位的不同,故其症状与体征亦各异。胸髓最易罹患,因胸髓最长与循环功能不全之故,按照脊髓罹患节段,分别论述其症状与体征如下。

(一)胸髓

胸髓脊髓炎患者的最初症状为下肢肌力弱,可迅速进展而成完全性瘫痪。病之早期,瘫痪为弛缓性者,此时肌张力低下,浅层反射与深层反射消失,病理反射不能引出,是谓脊髓休克,为痉挛性截瘫。与此同时出现膀胱与直肠的麻痹,故初为尿与大便潴留,其后为失禁。因病变的横贯性,故所有感觉束皆受损,因此病变水平下的各种感觉皆减退或消失。感觉障碍的程度,决定于病变的严重度。瘫痪的下肢可出现血管运动障碍,如水肿与少汗或无汗。阴茎异常搏起偶可见到。

由于感觉消失,营养障碍与污染,故褥疮常发生于骶部,股骨粗隆,足跟等骨骼隆起处。

（二）颈髓

颈髓脊髓炎患者,弛缓性瘫痪见于上肢,而痉挛性瘫痪见于下肢。感觉障碍在相应的颈髓病变水平下,病变若在高段颈髓（C_3、C_4）则为完全性痉挛性四肢瘫痪且并有膈肌瘫痪,可出现呼吸麻痹,并有高热,可导致死亡。

（三）腰骶髓

严重的腰骶髓脊髓炎呈现下肢的完全性弛缓性瘫痪,明显的膀胱与直肠功能障碍,下肢腱反射消失,其后肌肉萎缩。

五、实验室检查

血液中白细胞数增多,尤以中性多形核者为甚。脑脊髓液压力可正常,除个别急性期脊髓水肿严重者外,一般无椎管阻塞现象。脑脊髓液外观无色透明,白细胞数可增高,主要为淋巴细胞,蛋白质含量增高、糖与氯化物含量正常。

六、诊断与鉴别诊断

确定脊髓炎的部位与病理诊断并不困难,其特点包括起病急骤,有前驱症状,迅即发生的脊髓横贯性损害症状与体征及脑脊髓液的异常等。但欲确定病因则有时不易,详细的病史非常重要,例如起病前不久曾疫苗接种,则其脊髓炎极可能与之有关。

本病需与急性硬脊膜外脓肿,急性多发性神经根神经炎,视神经脊髓炎和脊髓瘤相鉴别。

七、治疗

（1）一切脊髓炎患者在急性期皆应绝对卧床休息。急性期可应用糖皮质激素,如氢化可的松100～200 mg或地塞米松5～10 mg静脉滴注,1天1次,连续10天,以后改为口服泼尼松,已有并发感染或为预防感染,可选用适当的抗生素,并应加用维生素 B_1、维生素 B_{12} 等。

（2）有呼吸困难者应注意呼吸道通畅,勤翻身,定时拍背,务使痰液尽量排出,如痰不能咳出或有分泌物储积,可行气管切开。

（3）必须采取一切措施预防褥疮的发生,患者睡衣与被褥必须保持清洁、干燥、柔软且无任何皱褶。骶部应置于裹有白布的橡皮圈上,体位应定时变换,受压部分的皮肤亦应涂擦滑石粉。若褥疮已发生,可局部应用氧化锌粉、代马妥或鞣酸软膏。

（4）尿潴留时应使用留置导尿管,每3～4小时放尿一次,每天应以3％硼酸或1％呋喃西林或者1％高锰酸钾液,每次250 mL冲洗灌注,应停留0.5小时再放出,每天冲洗1～2次,一有功能恢复迹象时则应取去导尿管,训练患者自动排尿。

（5）便秘时应在食物中增加蔬菜,给予缓泻剂,必要时灌肠。

（6）急性期时应注意避免屈曲性截瘫的发生以及注意足下垂的预防,急性期后应对瘫痪肢进行按摩、全关节的被动运动与温浴,可改善局部血液循环与防止挛缩。急性期后仍为弛缓性瘫痪时,可应用平流电治疗。

八、护理

(一)评估要点

1.一般情况

了解患者起病的方式、缓急;有无接种疫苗、病毒感染史;有无受凉、过劳、外伤等明显的诱因和前驱症状。评估患者的生命体征有无改变,了解对疾病的认识。

2.专科情况

(1)评估患者是否存在呼吸费力、吞咽困难和构音障碍。

(2)评估患者感觉障碍的部位、类型、范围及性质。观察双下肢麻木、无力的范围和持续时间;了解运动障碍的性质、分布、程度及伴发症状。评估运动和感觉障碍的平面是否上升。

(3)评估排尿情况:观察排尿的方式、次数与量,了解膀胱是否膨隆。区分是尿潴留还是充溢性尿失禁。

(4)评估皮肤的情况:有无皮肤破损、发红等。

3.实验室及其他检查

(1)肌电图是否呈失神经改变;下肢体感诱发电位及运动诱发电位是否异常。

(2)脊髓 MRI 是否有典型的改变,即病变部位脊髓增粗。

(二)护理诊断

1.躯体移动障碍

与脊髓病变所致截瘫有关。

2.排尿异常

与自主神经功能障碍有关。

3.低效性呼吸形态

与高位脊髓病变所致呼吸肌麻痹有关。

4.感知改变

与脊髓病变、感觉传导通路受损有关。

5.潜在并发症

压疮、肺炎、泌尿系统感染。

(三)护理措施

1.心理护理

双下肢麻木、无力易引起患者情绪紧张,护理人员应给予安慰,向患者及家属讲解疼痛过程。教会患者分散注意力的方法,如听音乐、看书。多与患者进行沟通,树立战胜疾病的信心,提高疗效。

2.病情观察

(1)监测生命体征:如血压偏低、心率慢、呼吸慢、血氧饱和度低、肌张力低,立即报告医师,同时建立静脉通道,每15分钟监测生命体征1次,直至正常。

(2)观察双下肢麻木、无力的范围、持续时间。

(3)监测血常规、脑脊液中淋巴细胞及蛋白、肝功能、肾功能情况,并准确记录。

3.皮肤护理

每1~2小时翻身1次,并观察受压部位皮肤情况。保持皮肤清洁、干燥,床单柔软、平坦、舒适,受压部位皮肤用软枕、海绵垫悬空,防止压疮形成。保持肢体的功能位置,定时活动,防止关节挛缩和畸形,避免屈曲性痉挛的发生。

4.饮食护理

饮食上给予清淡、易消化、营养丰富的食物,新鲜的瓜果和蔬菜,如苹果、梨、香蕉、冬瓜、木耳等,避免辛辣刺激性强和油炸食物。

5.预防并发症

(1)预防压疮,做到"七勤"。如已发生压疮,应积极换药治疗。

(2)做好便秘、尿失禁、尿潴留的护理,防治尿路感染。

(3)注意保暖,避免受凉。经常拍背,帮助排痰,防止坠积性肺炎。

(四)应急措施

如患者出现呼吸费力、呼吸动度减小、呼吸浅慢、发绀、吞咽困难时,即刻给予清理呼吸道,吸氧,建立人工气道,应用简易呼吸器进行人工捏球辅助呼吸,有条件者给予呼吸机辅助呼吸;建立静脉液路,按医嘱给予抢救用药,必要时行气管插管或气管切开。

(五)健康教育

1.入院教育

(1)鼓励患者保持良好的心态,关心、体贴、尊重患者,树立战胜疾病的信心。

(2)告知本病的治疗、护理及预后等相关知识。

(3)病情稳定后及早开始瘫痪肢体的功能锻炼。

2.住院教育

(1)指导患者按医嘱正确服药,告知药物的不良反应与服药注意事项。

(2)给予高热量、高蛋白、高维生素饮食,多吃酸性及纤维素丰富的食物,少食胀气食物。

(3)告知患者及家属膀胱充盈的表现及尿路感染的表现,鼓励多饮水,2 500~3 000 mL/d,保持会阴部清洁。保持床单位及衣物整洁、干燥。

(4)指导患者早期进行肢体的被动与主动运动。

3.出院指导

(1)坚持肢体的功能锻炼和日常生活动作的训练,忌烟酒,做力所能及的家务和工作,促进功能恢复。

(2)患者出院后,继续遵医嘱服药。

(3)定期门诊复查,一旦发现肢体麻木、乏力、四肢瘫痪等情况,立即就医。

(满琳琳)

第五章

呼吸内科护理

第一节 急性上呼吸道感染

一、概述

(一)疾病概述

急性上呼吸道感染简称上感,为外鼻孔至环状软骨下缘包括鼻腔、咽或喉部急性炎症的概称。主要病原体是病毒,少数是细菌,免疫功能低下者易感。通常病情较轻、病程短、可自愈,预后良好。但由于发病率高,不仅影响工作和生活,有时还可伴有严重并发症,并具有一定的传染性,应积极防治。

多发于冬春季节,多为散发,且可在气候突变时小规模流行。主要通过患者喷嚏和含有病毒的飞沫经空气传播,或经污染的手和用具接触传播。可引起上感的病原体大多为自然界中广泛存在的多种类型病毒,同时健康人群亦可携带,且人体对其感染后产生的免疫力较弱、短暂,病毒间也无交叉免疫,故可反复发病。

(二)相关病理生理

组织学上可无明显病理改变,亦可出现上皮细胞的破坏。可有炎症因子参与发病,使上呼吸道黏膜血管充血和分泌物增多,伴单核细胞浸润,浆液性及黏液性炎性渗出。继发细菌感染者可有中性粒细胞浸润及脓性分泌物。

(三)急性上呼吸道感染的病因与诱因

1.基本病因

急性上感有 70%～80%由病毒引起,包括鼻病毒、冠状病毒、腺病毒、流感和副流感病毒以及呼吸道合胞病毒、埃可病毒和柯萨奇病毒等。另有 20%～30%的上感为细菌引起,可单纯发生或继发于病毒感染之后发生,以口腔定植菌溶血性链球菌为多见,其次为流感嗜血杆菌、肺炎链球菌和葡萄球菌等,偶见革兰阴性杆菌。

2.常见诱因

淋雨、受凉、气候突变、过度劳累等可降低呼吸道局部防御功能,致使原存的病毒或细菌迅速繁殖,或者直接接触含有病原体的患者喷嚏、空气以及污染的手和用具诱发本病。老幼体弱,免疫功能低下或有慢性呼吸道疾病如鼻窦炎、扁桃体炎者更易发病。

(四)临床表现

临床表现有以下几种类型。

1.普通感冒

普通感冒俗称"伤风",又称急性鼻炎或上呼吸道卡他,为病毒感染引起。起病较急,主要表现为鼻部症状,如打喷嚏、鼻塞、流清水样鼻涕,也可表现为咳嗽、咽干、咽痒或烧灼感,甚至鼻后滴漏感。咽干、咳嗽和鼻后滴漏与病毒诱发的炎症介质导致的上呼吸道传入神经高敏状态有关。2~3天后鼻涕变稠,可伴咽痛、头痛、流泪、味觉迟钝、呼吸不畅、声嘶等,有时由于咽鼓管炎致听力减退。严重者有发热、轻度畏寒和头痛等。体检可见鼻腔黏膜充血、水肿、有分泌物,咽部可为轻度充血。一般经5~7天痊愈,伴并发症者可致病程迁延。

2.急性病毒性咽炎和喉炎

由鼻病毒、腺病毒、流感病毒、副流感病毒以及肠病毒、呼吸道合胞病毒等引起。临床表现为咽痒和灼热感,咽痛不明显。咳嗽少见。急性喉炎多为流感病毒、副流感病毒及腺病毒等引起,临床表现为明显声嘶、讲话困难、可有发热、咽痛或咳嗽,咳嗽时咽喉疼痛加重。体检可见喉部充血、水肿,局部淋巴结轻度肿大和触痛,有时可闻及喉部的喘息声。

3.急性疱疹性咽峡炎

多由柯萨奇病毒A引起,表现为明显咽痛、发热,病程约为一周。查体可见咽部充血,软腭、腭垂、咽及扁桃体表面有灰白色疱疹及浅表溃疡,周围伴红晕。多发于夏季,多见于儿童,偶见于成人。

4.急性咽结膜炎

主要由腺病毒、柯萨奇病毒等引起。表现为发热、咽痛、畏光、流泪、咽及结膜明显充血。病程4~6天,多发于夏季,由游泳传播,儿童多见。

5.急性咽扁桃体炎

病原体多为溶血性链球菌,其次为流感嗜血杆菌、肺炎链球菌、葡萄球菌等。起病急,咽痛明显、伴发热、畏寒,体温可达39℃以上。查体可发现咽部明显充血,扁桃体肿大、充血,表面有黄色脓性分泌物。有时伴有领下淋巴结肿大、压痛,而肺部查体无异常体征。

(五)辅助检查

1.血液学检查

因多为病毒性感染,白细胞计数常正常或偏低,伴淋巴细胞比例升高。细菌感染者可有白细胞计数与中性粒细胞增多和核左移现象。

2.病原学检查

因病毒类型繁多,且明确类型对治疗无明显帮助,一般无需明确病原学检查。需要时可用免疫荧光法、酶联免疫吸附法、血清学诊断或病毒分离鉴定等方法确定病毒的类型。细菌培养可判断细菌类型并做药物敏感试验以指导临床用药。

(六)主要治疗原则

由于目前尚无特效抗病毒药物,以对症处理为主,同时戒烟、注意休息、多饮水、保持室内空气流通和防治继发细菌感染。对有急性咳嗽、鼻后滴漏和咽干的患者应给予伪麻黄碱治疗以减轻鼻部充血,亦可局部滴鼻应用。必要时适当加用解热镇痛类药物。

(七)药物治疗

1.抗菌药物治疗

目前已明确普通感冒无需使用抗菌药物。除非有白细胞计数升高、咽部脓苔、咳黄痰和流鼻涕等细菌感染证据,可根据当地流行病学史和经验用药,可选口服青霉素、第一代头孢菌素、大环内酯类或喹诺酮类。

2.抗病毒药物治疗

由于目前有滥用造成流感病毒耐药现象,所以如无发热,免疫功能正常,发病超过2天一般无需应用。对于免疫缺陷患者,可早期常规使用。利巴韦林和奥司他韦有较广的抗病毒谱,对流感病毒、副流感病毒和呼吸道合胞病毒等有较强的抑制作用,可缩短病程。

二、护理评估

(一)病因评估

主要评估患者健康史和发病史,是否有受凉感冒史。对流行性感冒者,应详细询问患者及家属的流行病史,以有效控制疾病进展。

(二)一般评估

1.生命体征

患者体温可正常或发热;有无呼吸频率加快或节律异常。

2.患者主诉

有无鼻塞、流涕、咽干、咽痒、咽痛、畏寒、发热、咳嗽、咳痰、声嘶、畏光、流泪、眼痛等症状。

3.相关记录

体温、痰液颜色、性状和量等记录结果。

(三)身体评估

1.视诊

咽喉部有无充血;鼻腔黏膜有无充血、水肿及分泌物情况;扁桃体有无充血、肿大(肿大扁桃体的分度),有无黄色脓性分泌物;眼结膜有无充血等情况。

2.触诊

有无颌下、耳后等头颈部部位浅表淋巴结肿大,肿大淋巴结有无触痛。

3.听诊

有无异常呼吸音;双肺有无干、湿啰音。

(四)心理-社会评估

患者在疾病治疗过程中的心理反应与需求,家庭及社会支持情况,引导患者正确配合疾病的治疗与护理。

(五)辅助检查结果评估

1.血常规检查

有无白细胞计数降低或升高、有无淋巴细胞比值升高、有无中性粒细胞升高及核左移等。

2.胸部X线检查

有无肺纹理增粗、炎性浸润影等。

3.痰培养

有无细菌生长,药敏试验结果如何。

(六)治疗常用药效果的评估

对于呼吸道病毒感染,尚无特异的治疗药物。一般以对症处理为主,辅以中医治疗,并防治继发细菌感染。

三、主要护理诊断/问题

(一)舒适受损

鼻塞、流涕、咽痛、头痛与病毒、细菌感染有关。

(二)体温过高

与病毒、细菌感染有关。

四、护理措施

(一)病情观察

观察生命体征及主要症状,尤其是体温、咽痛、咳嗽等的变化。高热者联合使用物理降温与药物降温,并及时更换汗湿衣物。

(二)环境与休息

保持室内温、湿度适宜和空气流通,症状轻者应适当休息,病情重者或年老者卧床休息为主。

(三)饮食

选择清淡、富含维生素、易消化的食物,并保证足够热量。发热者应适当增加饮水量。

(四)口腔护理

进食后漱口或按时给予口腔护理,防止口腔感染。

(五)防止交叉感染

注意隔离患者,减少探视,以避免交叉感染。指导患者咳嗽时应避免对着他人。患者使用过的餐具、痰盂等用品应按规定及时消毒。

(六)用药护理

遵医嘱用药且注意观察药物的不良反应。为减轻马来酸氯苯那敏或苯海拉明等抗过敏药的头晕、嗜睡等不良反应,宜指导患者在临睡前服用,并告知驾驶员和高空作业者应避免使用。

(七)健康教育

1.疾病预防指导

生活规律、劳逸结合、坚持规律且适当的体育运动,以增强体质,提高抗寒能力和机体的抵抗力。保持室内空气流通,避免受凉、过度疲劳等感染的诱发因素。在高发季节少去人群密集的公共场所。

2.疾病知识指导

指导患者采取适当的措施避免疾病传播,防止交叉感染。患病期间注意休息,多饮水并遵医嘱用药。出现下列情况应及时应诊。

3.预防感染的措施

注意保暖,防止受凉,尤其是要避免呼吸道感染。

4.就诊的指标

告诉患者如果出现下列情况应及时到医院就诊。

(1)经药物治疗症状不缓解。

(2)出现耳鸣、耳痛、外耳道流脓等中耳炎症状。

(3)恢复期出现胸闷、心悸、眼睑水肿、腰酸或关节疼痛。

五、护理效果评估

(1)患者自觉症状好转(鼻塞、流涕、咽部不适感、发热、咳嗽咳痰等症状减轻)。

(2)患者体温恢复正常。

(3)身体评估。①视诊:患者咽喉部充血减轻;鼻腔黏膜充血、水肿减轻情况;扁桃体无充血、肿大程度减轻,无脓性分泌物;眼结膜无充血等情况。②听诊:患者无异常呼吸音;双肺无干、湿啰音。

(杨丽丽)

第二节　急性气管-支气管炎

一、概述

(一)疾病概述

急性气管-支气管炎是由生物、物理、化学刺激或过敏等因素引起的急性气管-支气管黏膜炎症。多为散发,无流行倾向,年老体弱者易感。临床症状主要为咳嗽和咳痰。常发生于寒冷季节或气候突变时。也可由急性上呼吸道感染迁延不愈所致。

(二)相关病理生理

由病原体、吸入冷空气、粉尘、刺激性气体或因吸入致敏原引起气管-支气管急性炎症反应。其共同的病理表现为气管、支气管黏膜充血水肿,淋巴细胞和中性粒细胞浸润;同时可伴纤毛上皮细胞损伤,脱落;黏液腺体肥大增生。合并细菌感染时,分泌物呈脓性。

(三)急性气管-支气管炎的病因与诱因

病原体导致的感染是最主要病因,过度劳累、受凉、年老体弱是常见诱因。

1.病原体

病原体与上呼吸道感染类似。常见病毒为腺病毒、流感病毒(甲、乙)、冠状病毒、鼻病毒、单纯疱疹病毒、呼吸道合胞病毒和副流感病毒。常见细菌为流感嗜血杆菌、肺炎链球菌、卡他莫拉菌等,近年来衣原体和支原体感染明显增加,在病毒感染的基础上继发细菌感染亦较多见。

2.物理、化学因素

冷空气、粉尘、刺激性气体或烟雾(如二氧化硫、二氧化氮、氨气、氯气等)的吸入,均可刺激气管-支气管黏膜引起急性损伤和炎症反应。

3.变态反应

常见的吸入致敏原包括花粉、有机粉尘、真菌孢子、动物毛皮排泄物;或对细菌蛋白质的过敏,钩虫、蛔虫的幼虫在肺内的移行均可引起气管-支气管急性炎症反应。

(四)临床表现

临床主要表现为咳嗽咳痰。一般起病较急,通常全身症状较轻,可有发热。初为干咳或少量

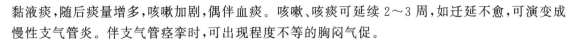

黏液痰,随后痰量增多,咳嗽加剧,偶伴血痰。咳嗽、咳痰可延续 2～3 周,如迁延不愈,可演变成慢性支气管炎。伴支气管痉挛时,可出现程度不等的胸闷气促。

(五)辅助检查

1.血液检查

病毒感染时,血常规检查白细胞计数多正常;细菌感染较重时,白细胞计数和中性粒细胞计数增高。红细胞沉降率检查可有红细胞沉降率加快。

2.胸部 X 线检查

多无异常,或仅有肺纹理的增粗。

3.痰培养

细菌或支原体衣原体感染时,可明确病原体;药物敏感试验可指导临床用药。

(六)治疗要点

1.对症治疗

咳嗽无痰或少痰,可用右美沙芬、喷托维林(咳必清)镇咳。咳嗽有痰而不易咳出,可选用盐酸氨溴索、溴己新(必嗽平),桃金娘油提取物化痰,也可雾化帮助祛痰。较为常用的为兼顾止咳和化痰的棕色合剂,也可选用中成药止咳祛痰。发生支气管痉挛时,可用平喘药如茶碱类、β_2 受体激动剂等。发热可用解热镇痛药对症处理。

2.抗菌药物治疗

有细菌感染证据时应及时使用。可以首选新大环内酯类、青霉素类,亦可选用头孢菌素类或喹诺酮类等药物。多数患者口服抗菌药物即可,症状较重者可经肌内注射或静脉滴注给药,少数患者需要根据病原体培养结果指导用药。

3.一般治疗

多休息,多饮水,避免劳累。

二、护理评估

(一)病因评估

主要评估患者健康史和发病史,近期是否有受凉、劳累、是否有粉尘过敏史、是否有吸入冷空气或刺激性气体史。

(二)一般评估

1.生命体征

患者体温可正常或发热;有无呼吸频率加快或节律异常。

2.患者主诉

有无发热、咳嗽、咳痰、喘息等症状。

3.相关记录

体温、痰液颜色、性状和量等情况。

(三)身体评估

听诊有无异常呼吸音;有无双肺呼吸音变粗,两肺可否闻及散在的干、湿啰音,湿啰音部位是否固定,咳嗽后湿啰音是否减少或消失。有无闻及哮鸣音。

(四)心理-社会评估

患者在疾病治疗过程中的心理反应与需求,家庭及社会支持情况,引导患者正确配合疾病的治疗与护理。

(五)辅助检查结果评估

1.血液检查

有无白细胞总数和中性粒细胞百分比升高,有无红细胞沉降率加快。

2.胸部 X 线检查

有无肺纹理增粗。

3.痰培养

有无致病菌生长,药敏试验结果如何。

(六)治疗常用药效果的评估

1.应用抗生素的评估要点

(1)记录每次给药的时间与次数,评估有无按时,按量给药,是否足疗程。

(2)评估用药后患者发热、咳嗽、咳痰等症状有否缓解。

(3)评估用药后患者是否出现皮疹、呼吸困难等变态反应。

(4)评估用药后患者有无较明显的恶心、呕吐、腹泻等不良反应。

2.应用止咳祛痰剂效果的评估

(1)记录每次给药的时间与次量。

(2)评估用祛痰剂后患者痰液是否变稀,是否较易咳出。

(3)评估用止咳药后,患者咳嗽频繁是否减轻,夜间睡眠是否改善。

3.应用平喘药后效果的评估

(1)记录每次给药的时间与量。

(2)评估用药后,患者呼吸困难是否减轻,听诊哮鸣音有否消失。

(3)如应用氨茶碱时间较长,需评估有无茶碱中毒表现。

三、主要护理诊断/问题

(一)清理呼吸道无效

与呼吸道感染、痰液黏稠有关。

(二)气体交换受损

与过敏、炎症引起支气管痉挛有关。

四、护理措施

(一)病情观察

观察生命体征及主要症状,尤其咳嗽,痰液的颜色、性质、量等的变化;有无呼吸困难与喘息等表现;监测体温情况。

(二)休息与保暖

急性期应减少活动,增加休息时间,室内空气新鲜,保持适宜的温度和湿度。

(三)保证充足的水分及营养

鼓励患者多饮水,必要时由静脉补充。给予易消化营养丰富的饮食,发热期间进食流质或半流质食物为宜。

（四）保持口腔清洁

由于患者发热、咳嗽、痰多且黏稠、咳嗽剧烈时可引起呕吐，故要保持口腔卫生，以增加舒适感，增进食欲，促进毒素的排泄。

（五）发热护理

热度不高不需特殊处理，高热时要采取物理降温或药物降温措施。

（六）保持呼吸道通畅

观察呼吸道分泌物的性质及能否有效地咳出痰液，指导并鼓励患者有效咳嗽；若为细菌感染所致，按医嘱使用敏感的抗生素。若痰液黏稠，可采用超声雾化吸入或蒸气吸入稀释分泌物；对于咳嗽无力的患者，宜经常更换体位，拍背，使呼吸道分泌物易于排出，促进炎症消散。

（七）给氧与解痉平喘

有咳喘症状者可给予氧气吸入或按医嘱采用雾化吸入平喘解痉剂，严重者可口服。

（八）健康教育

1.疾病预防指导

预防急性上呼吸道感染的诱发因素。增强体质，可选择合适的体育活动，如健康操、太极拳、跑步等，可进行耐寒训练，如冷水洗脸、冬泳等。

2.疾病知识指导

患病期间增加休息时间，避免劳累；饮食宜清淡、富含营养；按医嘱用药。

3.就诊指标

如2周后症状仍持续应及时就诊。

五、护理效果评估

（1）患者自觉症状好转（咳嗽咳痰、喘息、发热等症状减轻）。

（2）患者体温恢复正常。

（3）患者听诊时双肺有无闻及干、湿啰音。

（杨丽丽）

第三节 肺　炎

一、概述

肺炎是指终末气道、肺泡和肺间质的炎症，可由病原微生物、理化因素、免疫损伤、过敏及药物所致。细菌性肺炎是最常见的肺炎。也是最常见的感染性疾病之一。尽管新的强效抗生素不断投入应用，但其发病率和病死率仍很高，其原因可能有社会人口老龄化、吸烟人群的低龄化、伴有基础疾病、免疫功能低下，加之病原体变迁、医院获得性肺炎发病率增加、病原学诊断困难、抗生素的不合理使用导致细菌耐药性增加和部分人群贫困化加剧等因素有关。

（一）分类

肺炎可按解剖、病因或患病环境加以分类。

1.解剖分类

(1)大叶性(肺泡性)肺炎:为肺实质炎症,通常并不累及支气管。病原体先在肺泡引起炎症,经肺泡间孔(Cohn)向其他肺泡扩散,导致部分或整个肺段、肺叶发生炎症改变。致病菌多为肺炎链球菌。

(2)小叶性(支气管)肺炎:指病原体经支气管入侵,引起细支气管、终末细支气管和肺泡的炎症。病原体有肺炎链球菌、葡萄球菌、病毒、肺炎支原体以及军团菌等。常继发于其他疾病,如支气管炎、支气管扩张、上呼吸道病毒感染以及长期卧床的危重患者。

(3)间质性肺炎:以肺间质炎症为主,病变累及支气管壁及其周围组织,有肺泡壁增生及间质水肿。可由细菌、支原体、衣原体、病毒或肺孢子菌等引起。

2.病因分类

(1)细菌性肺炎:如肺炎链球菌、金黄色葡萄球菌、甲型溶血性链球菌、肺炎克雷伯杆菌、流感嗜血杆菌、铜绿假单胞菌、棒状杆菌、梭形杆菌等引起的肺炎。

(2)非典型病原体所致肺炎:如支原体、军团菌和衣原体等。

(3)病毒性肺炎:如冠状病毒、腺病毒、呼吸道合胞病毒、流感病毒、麻疹病毒、巨细胞病毒、单纯疱疹病毒等。

(4)真菌性肺炎:如白念珠菌、曲霉、放射菌等。

(5)其他病原体所致的肺炎:如立克次体(如 Q 热立克次体)、弓形虫(如鼠弓形虫)、寄生虫(如肺包虫、肺吸虫、肺血吸虫)等。

(6)理化因素所致的肺炎:如放射性损伤引起的放射性肺炎、胃酸吸入、药物等引起的化学性肺炎等。

3.患病环境分类

由于病原学检查阳性率低,培养结果滞后,病因分类在临床上应用较为困难,目前多按肺炎的获得环境分成两类,有利于指导经验治疗。

(1)社区获得性肺炎(community acquired pneumonia,CAP)是指在医院外罹患的感染性肺实质炎症,也称院外肺炎,包括具有明确潜伏期的病原体感染而在入院后平均潜伏期内发病的肺炎。常见致病菌为肺炎链球菌、流感嗜血杆菌、卡他莫拉菌和非典型病原体。

(2)医院获得性肺炎(hospital acquired pneumonia,HAP)简称医院内肺炎,是指患者入院时既不存在、也不处于潜伏期,而于入院 48 小时后在医院(包括老年护理院、康复院等)内发生的肺炎,也包括出院后 48 小时内发生的肺炎。无感染高危因素患者的常见病原体依次为肺炎链球菌、流感嗜血杆菌、金黄色葡萄球菌、铜绿假单胞菌、大肠埃希菌、肺炎克雷伯杆菌等;有感染高危因素患者的常见病原体依次为金黄色葡萄球菌、铜绿假单胞菌、肠杆菌属、肺炎克雷伯杆菌等。

(二)病因及发病机制

正常的呼吸道免疫防御机制(支气管内黏液-纤毛运载系统、肺泡巨噬细胞防御的完整性等)使气管隆凸以下的呼吸道保持无菌。肺炎的发生主要由病原体和宿主两个因素决定。如果病原体数量多、毒力强和/或宿主呼吸道局部和全身免疫防御系统损害,即可发生肺炎。病原体可通过空气吸入、血行播散、邻近感染部位蔓延、上呼吸道定植菌的误吸引起社区获得性肺炎。医院获得性肺炎还可通过误吸胃肠道的定植菌(胃食管反流)和通过人工气道吸入环境中的致病菌引起。

二、肺炎链球菌肺炎

肺炎链球菌肺炎或称肺炎球菌肺炎,是由肺炎链球菌或称肺炎球菌所引起的肺炎,约占社区获得性肺炎的半数以上。通常急骤起病,以高热、寒战、咳嗽、血痰及胸痛为特征。胸部 X 线片呈肺段或肺叶急性炎性实变,近年来因抗菌药物的广泛使用,致使本病的起病方式、症状及 X 线改变均不典型。

肺炎链球菌为革兰染色阳性球菌,多成双排列或短链排列。有荚膜,其毒力大小与荚膜中的多糖结构及含量有关。根据荚膜多糖的抗原特性,肺炎链球菌可分为 86 个血清型。成人致病菌多属 1～9 及 12 型,以第 3 型毒力最强,儿童则多为 6、14、19 及 23 型。肺炎链球菌在干燥痰中能存活数月,但在阳光直射 1 小时,或加热至 52 ℃ 10 分钟即可杀灭,对石炭酸等消毒剂亦甚敏感。机体免疫功能正常时,肺炎链球菌是寄居在口腔及鼻咽部的一种正常菌群,其带菌率常随年龄、季节及免疫状态的变化而有差异。机体免疫功能受损时,有毒力的肺炎链球菌入侵人体而致病。肺炎链球菌除引起肺炎外,少数可发生菌血症或感染性休克,老年人及婴幼儿的病情尤为严重。

本病以冬季与初春多见,常与呼吸道病毒感染相伴行。患者常为原先健康的青壮年或老年与婴幼儿,男性较多见。吸烟者、痴呆者、慢性支气管炎、支气管扩张、充血性心力衰竭、慢性病患者以及免疫抑制宿主均易受肺炎链球菌侵袭。肺炎链球菌不产生毒素,不引起原发性组织坏死或形成空洞。其致病力是由于有高分子多糖体的荚膜对组织的侵袭作用,首先引起肺泡壁水肿,出现白细胞与红细胞渗出,含菌的渗出液经肺泡间孔(Cohn)向肺的中央部分扩展,甚至累及几个肺段或整个肺叶,因病变开始于肺的外周,故叶间分界清楚,易累及胸膜,引起渗出性胸膜炎。

病理改变有充血期、红肝变期、灰肝变期及消散期。表现为肺组织充血水肿,肺泡内浆液渗出及红、白细胞浸润,白细胞吞噬细菌,继而纤维蛋白渗出物溶解、吸收、肺泡重新充气。在肝变期病理阶段实际上并无确切分界,经早期应用抗菌药物治疗,此种典型的病理分期已很少见。病变消散后肺组织结构多无损坏,不留纤维瘢痕。极个别患者肺泡内纤维蛋白吸收不完全,甚至有成纤维细胞形成,形成机化性肺炎。老年人及婴幼儿感染可沿支气管分布(支气管肺炎)。若未及时使用抗菌药物,5%～10% 的患者可并发脓胸,10%～20% 的患者因细菌经淋巴管、胸导管进入血循环,可引起脑膜炎、心包炎、心内膜炎、关节炎和中耳炎等肺外感染。

(一)护理评估

1.健康史

肺炎的发生与细菌的侵入和机体防御能力的下降有关。吸入口咽部的分泌物或空气中的细菌、周围组织感染的直接蔓延、菌血症等均可成为细菌入侵的途径;吸烟、酗酒、年老体弱、长期卧床、意识不清、吞咽和咳嗽反射障碍、慢性或重症患者、长期使用糖皮质激素或免疫抑制剂、接受机械通气及大手术者均可因机体防御机制降低而继发肺炎。注意询问患者起病前是否存在机体抵抗力下降、呼吸道防御功能受损的因素,了解患者既往的健康状况。

2.身体状况

发病前常有受凉、淋雨、疲劳、醉酒、病毒感染史,多有上呼吸道感染的前驱症状。

(1)主要症状:起病多急骤,高热、寒战,全身肌肉酸痛,体温通常在数小时内升至 39～40 ℃,高峰在下午或傍晚,或呈稽留热,脉率随之增速。可有患侧胸部疼痛,放射到肩部或腹部,咳嗽或深呼吸时加剧。痰少,可带血或呈铁锈色,食欲锐减,偶有恶心、呕吐、腹痛或腹泻,易被误诊为急腹症。

(2)护理体检:患者呈急性病容,面颊绯红,鼻翼翕动,皮肤灼热、干燥,口角及鼻周有单纯疱疹;病变广泛时可出现发绀。有败血症者,可出现皮肤、黏膜出血点,巩膜黄染。早期肺部体征无明显异常,仅有胸廓呼吸运动幅度减小,叩诊稍浊,听诊可有呼吸音减低及胸膜摩擦音。肺实变时叩诊浊音、触觉语颤增强并可闻及支气管呼吸音。消散期可闻及湿啰音。心率增快,有时心律不齐。重症患者有肠胀气,上腹部压痛多与炎症累及膈胸膜有关。重症感染时可伴休克、急性呼吸窘迫综合征及神经精神症状,表现为神志模糊、烦躁、呼吸困难、嗜睡、谵妄、昏迷等。累及脑膜时有颈抵抗及出现病理性反射。

本病自然病程大致1～2周。发病5～10天,体温可自行骤降或逐渐消退;使用有效的抗菌药物后可使体温在1～3天内恢复正常。患者的其他症状与体征亦随之逐渐消失。

(3)并发症:肺炎链球菌肺炎的并发症近年来已很少见。严重败血症或毒血症患者易发生感染性休克,尤其是老年人。表现为血压降低、四肢厥冷、多汗、发绀、心动过速、心律失常等,而高热、胸痛、咳嗽等症状并不突出。其他并发症有胸膜炎、脓胸、心包炎、脑膜炎和关节炎等。

3.实验室及其他检查

(1)血常规检查:血白细胞计数(10～20)×10^9/L,中性粒细胞多在80%以上,并有核左移,细胞内可见中毒颗粒。年老体弱、酗酒、免疫功能低下者的白细胞计数可不增高,但中性粒细胞的百分比仍增高。

(2)痰直接涂片做革兰染色及荚膜染色镜检:发现典型的革兰染色阳性、带荚膜的双球菌或链球菌,即可初步作出病原诊断。

(3)痰培养:24～48小时可以确定病原体。痰标本送检应注意器皿洁净无菌,在抗菌药物应用之前漱口后采集,取深部咳出的脓性或铁锈色痰。

(4)聚合酶链反应(PCR)检测及荧光标记抗体检测:可提高病原学诊断率。

(5)血培养:10%～20%患者合并菌血症,故重症肺炎应做血培养。

(6)细菌培养:如合并胸腔积液,应积极抽取积液进行细菌培养。

(7)X线检查:早期仅见肺纹理增粗,或受累的肺段、肺叶稍模糊。随着病情进展,肺泡内充满炎性渗出物,表现为大片炎症浸润阴影或实变影,在实变阴影中可见支气管充气征,肋膈角可有少量胸腔积液。在消散期,X线显示炎性浸润逐渐吸收,可有片状区域吸收较快,呈现"假空洞"征,多数病例在起病3～4周后才完全消散。老年患者肺炎病灶消散较慢,容易出现吸收不完全而成为机化性肺炎。

4.心理-社会评估

肺炎起病多急骤,短期内病情严重,加之高热和全身中毒症状明显,患者及家属常深感不安。当出现严重并发症时,患者会表现出忧虑和恐惧。

(二)主要护理诊断及医护合作性问题

1.体温过高

与肺部感染有关。

2.气体交换受损

与肺部炎症、痰液黏稠等引起呼吸面积减少有关。

3.清理呼吸道无效

与胸痛、气管、支气管分泌物增多、黏稠及疲乏有关。

4.疼痛

胸痛与肺部炎症累及胸膜有关。

5.潜在并发症

感染性休克。

(三)护理目标

体温恢复正常范围;患者呼吸平稳,发绀消失;症状减轻呼吸道通畅;疼痛减轻,感染控制未发生休克。

(四)护理措施

1.一般护理

(1)休息与环境:保持室内空气清新,病室保持适宜的温、湿度,环境安静、清洁、舒适。限制患者活动,限制探视,避免因谈话过多影响体力。要集中安排治疗和护理活动,保证足够的休息,减少氧耗量,缓解头痛、肌肉酸痛、胸痛等症状。

(2)体位:协助或指导患者采取合适的体位。对有意识障碍患者,如病情允许可取半卧位,增加肺通气量;或侧卧位,以预防或减少分泌物吸入肺内。为促进肺扩张,每2小时变换体位1次,减少分泌物淤积在肺部而引起并发症。

(3)饮食与补充水分:给予高热量、高蛋白质、高维生素、易消化的流质或半流质饮食,以补充高热引起的营养物质消耗。宜少食多餐,避免压迫膈肌。若有明显麻痹性肠梗阻或胃扩张,应暂时禁食,遵医嘱给予胃肠减压,直至肠蠕动恢复。鼓励患者多饮水(1~2 L/d),来补充发热、出汗和呼吸急促所丢失的水分,并利于痰液排出。轻症者无须静脉补液,脱水严重者可遵医嘱补液,补液有利于加快毒素排泄和热量散发,尤其是食欲差或不能进食者。心脏病或老年人应注意补液速度,过快过多易导致急性肺水肿。

2.病情观察

监测患者神志、体温、呼吸、脉搏、血压和尿量,并做好记录。尤其应注意密切观察体温的变化。观察有无呼吸困难及发绀,及时适宜给氧。重点观察儿童、老年人、久病体弱者的病情变化,注意是否伴有感染性休克的表现。观察痰液颜色、性状和量,如肺炎链球菌肺炎呈铁锈色,葡萄球菌肺炎呈粉红色乳状,厌氧菌感染者痰液多有恶臭等。

3.对症护理

(1)高热护理:寒战时注意保暖,及时添加被褥,给予热水袋时防止烫伤。高热时采用温水擦浴、冰袋、冰帽等物理降温措施,以逐渐降温为宜,防止虚脱。患者大汗时,及时协助擦汗和更换衣物,避免受凉。必要时遵医嘱使用退热药。必要时遵医嘱静脉补液,补充因发热丢失的水分和盐,加快毒素排泄的热量散发。心脏病患者或老年人应注意补液速度,避免过快导致急性肺水肿。

(2)咳嗽、咳痰的护理:协助和鼓励患者有效咳嗽、排痰,及时清除口腔和呼吸道内痰液、呕吐物。痰液黏稠不易咳出时,在病情允许情况下可扶患者坐起,给予拍背,协助咳痰,遵医嘱应用祛痰药以及超声雾化吸入,稀释痰液,促进痰的排出。必要时吸痰,预防窒息。吸痰前,注意告知病情。

(3)气急发绀的护理:监测动脉血气分析值,给予吸氧,提高血氧饱和度,改善发绀,增加患者的舒适度。氧流量一般为每分钟4~6 L,若为COPD患者,应给予低流量低浓度持续吸氧。注意观察患者呼吸频率、节律、深度等变化,皮肤色泽和意识状态有无改变,如果病情恶化,准备气管插管和呼吸机辅助通气。

(4)胸痛的护理:维持患者舒适的体位。患者胸痛时,常随呼吸、咳嗽加重,可采取患侧卧位,在咳嗽时可用枕头等物夹紧胸部,必要时用宽胶布固定胸廓,以降低胸廓活动度,减轻疼痛。疼痛剧烈者,遵医嘱应用镇痛、止咳药,缓解疼痛和改善肺通气,如口服可待因。此外可用物理止痛和中药止痛擦剂。物理止痛,如按摩、针灸、经皮肤电刺激止痛穴位或局部冷敷等,可降低疼痛的敏感性。中药经皮肤吸收,无创伤,且发挥药效快,对轻度疼痛效果好。中药止痛擦剂具有操作简便、安全,毒副作用小,无药物依赖现象等优点。

(5)其他:鼓励患者经常漱口,做好口腔护理。口唇疱疹者局部涂液状石蜡或抗病毒软膏,防止继发感染。烦躁不安、谵妄、失眠者酌情使用地西泮或水合氯醛,禁用抑制呼吸的镇静药。

4.感染性休克的护理

(1)观察休克的征象:密切观察生命体征、实验室检查和病情的变化。发现患者神志模糊、烦躁、发绀、四肢湿冷、脉搏细数、脉压变小、呼吸浅快、面色苍白、尿量减少(每小时少于 30 mL)等休克早期症状时,及时报告医师,采取救治措施。

(2)环境与体位:应将感染性休克的患者安置在重症监护室,注意保暖和安全。取仰卧中凹位,抬高头胸部 20°,抬高下肢约 30°,有利于呼吸和静脉回流,增加心排血量。尽量减少搬动。

(3)吸氧:应给高流量吸氧,维持动脉氧分压在 8.0 kPa(60 mmHg)以上,改善缺氧状况。

(4)补充血容量:快速建立两条静脉通路,遵医嘱给予右旋糖苷或平衡液以维持有效血容量,降低血液的黏稠度,防止弥散性血管内凝血。随时监测患者一般情况、血压、尿量、尿比重、血细胞比容等;监测中心静脉压,作为调整补液速度的指标,中心静脉压<0.5 kPa(5 cmH$_2$O)可放心输液,达到1.0 kPa(10 cmH$_2$O)应慎重。以中心静脉压不超过 1.0 kPa(10 cmH$_2$O),尿量每小时在 30 mL 以上为宜。补液不宜过多过快,以免引起心力衰竭和肺水肿。若血容量已补足而24 小时尿量仍<400 mL、尿比重<1.018 时,应及时报告医师,注意是否合并急性肾衰竭。

(5)纠正酸中毒:有明显酸中毒可静脉滴注 5% 的碳酸氢钠,因其配伍禁忌较多,宜单独输入。随时监测和纠正电解质和酸碱失衡等。

(6)应用血管活性药物的护理:遵医嘱在应用血管活性药物,如多巴胺、间羟胺(阿拉明)时,滴注过程中应注意防止液体溢出血管外,引起局部组织坏死和影响疗效。可应用输液泵单独静脉输入血管活性药物,根据血压随时调整滴速,维持收缩压在 12.0~13.3 kPa(90~100 mmHg),保证重要器官的血液供应,改善微循环。

(7)对因治疗:应联合、足量应用强有力的广谱抗生素控制感染。

(8)病情转归观察:随时监测和评估患者意识、血压、脉搏、呼吸、体温、皮肤、黏膜、尿量的变化,判断病情转归。如患者神志逐渐清醒、皮肤及肢体变暖、脉搏有力、呼吸平稳规则、血压回升、尿量增多,预示病情已好转。

5.用药护理

遵医嘱及时使用有效抗感染药物,注意观察药物疗效及不良反应。

(1)抗菌药物治疗:一经诊断即应给予抗菌药物治疗,不必等待细菌培养结果。首选青霉素 G,用药途径及剂量视病情轻重及有无并发症而定:对于成年轻症患者,可用 240 万 U/d,分 3 次肌内注射,或用普鲁卡因青霉素每 12 小时肌内注射 60 万 U。病情稍重者,宜用青霉素 G 240 万~480 万 U/d,分次静脉滴注,每 6~8 小时 1 次;重症及并发脑膜炎者,可增至 1 000 万~3 000 万 U/d,分 4 次静脉滴注。对青霉素过敏者或耐青霉素或多重耐药菌株感染者,可用呼吸氟喹诺酮类、头孢噻肟或头孢曲松等药物,多重耐药菌株感染者可用万古霉素、替考拉宁等。药物治疗48~72 小时后应对病情进行评价,治疗有效表现为体温下降、症状改善、白细胞计数逐渐降低或恢复正常等。如用药 72 小时后病情仍无改善,需及时报告医师并作相应处理。

(2)支持疗法:患者应卧床休息,注意补充足够蛋白质、热量及维生素。密切监测病情变化,注意防止休克。剧烈胸痛者,可酌情用少量镇痛药,如可待因 15 mg。不用阿司匹林或其他解热药,以免过度出汗、脱水及干扰真实热型,导致临床判断错误。鼓励饮水每天 1～2 L,轻症患者不需常规静脉输液,确有失水者可输液,保持尿比重在 1.020 以下,血清钠保持在 145 mmol/L 以下。中等或重症患者[$PaO_2 < 8.0$ kPa(60 mmHg)或有发绀]应给氧。若有明显麻痹性肠梗阻或胃扩张,应暂时禁食、禁饮和胃肠减压,直至肠蠕动恢复。烦躁不安、谵妄、失眠者酌用地西泮 5 mg 或水合氯醛 1～1.5 g,禁用抑制呼吸的镇静药。

(3)并发症的处理:经抗菌药物治疗后,高热常在 24 小时内消退,或数天内逐渐下降。若体温降而复升或 3 天后仍不降者,应考虑肺炎链球菌的肺外感染,如脓胸、心包炎或关节炎等。持续发热的其他原因尚有耐青霉素的肺炎链球菌(PRSP)或混合细菌感染、药物热或并存其他疾病。肿瘤或异物阻塞支气管时,经治疗后肺炎虽可消散,但阻塞因素未除,肺炎可再次出现。10%～20%肺炎链球菌肺炎伴发胸腔积液者,应酌情取胸液检查及培养以确定其性质。若治疗不当,约 5%并发脓胸,应积极排脓引流。

6.心理护理

患病前健康状态良好的患者会因突然患病而焦虑不安;病情严重或患有慢性基础疾病的患者则可能出现消极、悲观和恐慌的心理反应。要耐心给患者讲解疾病的有关知识,解释各种症状和不适的原因,讲解各项诊疗、护理操作目的、操作程序和配合要点,使患者清楚大部分肺炎治疗、预后良好。询问和关心患者的需要,鼓励患者说出内心感受,与患者进行有效的沟通。帮助患者祛除不良心理反应,树立治愈疾病的信心。

7.健康指导

(1)疾病知识指导:让患者及家属了解肺炎的病因和诱因,有皮肤疖、痈、伤口感染、毛囊炎、蜂窝织炎时应及时治疗。避免受凉、淋雨、酗酒和过度疲劳,特别是年老体弱和免疫功能低下者,如糖尿病、慢性肺病、慢性肝病、血液病、营养不良、艾滋病等。天气变化时随时增减衣服,预防上呼吸道感染。可注射流感或肺炎免疫疫苗,使之产生免疫力。

(2)生活指导:劝导患者要注意休息,劳逸结合,生活有规律。保证摄取足够的营养物质,适当参加体育锻炼,增强机体抗病能力。对有意识障碍、慢性病、长期卧床者,应教会家属注意帮助患者经常改变体位、翻身、拍背,协助并鼓励患者咳出痰液,有感染征象时及时就诊。

(3)出院指导:出院后需继续用药者,应指导患者遵医嘱按时服药,向患者介绍所服药物的疗效、用法、疗程、不良反应,不能自行停药或减量。教会患者观察疾病复发症状,如出现发热、咳嗽、呼吸困难等不适表现时,应及时就诊。告知患者随诊的时间及需要准备的有关资料,如胸部 X 线片等。

(五)护理评价

患者体温恢复正常;能进行有效咳嗽,痰容易咳出,显示咳嗽次数减少或消失,痰量减少;休克发生时及时发现并给予及时的处理。

三、其他类型肺炎

(一)葡萄球菌肺炎评估

葡萄球菌肺炎是由葡萄球菌引起的急性肺部化脓性炎症。葡萄球菌的致病物质主要是毒素与酶,具有溶血、坏死、杀白细胞和致血管痉挛等作用。其致病力可用血浆凝固酶来测定,阳性者致病力较强,是化脓性感染的主要原因。但其他凝固酶阴性的葡萄球菌亦可引起感染。随着医院内感染的增多,由凝固酶阴性葡萄球菌引起的肺炎也不断增多。

医院获得性肺炎中,葡萄球菌感染占 11％～25％。常发生于有糖尿病、血液病、艾滋病、肝病或慢性阻塞性肺疾病等原有基础疾病者。若治疗不及时或不当,病死率甚高。

1.临床表现

起病多急骤,寒战、高热,体温高达 39～40 ℃,胸痛,咳大量脓性痰,带血丝或呈脓血状。全身肌肉和关节酸痛,精神萎靡,病情严重者可出现外周循环衰竭。院内感染者常起病隐袭,体温逐渐上升,咳少量脓痰。老年人症状可不明显。

早期可无体征,晚期可有双肺散在湿啰音。病变较大或融合时可出现肺实变体征。但体征与严重的中毒症状和呼吸道症状不平行。

2.实验室及其他检查

(1)血常规:白细胞计数及中性粒细胞显著增加,核左移,有中毒颗粒。

(2)细菌学检查:痰涂片可见大量葡萄球菌和脓细胞,血、痰培养多为阳性。

(3)X 线检查:胸部 X 线显示短期内迅速多变的特征,肺段或肺叶实变,可形成空洞,或呈小叶状浸润,可有单个或多个液气囊腔,2～4 周后完全消失,偶可遗留少许条索状阴影或肺纹理增多等。

3.治疗要点

为早期清除原发病灶,强有力的抗感染治疗,加强支持疗法,预防并发症。通常首选耐青霉素酶的半合成青霉素或头孢菌素,如苯唑西林、头孢呋辛等。对甲氧西林耐药株(MRSA)可用万古霉素、替考拉宁等治疗。疗程 2～3 周,有并发症者需 4～6 周。

(二)肺炎支原体肺炎评估

肺炎支原体肺炎是由肺炎支原体引起的呼吸道和肺部的急性炎症。常同时有咽炎、支气管炎和肺炎。肺炎支原体是介于细菌和病毒之间、兼性厌氧、能独立生活的最小微生物。健康人吸入患者咳嗽、打喷嚏时喷出的口鼻分泌物可感染,即通过呼吸道传播。病原体通常吸附宿主呼吸道纤毛上皮细胞表面,不侵入肺实质,抑制纤毛活动和破坏上皮细胞。其致病性可能与患者对病原体及其代谢产物的变态反应有关。

支原体肺炎约占非细菌性肺炎的 1/3 以上,或各种原因引起的肺炎的 10％。以秋冬季发病较多,可散发或小流行,患者以儿童和青年人居多,婴儿间质性肺炎亦应考虑本病的可能。

1.临床表现

通常起病缓慢,潜伏期 2～3 周,症状主要为乏力、咽痛、头痛、咳嗽、发热、食欲缺乏、肌肉酸痛等。多为刺激性咳嗽,咳少量黏液痰,发热可持续 2～3 周,体温恢复正常后可仍有咳嗽。偶伴有胸骨后疼痛。

可见咽部充血、颈部淋巴结肿大等体征。肺部可无明显体征,与肺部病变的严重程度不相称。

2.实验室及其他检查

(1)血常规:血白细胞计数正常或略增高,以中性粒细胞为主。

(2)免疫学检查:起病 2 周后,约 2/3 的患者冷凝集试验阳性,滴度效价大于 1∶32,尤以滴度逐渐升高更有价值。约半数患者对链球菌 MG 凝集试验阳性。还可评估肺炎支原体直接检测、支原体 IgM 抗体、免疫印迹法和聚合酶链反应(PCR)等检查结果。

(3)X 线检查:肺部可呈多种形态的浸润影,呈节段性分布,以肺下野为多见,有的从肺门附近向外伸展。3～4 周后病变可自行消失。

3.治疗要点

肺炎支原体肺炎首选大环内酯类抗生素,如红霉素。疗程一般为 2～3 周。

(三)病毒性肺炎评估

病毒性肺炎评估是由上呼吸道病毒感染,向下蔓延所致的肺部炎症。常见病毒为甲、乙型流感病毒、腺病毒、副流感病毒、呼吸道合胞病毒和冠状病毒等。患者可同时受一种以上病毒感染,气道防御功能降低,常继发细菌感染。病毒性肺炎为吸入性感染,常有气管-支气管炎。呼吸道病毒通过飞沫与直接接触而迅速传播,可暴发或散发流行。

病毒性肺炎约占需住院的社区获得性肺炎的 8%,大多发生于冬春季节。密切接触的人群或有心肺疾病者、老年人等易受感染。

1.临床表现

一般临床症状较轻,与支原体肺炎症状相似。起病较急,发热、头痛、全身酸痛、乏力等较突出。有咳嗽、少痰或白色黏液痰、咽痛等症状。老年人或免疫功能受损的重症患者,可表现为呼吸困难、发绀、嗜睡、精神萎靡,甚至并发休克、心力衰竭和呼吸衰竭,严重者可发生急性呼吸窘迫综合征。

本病常无显著的胸部体征,病情严重者有呼吸浅速、心率增快、发绀、肺部干湿性啰音。

2.实验室及其他检查

(1)血常规:白细胞计数正常、略增高或偏低。

(2)病原体检查:呼吸道分泌物中细胞核内的包涵体可提示病毒感染,但并非一定来自肺部。需进一步评估下呼吸道分泌物或肺活检标本培养是否分离出病毒。

(3)X 线检查:可见肺纹理增多,小片状或广泛浸润。病情严重者,显示双肺呈弥漫性结节浸润,而大叶实变及胸腔积液者不多见。

3.治疗要点

病毒性肺炎以对症治疗为主,板蓝根、黄芪、金银花、连翘等中药有一定的抗病毒作用。对某些重症病毒性肺炎应采用抗病毒药物,如选用利巴韦林(病毒唑)、阿昔洛韦(无环鸟苷)等。

（杨丽丽）

第六章

消化内科护理

第一节　反流性食管炎

反流性食管炎(reflux esophagitis,RE)是指胃十二指肠内容物反流入食管所引起的食管黏膜炎症、糜烂、溃疡和纤维化等病变,甚至引起咽喉、气道等食管以外的组织损害。其发病男性多于女性,男女比例为(2～3):1,发病率为1.92%。随着年龄的增长,食管下段括约肌收缩力的下降,胃十二指肠内容物自发性反流,使老年人反流性食管炎的发病率有所增加。

一、病因与发病机制

(一)抗反流屏障削弱

食管下括约肌是指食管末端3～4 cm长的环形肌束。正常人静息时压力为1.3～4.0 kPa(10～30 mmHg),为一高压带,作用是防止胃内容物反流入食管。由于年龄的增长、机体老化,导致食管下括约肌的收缩力下降从而引起食物反流。一过性食管下括约肌松弛也是反流性食管炎的主要发病机制。

(二)食管清除作用减弱

正常情况下,一旦发生食物的反流,大部分反流物通过1～2次食管自发和继发性的蠕动性收缩将食管内容物排入胃内,即容量清除,剩余的部分则由唾液缓慢地中和。老年人食管蠕动缓慢和唾液产生减少,影响了食管的清除作用。

(三)食管黏膜屏障作用下降

反流物进入食管后,可以凭借食管上皮表面黏液、不移动水层、表面HCO_3^-、复层鳞状上皮等构成上皮屏障,以及黏膜下丰富的血液供应构成的后上皮屏障,发挥其抗反流物对食管黏膜损伤的作用。随着机体老化,食管黏膜逐渐萎缩,黏膜屏障作用下降。

二、护理评估

(一)健康史

询问患者的饮食结构及习惯、有无长期服用药物史。

(二)身体评估

1.反流症状

反酸、反食、反胃(指胃内容物在无恶心和不用力的情况下涌入口腔)、嗳气等,多在餐后明显或加重,平卧或躯体前屈时易出现。

2.反流物引起的刺激症状

胸骨后或剑突下烧灼感、胸痛、吞咽困难等。常由胸骨下段向上伸延,常在餐后1小时出现,平卧、弯腰或腹压增高时可加重。反流物刺激食管痉挛导致的胸痛,常发生在胸骨后或剑突下。严重时可为剧烈刺痛,可放射到后背、胸部、肩部、颈部、耳后,有的酷似心绞痛的特点。

3.其他症状

咽部不适,有异物感、棉团感或堵塞感,可能与酸反流引起的食管上段括约肌压力升高有关。

4.并发症

(1)上消化道出血:食管黏膜炎症、糜烂及溃疡可以导致上消化道出血。

(2)食管狭窄:食管炎反复发作致使纤维组织增生,最终导致瘢痕性狭窄。

(3)Barrett食管:在食管黏膜的修复过程中,食管-贲门交界处2 cm以上的食管鳞状上皮被特殊的柱状上皮取代,称之为Barrett食管。Barrett食管发生溃疡时,又称Barrett溃疡。Barrett食管是食管癌的主要癌前病变,其腺癌的发生率较正常人高30~50倍。

(三)辅助检查

1.内镜检查

内镜检查是反流性食管炎最准确、最可靠的诊断方法,能判断其严重程度和有无并发症,结合活检可与其他疾病相鉴别。

2.24小时食管pH监测

应用便携式pH记录仪在生理状态下对患者进行24小时食管pH连续监测,可提供食管是否存在过度酸反流的客观依据。在进行该项检查前3天,应停用抑酸药与促胃肠动力的药物。

3.食管吞钡X线检查

对不愿意接受或不能耐受内镜检查者行该检查。严重患者可发现X线阳性征。

(四)心理-社会状况

反流性食管炎长期持续存在,病情反复、病程迁延,因此患者会出现食欲减退、体重下降,导致患者心情烦躁、焦虑;合并消化道出血时会使患者紧张、恐惧。应注意评估患者的情绪状态及对本病的认知程度。

三、常见护理诊断及问题

(一)疼痛
其与胃食管黏膜炎性病变有关。

(二)营养失调:低于机体需要量
其与害怕进食、消化吸收不良等有关。

(三)有体液不足的危险
其与合并消化道出血引起活动性体液丢失、呕吐及液体摄入量不足有关。

(四)焦虑
其与病情反复、病程迁延有关。

(五)知识缺乏

缺乏对反流性食管炎病因和预防知识的了解。

四、诊断要点与治疗原则

(一)诊断要点

临床上有明显的反流症状,内镜下有反流性食管炎的表现,食管过度酸反流的客观依据即可做出诊断。

(二)治疗原则

以药物治疗为主,对药物治疗无效或发生并发症者可行手术治疗。

1.药物治疗

目前多主张采用递减法,即开始使用质子泵抑制剂加促胃肠动力药,迅速控制症状,待症状控制后再减量维持。

(1)促胃肠动力药:目前主要常用的药物是西沙必利。常用量为每次 5~15 mg,每天 3~4 次,疗程 8~12 周。

(2)抑酸药。①H_2 受体阻滞剂(H_2RA):西咪替丁 400 mg、雷尼替丁 150 mg、法莫替丁 20 mg,每天2 次,疗程 8~12 周。②质子泵抑制剂(PPI):奥美拉唑 20 mg、兰索拉唑 30 mg、泮托拉唑 40 mg、雷贝拉唑 10 mg 和埃索美拉唑 20 mg,一天 1 次,疗程 4~8 周。③抗酸药:仅用于症状轻、间歇发作的患者临时缓解症状用。反流性食管炎有并发症或停药后很快复发者,需要长期维持治疗。H_2RA、西沙必利、PPI 均可用于维持治疗,其中以 PPI 效果最好。维持治疗的剂量因患者而异,以调整至患者无症状的最低剂量为合适剂量。

2.手术治疗

手术为不同术式的胃底折叠术。手术指征:①严格内科治疗无效;②虽经内科治疗有效,但患者不能忍受长期服药;③经反复扩张治疗后仍反复发作的食管狭窄;④确定由反流性食管炎引起的严重呼吸道疾病。

3.并发症的治疗

(1)食管狭窄:大部分狭窄可行内镜下食管扩张术治疗。扩张后予以长程 PPI 维持治疗可防止狭窄复发。少数严重瘢痕性狭窄须行手术切除。

(2)Barrett 食管:药物治疗是预防 Barrett 食管发生和发展的重要措施,必须使用 PPI 治疗且长期维持。

五、护理措施

(一)一般护理

为减少平卧时及夜间反流可将床头抬高 15°~20°。避免睡前 2 小时内进食,白天进餐后亦不宜立即卧床。应避免食用使食管下括约肌压力降低的食物和药物,如高脂肪、巧克力、咖啡、浓茶及硝酸甘油、钙通道阻滞剂等。应戒烟及禁酒。减少一切影响腹压增高的因素,如肥胖、便秘、紧束腰带等。

(二)用药护理

遵医嘱给予药物治疗,注意观察药物的疗效及不良反应。

1.H₂受体阻滞剂

药物应在餐中或餐后即刻服用,若须同时服用抗酸药,则两药应间隔1小时以上。若静脉给药应注意控制速度,过快可引起低血压和心律失常。西咪替丁对雄性激素受体有亲和力,可导致男性乳腺发育、阳痿及性功能紊乱,应做好解释工作。该药物主要通过肾排泄,用药期间应监测肾功能。

2.质子泵抑制剂

奥美拉唑可引起头晕,应嘱患者用药期间避免开车或做其他必须高度集中注意力的工作。兰索拉唑的不良反应包括荨麻疹、皮疹、瘙痒、头痛、口苦、肝功能异常等,轻度不良反应不影响继续用药,较严重时应及时停药。泮托拉唑的不良反应较少,偶可引起头痛和腹泻。

3.抗酸剂

该药在饭后1小时和睡前服用。服用片剂时应嚼服,乳剂给药前应充分摇匀。抗酸剂应避免与奶制品、酸性饮料及食物同时服用。

(三)饮食护理

(1)指导患者有规律地定时进餐,饮食不宜过饱,选择营养丰富、易消化的食物。避免摄入过咸、过甜、过辣的刺激性食物。

(2)制订饮食计划:与患者共同制订饮食计划,指导患者及家属改进烹饪技巧,增加食物的色、香、味,刺激患者食欲。

(3)观察并记录患者每天进餐次数、量、种类,以了解其摄入营养素的情况。

六、健康指导

(一)疾病知识的指导

向患者及家属介绍本病的有关病因,避免诱发因素。保持良好的心理状态,平时生活要有规律,合理安排工作和休息时间,注意劳逸结合,积极配合治疗。

(二)饮食指导

指导患者加强饮食卫生和饮食营养,养成有规律的饮食习惯;避免过冷、过热、辛辣等刺激性食物及浓茶、咖啡等饮料;嗜酒者应戒酒。

(三)用药指导

根据病因及病情进行指导,嘱患者长期维持治疗,介绍药物的不良反应,如有异常及时复诊。

(郑　霞)

第二节　消化性溃疡

消化性溃疡是一种常见的胃肠道疾病,简称溃疡病,通常指发生在胃或十二指肠球部的溃疡,并分别称之为胃溃疡或十二指肠溃疡。事实上,本病可以发生在与酸性胃液相接触的其他胃肠道部位,包括食管下端、胃肠吻合术后的吻合口及其附近的肠袢,以及含有异位胃黏膜的Meckel 憩室。

消化性溃疡是一组常见病、多发病,人群中患病率高达5%～10%,严重危害人们的健康。

本病可见于任何年龄,以 20～50 岁为多,占 80%,10 岁以下或 60 岁以上者较少。胃溃疡(GU)常见于中年人和老年人,男性多于女性,两者之比约为 3:1。十二指肠球部溃疡(DU)多于胃溃疡,患病率是胃溃疡的 5 倍。

一、病因及发病机制

消化性溃疡病因和发病机制尚不十分明确,学说甚多,归纳起来有三个方面:损害因素的作用,即化学性、药物性等因素的直接破坏作用;保护因素的减弱;易感及诱发因素(遗传、性激素、工作负荷等)。目前认为胃溃疡多以保护因素减弱为主,而十二指肠球部溃疡则以损害因素的作用为主。

(一)损害因素作用

1.胃酸及胃蛋白酶分泌异常

31%～46% 的 DU 患者胃酸分泌率高于正常高限(正常男性为 11.6～60.6 mmol/h,女性为 8.0～40.1 mmol/h)。因胃蛋白酶原随胃酸分泌,故患者中胃蛋白酶原分泌增加的百分比大致与胃酸分泌增加的百分比相同。

多数 GU 患者胃酸分泌率正常或低于正常,仅少数患者(如卓-艾综合征)胃酸分泌率高于正常。虽然如此,也不能排除胃酸及胃蛋白酶是某些 GU 的病因。通常认为,在胃酸分泌高的溃疡患者中,胃酸和胃蛋白酶是导致发病的重要因素。

基础胃酸分泌增加可由下列因素所致:①胃泌素分泌增加(卓-艾综合征)。②乙酰胆碱刺激增加(迷走神经功能亢进)。③组织胺刺激增加(系统性肥大细胞病或嗜碱性粒细胞白血病)。

2.药物性因素

阿司匹林、糖皮质激素、非甾体抗炎药等可直接破坏胃黏膜屏障,被认为与消化性溃疡的发病有关。

3.胆汁及胰液反流

胆酸、溶血卵磷脂及胰酶是引起一些消化性溃疡的致病因素,尤其见于某些 GU。这些 GU 患者幽门括约肌功能不全,胆汁和/或胰酶反流入胃造成胃炎,继发 GU。

胆汁及胰液损伤胃黏膜的机制可能是改变覆盖上皮细胞表面的黏液,损伤胃黏膜屏障,使黏膜更易受胃酸和胃蛋白酶的损害。

(二)保护因素减弱

1.黏膜防护异常

胃黏膜屏障由黏膜上皮细胞顶端的一层脂蛋白膜所组成,使黏膜免受胃内容物损伤或在损伤后得到迅速地修复。黏液的分泌减少或结构异常均能使凝胶层黏液抵抗力减弱。胃黏膜血流减少导致细胞损伤与溃疡。胃黏膜缺血是严重内、外科疾病患者发生急性胃黏膜损伤的直接原因。胃小弯处易发溃疡可能与其侧支血管较少有关。黏膜碳酸氢盐和前列腺素分泌减少亦可使黏膜防御功能降低。

2.胃肠道激素

胃肠道黏膜与胰腺的内分泌细胞分泌多种肽类和胺类胃肠道激素(胰泌素、胆囊收缩素、血管活性肠肽、高血糖素、肠抑胃肽、生长抑素、前列腺素等)。它们具有一定生理作用,主要参与食物消化过程,调节胃酸/胃蛋白酶分泌,并能营养和保护胃肠黏膜,一旦这些激素分泌和调节失衡,即易产生溃疡。

(三)易感及诱发因素

1.遗传倾向

消化性溃疡有相当高的家族发病率。曾有报告20%～50%的患者有家族史,而一般人群的发病率仅为5%～10%。许多临床调查研究表明,DU患者的血型以O型多见,消化性溃疡伴并发症者也以O型多见,这与50%的DU患者和40%的GU患者不分泌ABO血型物质有关。DU与GU的遗传易感基因不同。提示GU与DU是两种不同的疾病。GU患者的子女患GU风险为一般人群的3倍,而DU患者的子女的风险则并不比一般人群高。曾有报道62%的儿童DU患者有家族史。消化性溃疡的遗传因素还直接表现为某些少见的遗传综合征。

2.性腺激素因素

国内报道消化性溃疡的男女性别比为(3.9～8.5):1,这种差异被认为与性激素作用有关。女性激素对消化道黏膜具有保护作用。生育期女性罹患消化性溃疡明显少于绝经期后女性,妊娠期女性的发病率亦明显低于非妊娠期。现认为女性性腺激素特别是黄体酮,能阻止溃疡病的发生。

3.心理-社会因素

研究认为,消化性溃疡属于心理生理疾病的范畴,特别是DU与心理-社会因素的关系尤为密切。与溃疡病的发生有关的心理-社会因素主要如下。

(1)长期的精神紧张:不良的工作环境和劳动条件,长期的脑力活动造成的精神疲劳,加之睡眠不足,缺乏应有的休息和调节,导致精神过度紧张。

(2)强烈的精神刺激:重大的生活事件,生活情景的突然改变,社会环境的变迁,如丧偶、离婚、自然灾害、战争动乱等造成的心理应激。

(3)不良的情绪反应:指不协调的人际关系,工作生活中的挫折,无所依靠而产生的心理上的失落感和愤怒、抑郁、忧虑、沮丧等不良情绪。消化系统是情绪反应的敏感系统,所以这些心理-社会因素就会在其他一些内外致病因素的综合作用下,促使溃疡病的发生。

4.个性和行为方式

个性特点和行为方式与本病的发生也有一定关系,它既可作为本病的发病基础,又可改变疾病的过程,影响疾病的转归。溃疡病患者的个性和行为方式有以下几个特点。

(1)竞争性强,雄心勃勃。有的人在事业上虽取得了一定成就,但其精神生活往往过于紧张,即使在休息时,也不能取得良好的精神松弛。

(2)独立和依赖之间的矛盾,生活中希望独立,但行动上又不愿吃苦,因循守旧、被动、顺从、缺乏创造性、依赖性强,因而引起心理冲突。

(3)情绪不稳定,遇到刺激,内心情感反应强烈,易产生挫折感。

(4)惯于自我克制。情绪虽易波动,但往往喜怒不形于色,即使在愤怒时,也常常是怒而不发,情绪反应被阻抑,导致更为强烈的自主神经系统功能紊乱。

(5)其他:性格内向、孤僻、过分关注自己、不好交往、自负、焦虑、易抑郁、事无巨细、刻求井井有条等。

5.吸烟

吸烟与溃疡发病是否有关,尚不明确。但流行病学研究发现溃疡患者中吸烟比例较对照组高;吸烟量与溃疡病流行率呈正相关;吸烟者死于溃疡病者比不吸烟者多;吸烟者的DU较不吸烟者难愈合;吸烟者的DU复发率比不吸烟者高。吸烟与GU的发病关系则不清楚。

6.乙醇及咖啡饮料

两者都能刺激胃酸分泌,但缺乏引起胃十二指肠溃疡的确定依据。

二、症状和体征

(一)疼痛

溃疡疼痛的确切机制尚不明确。较早曾提出胃酸刺激是溃疡疼痛的直接原因。因溃疡疼痛发生于进餐后一段时期,此时胃内胃酸浓度达到最高水平。然而,以酸灌注溃疡病患者却不能诱发疼痛;"酸理论"亦不能解释十二指肠溃疡疼痛。由于溃疡痛与胃内压力的升高同步,故胃壁肌紧张度增高与十二指肠球部痉挛均被认为是溃疡痛的原因。溃疡周围水肿与炎症区域的肌痉挛,或溃疡基底部与胃酸接触可引起持续烧灼样痛。给溃疡病患者服用安慰剂,发现其具有与抗酸剂同样的缓解疼痛的疗效,进食在有些患者反而会加重疼痛。因此,溃疡疼痛的另一种机制可能与胃十二指肠运动功能异常有关。

1.疼痛的性质与强度

溃疡痛常为绞痛、针刺样痛、烧灼样痛和钻痛,也可仅为烧灼样感或类似饥饿性胃收缩感以至难与饥饿感相区别。疼痛的程度因人而异,多数呈钝痛,可忍受,无须立即停止工作。老年人感觉迟钝,疼痛往往较轻。少数则剧痛,须使用止痛剂才可缓解。约10%的患者在病程中不觉疼痛,直至出现并发症时才被诊断,故被称为无痛性溃疡。

2.疼痛的部位和放射

无并发症的 GU 的疼痛部位常在剑突下或上腹中线偏左;DU 多在剑突下偏右,范围较局限。疼痛常不放射。一旦发生穿透性溃疡或溃疡穿孔,则疼痛向背部、腹部其他部位,甚至肩部放射。有报道,在一些吸烟的溃疡病患者中,疼痛可向左下胸放射,类似心绞痛,称为胃心综合征。患者戒烟和溃疡治愈后,左下胸痛即消失。

3.疼痛的节律性

消化性溃疡病中一项最特别的表现是疼痛的出现与消失呈节律性,这与胃的充盈和排空有关。疼痛常与进食有明显关系。GU 疼痛多在餐后 0.5～2.0 小时出现,至下餐前消失,即有"进食→疼痛→舒适"的规律。DU 疼痛多在餐后 3～4 小时出现,进食后可缓解,即有"进食→舒适→疼痛"的规律。疼痛还可出现在晚间睡前或半夜痛醒,称为夜间痛。

4.疼痛的周期性

消化性溃疡的疼痛发作可延续数天或数周后自行缓解,称为溃疡痛小周期。每逢深秋至冬春季节交替时疼痛发作,构成溃疡痛的大周期。溃疡病病程的周期性原因不明,可能与机体全身反应,特别是神经系统兴奋性的改变有关,也与气候变化和饮食失调有关。一般饮食不当,情绪波动,气候突变等可加重疼痛;进食、饮牛奶、休息、局部热敷、服制酸药物可缓解疼痛。

(二)胃肠道症状

1.恶心、呕吐

溃疡病的呕吐为胃性呕吐,属反射性呕吐。呕吐前常有恶心且与进食有关。但恶心与呕吐并非单纯性胃十二指肠溃疡的症状。消化性溃疡患者发生呕吐很可能伴有胃潴留或与幽门附近溃疡刺激有关。刺激性呕吐于进食后迅速发生,患者在呕吐大量胃内容物后感觉轻松。幽门梗阻伴胃潴留所致呕吐很可能发生于清晨,呕吐物中含有隔宿的食物,并带有酸馊气味。

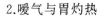

2.嗳气与胃灼热

(1)嗳气可见于溃疡病患者,此症状无特殊意义。多见于年轻的DU患者,可伴有幽门痉挛。

(2)胃灼热(亦称烧心)是位于心窝部或剑突后的发热感,见于60%～80%的溃疡病患者,患者多有高酸分泌。可在消化性溃疡发病之前多年发生。胃灼热与溃疡痛相似,有在饥饿时与夜间发生的特点,且同样具有节律性与周期性。胃灼热发病机制仍有争论,目前多认为是由于反流的酸性胃内容物刺激下段食管的黏膜引起。

3.其他消化系统症状

消化性溃疡患者食欲一般无明显改变,少数有食欲亢进。由于疼痛常与进食有关,往往不敢多食。有些患者因长期疼痛或并发慢性胃十二指肠炎,胃分泌与运动功能减退,导致食欲减退,这较多见于慢性GU。有些DU患者有周期性唾液分泌增多,可能与迷走神经功能亢进有关。

痉挛性便秘是消化性溃疡常见症状之一,但其原因与溃疡病无关,而与迷走神经功能亢进、严重偏食使纤维食物摄取过少及药物(铝盐、铋盐、钙盐、抗胆碱能药)的不良反应有关。

(三)全身性症状

除胃肠道症状外,患者可有自主神经功能紊乱的症状,如缓脉、多汗等。久病更易出现焦虑、抑郁和失眠等精神症状。疼痛剧烈影响进食者可有消瘦及贫血。

三、并发症

约1/3的消化性溃疡患者病程中出现出血、穿孔或梗阻等并发症。

(一)出血

出血是消化性溃疡最常见的并发症,见于15%～20%的DU和10%～15%的GU患者。它标志着溃疡病变处于高度活动期。发生出血的危险率与病期长短无关,1/4～1/3的患者发生出血时无溃疡病史。出血多见于寒冷季节。

出血是溃疡腐蚀血管所致。急性出血最常见现象为黑便和呕血。仅50～75 mL的少量出血即可表现为黑便。GU者大量出血时有呕血伴黑便。DU则多为黑便,量多时反流入胃亦可表现为呕血。如大量血流快速通过胃肠道,粪色则为暗红或酱色。大量出血导致急性循环血量下降,出现体位性心动过速、血压脉压减小和直立性低血压,严重者发生休克。

(二)穿孔

溃疡严重,穿破浆膜层可致:十二指肠内容物经过溃疡穿孔进入腹膜腔即游离穿孔;溃疡侵蚀穿透胃十二指肠壁,但被胰、肝、脾等实质器官所封闭而不形成游离穿孔;溃疡扩展至空腔脏器如胆总管、胰管、胆囊或肠腔形成瘘管。

6%～11%的DU和2%～5%的GU患者发生游离穿孔,甚至以游离穿孔为起病方式。老年男性及服用非甾体抗炎药者较易发生游离穿孔。十二指肠前壁溃疡容易穿孔,偶有十二指肠后壁溃疡穿孔至小网膜囊引起背痛而非弥漫性腹膜炎症。GU穿孔多位于小弯处。

游离穿孔的特点为突然出现、发展很快,有持续的剧烈疼痛。痛始于上腹部,很快发展为全腹痛,活动可加剧,患者多取仰卧不动的体位。腹部触诊压痛明显,腹肌广泛板样强直。由于体液向腹膜腔内渗出,常有血压降低、心率加快、血液浓缩及白细胞计数增高,而少有发热。16%的患者血清淀粉酶轻度升高。75%的患者的直立位胸腹部X线可见游离气体。经鼻胃管注入400～500 mL空气或碘造影剂后摄片,更易发现穿孔。

有时游离穿孔的临床表现可不典型,如穿孔很快闭合,腹腔细菌污染很轻,临床症状可很快自动改善;老年或有神经精神障碍者,腹痛及腹部体征不明显,仅表现为原因不明的休克;体液缓慢渗漏入腹膜腔而集积于右结肠旁沟,临床表现似急性阑尾炎。

溃疡穿孔至胰腺者通常有难治性溃疡疼痛。十二指肠后壁穿透者血清淀粉酶及脂酶水平可升高。偶尔穿孔可引起瘘管,如十二指肠穿孔至胆总管瘘管,胃溃疡穿通至结肠或十二指肠瘘管。

穿孔死亡率为 5%～15%,而靠近贲门的高位胃溃疡的死亡率更高。

(三)幽门梗阻

约 5% 的 DU 和幽门溃疡患者出现幽门梗阻。梗阻由水肿、平滑肌痉挛、纤维化或诸种因素合并所致,梗阻多为溃疡病后期表现。消化性溃疡并发梗阻的死亡率为 7%～26%。

由于梗阻使胃排空延缓,患者常出现恶心、呕吐、上腹部饱满、胀气、食欲减退、早饱、畏食和体重明显下降。上腹痛经呕吐后可暂时缓解。呕吐多在进食后 1 小时或更长时间后出现,吐出量大,为不含胆汁的未消化食物,此种症状可持续数周至数月。体格检查可见血容量不足征象(低血压、心动过速、皮肤黏膜干燥),上腹部蠕动波及胃部振水音。

实验室检查常有血液浓缩、肾前性氮质血症等血容量不足征象及呕吐引起的低钾低氯代谢性碱中毒。若体重丧失明显,可出现低蛋白血症。

(四)癌变

少数 GU 发生癌变,发生率不详。凡 45 岁以上患者、内科积极治疗无效者及营养状态差、贫血、粪便隐血试验持续阳性者均应做钡餐、纤维胃镜检查及活组织病理检查,以尽早发现癌变。

四、检查

(一)血清胃泌素含量

放免法检测胃泌素可检出卓-艾综合征及其他高胃酸分泌性消化性溃疡。未服过大剂量的抗酸剂、H_2 受体阻滞剂或质子泵抑制剂等药者,如空腹血清胃泌素水平>200 pg/mL,应测定胃酸分泌量,以明确是否由于恶性贫血、萎缩性胃炎、胃癌或迷走神经切除等因素导致胃泌素反馈性增高。血清胃泌素含量及基础酸排量均增加仅见于少数疾病。测定静脉注射胰泌素后的血清胃泌素浓度,有助于确诊诊断不明的卓-艾综合征。

(二)胃酸分泌试验方法

胃酸分泌试验方法是在透视下将胃管置入胃内,管端位于胃窦,以吸引器吸取胃液,测定每次吸取的胃液量及酸浓度。健康人胃酸分泌量见表 6-1。GU 的酸排量与正常人相似,而 DU 则空腹和夜间均维持较高水平。胃酸分泌幅度在正常人和消化性溃疡患者之间重叠,GU 与 DU 之间亦有重叠,故胃酸分泌检查对溃疡病的定性诊断意义不大。对缺乏胃酸的溃疡病,应疑有癌变;胃酸很高,基础酸排量和最高酸排量明显增高,则提示胃泌素瘤可能。

表 6-1　健康男女性正常胃酸分泌的高限及低限值

	基础(mmol/h)	最高(mmol/h)	最大(mmol/h)	基础/最大(mmol/h)
男性(N=172)高限值	10.5	60.6	47.7	0.31
男性(N=172)低限值	0	11.6	9.3	0
女性(N=76)高限值	5.6	40.1	31.2	0.29
女性(N=76)低限值	0	8.0	5.6	0

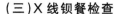

(三)X线钡餐检查

X线钡餐检查是确定诊断的有效方法,尤其对临床表现不典型者。消化性溃疡在X线征象上出现形态和功能的改变,即直接征象与间接征象。由钡剂充填溃疡形成龛影为直接征象,是最可靠的诊断依据。溃疡病周围组织的炎性病变与局部痉挛产生钡餐检查时的局部压痛或激惹现象及溃疡愈合形成瘢痕收缩使局部变形均属于间接征象。

(四)纤维胃镜检查

胃镜检查对消化性溃疡的诊断和鉴别诊断有很大价值。该检查可以发现X线所难以发现的浅小溃疡,确切地判断溃疡的部位、数目、大小、深浅、形态及病期(活动期、愈合期、瘢痕期),对随访溃疡的过程和判定治疗的效果有价值。胃镜检查还可在直视下做胃黏膜活组织检查等,故对溃疡良性、恶性的鉴别价值较大。

(五)粪便隐血试验

溃疡活动期,溃疡面有微量出血,粪隐血试验大都阳性,治疗1~2周后多转为阴性。如持续阳性,则疑有癌变。

(六)幽门螺杆菌(HP)感染检查

近来HP在消化性溃疡发病中的重要作用备受重视。我国人群中HP感染率为40%~60%。HP在GU和DU中的检出率更是分别高达70%~80%和90%~100%。诊断HP方法有多种:①直接从活检胃黏膜中细菌培养、组织涂片或切片染色查HP。②用尿素酶试验、^{14}C尿素呼吸试验、胃液尿素氮检测等方法测定胃内尿素酶活性。③血清学查抗HP抗体。④聚合酶链式反应技术查HP。

五、护理

(一)护理观察

1.腹痛

观察腹痛的部位、性质、强度,有无放射痛,与进食、服药的关系,腹痛有无周期性。

2.呕吐

观察呕吐物性质、气味、量、颜色、呕吐次数及与进食关系,注意有无因呕吐而致脱水和低钾、低钠血症及低氯性碱中毒。

3.呕血和黑粪

观察呕血、便血的量、次数和性质。注意出血前有无恶心、呕吐、上腹不适、血中是否混有食物,以便与咯血相区别。半数以上的溃疡出血者有38.5 ℃以下的低热,持续时间与出血时间一致,可作为出血活动的一个标志,故应每天多次测体温。

4.穿孔

由于老年人常有其他慢性病,穿孔时腹痛、腹肌紧张不明显,可无显著压痛和反跳痛,常易误诊,死亡率高,应予密切观察生命体征和腹部情况。

5.幽门梗阻观察以下情况可了解胃潴留程度

餐后4小时后胃液量(正常<300 mL),禁食12小时后胃液量(正常<200 mL),空腹胃注入750 mL生理盐水30分钟后胃液量(正常<400 mL)。

6.其他

注意观察有无影响溃疡愈合的焦虑和忧郁、饮食不节、熬夜、过度劳累、服药不正规,服用阿司匹林和肾上腺皮质激素、吸烟等。

(二)常规护理

1.休息

消化性溃疡属于典型的心身疾病,心理-社会因素对发病起着重要作用。因此,规律的生活和劳逸结合的工作安排,无论在本病的发作期或缓解期都十分重要。休息是消化性溃疡基本和重要的护理。休息包括精神休息和躯体休息。病情轻者可边工作边治疗,较重者应卧床数天至2周,继之休息1～2个月。平卧休息时胆汁反流明显减少,对胃溃疡患者有利。另外,应保证充足的睡眠,服用适量镇静剂。

2.戒烟、酒及其他嗜好品

吸烟者消化性溃疡的发病率较不吸烟者多。吸烟可使溃疡恶化或延迟溃疡愈合。吸烟会削弱十二指肠液中和胃酸的能力,还能引起十二指肠液反流入胃。患者戒烟后溃疡症状明显改善。有研究认为,就 DU 患者而言,戒烟比服西咪替丁更重要。

乙醇能损坏胃黏膜屏障引起胃炎而加重症状,延迟愈合。此外,还能减弱胰泌素对胰外分泌腺分泌水和碳酸氢根的作用,降低了胰液中和胃酸的能力。临床观察也显示消化性溃疡患者停止饮酒后症状减轻,故应劝患者戒酒。

咖啡等物质能刺激胃酸与胃蛋白酶分泌,还可使胃黏膜充血,加剧溃疡病症状。故应不饮或少饮咖啡、可口可乐、茶、啤酒等。

3.饮食

饮食护理是消化性溃疡病治疗的重要组成部分。饮食护理的目的是减轻机械性和化学性刺激、缓解和减轻疼痛。合理营养有利于改善营养状况、纠正贫血、促进溃疡愈合、避免发生并发症。

(三)饮食护理原则

1.宜少量多餐,定时、定量进餐

每天 5～7 餐,每餐量不宜过饱,约为正常量的 2/3。因少量多餐可中和胃酸,减少胃酸对溃疡面的刺激,又可供给足够营养。少量多餐在急性消化性溃疡时更为适宜。

2.宜选食营养价值高、质软而易于消化的食物

如牛奶、鸡蛋、豆浆、鱼、嫩的瘦猪肉等食物,经加工烹调变得细软易消化,对胃肠无刺激。同时注意补充足够的热量及蛋白质和维生素。

3.蛋白质、脂肪、碳水化合物的供给要求

蛋白质按每天每千克体重 1.0～1.5 g 供给;脂肪按每天 70～90 g 供给,选择易消化吸收的乳融状脂肪(如奶油、牛奶、蛋黄、黄油、奶酪等),也可用适量的植物油,碳水化合物按每天 300～350 g 供给。选择易消化的糖类如粥、面条、馄饨等,但蔗糖不宜供给过多,否则可使胃酸增加,且易胀气。

4.避免化学性和机械性刺激的食物

化学刺激性的食物有咖啡、浓茶、可可、巧克力等,这些食物可刺激胃酸分泌增加;机械性刺激的食物有油炸猪排、花生米、粗粮、芹菜、韭菜、黄豆芽等,这些食物可刺激胃黏膜表面血管和溃疡面。总之,溃疡病患者不宜吃过咸、过甜、过酸、过鲜、过冷、过热及过硬的食物。

5.食物烹调必须切碎制烂

食物烹调必须切碎制烂,可选用蒸、煮、氽、烧、烩、焖等的烹调方法。不宜采用爆炒、滑溜、干

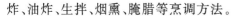

炸、油炸、生拌、烟熏、腌腊等烹调方法。

6.必须预防便秘

溃疡病饮食中含粗纤维少,食物细软,易引起便秘,宜经常吃些润肠通便的食物如果子冻、果汁、菜汁等,可预防便秘。

溃疡病急性发作或出血刚停止后,进流质饮食,每天6～7餐。无消化道出血且疼痛较轻者宜进厚流质或少渣半流质,每天6餐。病情稳定、自觉症状明显减轻或基本消失者,每天6餐细软半流质。基本愈合者每天3餐普食加2餐点心,不宜进食油煎、炸和粗纤维多的食物。

出现呕血、幽门梗阻严重或急性穿孔均应禁食。

(四)心理护理

在治疗护理过程中应注重教育,应把防病治病的基本知识介绍给患者,如让患者注意避免精神紧张和不良情绪的刺激,注意精神卫生,注意锻炼身体、增强体质、培养良好的生活习惯,生活有规律,注意劳逸结合,节制烟酒,慎用对胃黏膜有损害的药物等;使患者了解本病的规律性,治疗原则和方法,从而坚定战胜疾病的信心,自觉配合治疗和护理。在心理护理过程中,护士应当了解患者在疾病的不同时期所出现的心理反应,如否认、焦虑、抑郁、孤独感、依赖心理等心理反应,护理上重点要给患者以心理支持,特别帮助他们克服紧张、焦虑、抑郁等常见的心理问题,帮助他们进行认识重建,即认识个人、认识社会,调整和处理好人与人、个人与社会之间的关系,重新找到自己新的起点,减少疾病造成的痛苦和不安。心理护理中,护士应当实施针对性、个性化的心理护理。如对那些具有明显心理素质上弱点的患者,有易暴怒、抑郁、孤僻及多疑倾向者应及早通过心理指导加强其个性的培养;对那些有明显行为问题者,如酗酒、吸烟、多食、缺少运动及A型行为等,应用心理学技术指导其进行矫正;对那些工作和生活环境里存在明显应激源的人,应及时帮助其进行适当的调整,减少不必要的心理刺激。

(五)药物治疗护理

1.制酸剂

胃酸、胃蛋白酶对消化性溃疡的发病有重要作用。制酸药能中和胃酸从而缓解疼痛并降低胃蛋白酶的活性。常用的制酸药分可溶性和不溶性两种。可溶性抗酸药主要为碳酸氢钠,该药止痛效果快,但自肠道吸收迅速,大量及长期应用可引起钠潴留和代谢性碱中毒,且与胃酸相遇可产生 CO_2,引起腹胀和继发胃酸增高,故不宜单独使用,而应小剂量与其他抗酸药混合服用。不溶性抗酸药有氢氧化铝、碳酸铝、氧化铝、三硅酸镁等,作用缓慢而持久,肠道不吸收,可单独或联合用药。各种抗酸剂均有其特点,临床上常联合应用,以提高疗效,减少不良反应。抗酸药对缓解溃疡疼痛十分有效,是否能促进溃疡愈合,尚无肯定结论。

使用抗酸药应注意:①在饭后1～2小时服,可延长中和作用时间,而不可在餐前或就餐时服药。睡前加服1次,可中和夜间所分泌的大量酸。②片剂嚼碎后服用效果较好,因药物颗粒越小溶解越快,中和酸的作用越大,因此凝胶或溶液的效果最好,粉剂次之,片剂较差。③抗酸药除可引起便秘、腹泻外,尚可引起一些其他不良反应,特别是当患者有肾功能不全或心力衰竭时,如碳酸氢钠可造成钠潴留和碱中毒;碳酸钙剂量过大时,高血钙可刺激 G 细胞分泌大量胃泌素,引起胃酸分泌反跳而加重上腹痛;长期大量服用氢氧化铝后,因铝结合饮食中的磷,使肠道对磷的吸收减少,严重缺磷可引起食欲缺乏、软弱无力等,甚至导致软骨病或骨质疏松。

2.抗胆碱能药

这类药物可抑制迷走神经功能,因而具有减少胃酸分泌、解除平滑肌和血管痉挛、改善局部营养和延缓胃排空等作用,有利于延长抗酸药和食物对胃酸的中和,达到止痛目的。但其延缓胃排空引起胃窦部潴留,可促使胃酸分泌所以认为不宜用于胃溃疡。抗胆碱能药服后 2 小时出现最大药理作用,故常于餐后 6 小时及睡前服用。抗胆碱能药物最大缺点是不但能抑制胃酸分泌,也抑制乙酰胆碱在全身的生理作用,故有口干、视物模糊、心动过速、汗闭、便秘和尿潴留等不良反应,故溃疡出血、幽门梗阻、反流性食管炎、青光眼、前列腺肥大等患者均不宜使用。常用的药物有普鲁苯辛、甲溴阿托品、贝那替秦、山莨菪碱、阿托品等。

3.H$_2$ 受体阻滞剂

组织胺通过两种受体而产生效应,其中与胃酸分泌有关的是 H$_2$ 受体。阻滞 H$_2$ 受体能抑制胃酸的分泌。代表药是西咪替丁,它对胃酸的分泌具有强大抑制作用。口服后很快被小肠所吸收,在 1～2 小时内血液浓度达高峰,可完全抑制由饮食或胃泌素所引起的胃酸分泌达 6～7 小时。该药常于进餐时与食物同服。年龄大、伴有肾功能和其他疾病者易发生不良反应。常见的不良反应有头痛、腹泻、嗜睡、疲劳、肌痛、便秘等。其他常用的药物还有雷尼替丁、法莫替丁等。西咪替丁会影响华法林、茶碱或苯妥英的药物代谢,与抗酸剂合用时,间隔时间不小于 2 小时。

4.丙谷胺及其他减少胃酸分泌药

丙谷胺的分子结构与胃泌素的末端相似,能抑制基础酸排量和最大酸排量,竞争性抑制胃泌素受体,并对胃黏膜有保护和促进愈合作用,其抑酸和缓解症状的作用较西咪替丁弱。该药常于饭前 15 分钟服,无明显不良反应。哌仑西平能选择性拮抗乙酰胆碱的促胃分泌效应而不拮抗其他效应,很少有不良反应,宜餐前 90 分钟服用。甲氧氯普胺为胃运动促进剂,能增强胃窦蠕动加速胃排空,减少食糜等对胃窦部的刺激而使胃酸分泌减少,还可减少胆汁反流,减轻胆汁对胃黏膜的损害。一般用药后 60～90 分钟可达作用高峰,故宜在餐前 30 分钟服用,严重的不良反应为锥体外系反应。

5.细胞保护剂

临床常用的细胞保护剂有多种。甘珀酸能加强胃黏液分泌,强固胃黏膜屏障,促进胃黏膜再生。但具有醛固酮样效应,可引起高血压、水肿、水钠潴留、低血钾等不良反应,故高血压、心脏病、肾脏病和肝脏病患者慎用。服药的最佳时间为餐前 15～30 分钟和睡前服。胶态次枸橼酸铋,在酸性胃液中与溃疡坏死组织螯合,形成保护性铋蛋白凝固物,使溃疡面与胃酸、胃蛋白酶隔离。宜在餐前 1 小时和睡前服。严重肾功能不全者忌用,少数人服药后便秘、转氨酶升高。硫糖铝可与胃蛋白酶直接络合或结合,使酶失去活性而发挥作用,宜餐前 30 分钟及睡前服,偶见口干、便秘、恶心等不良反应。前列腺素 E$_1$ 抑制胃酸分泌,保护黏膜屏障,主要用于非甾体抗炎药合用者,最常见不良反应是腹泻和腹痛,孕妇忌用。

6.质子泵抑制剂

奥美拉唑直接抑制质子泵,有强烈的抑酸能力,疗效明显起效快,不良反应少而轻,无严重不良反应。

(六)急性大量出血的护理

1.急诊处理

首先按医嘱插入鼻胃管,建立静脉通道,输液开始宜快,可选用等渗盐水、林格液、右旋糖苷或其他血浆代用品,一般不用高渗溶液。观察意识、血压、脉搏、体温、面色、鼻胃管引出胃液量和颜色、皮肤(干、湿、温度)、肠鸣、上腹压痛、液体出入量。

2.重症监护

急诊处理后,患者应予重症监护。除密切观察生命体征和出血情况外,应抽血查血红蛋白、血球压积(出血4～6小时后才开始变化)、血型和交叉反应、凝血酶原时间、部分凝血酶原时间或激活部分凝血酶原时间、血钠(开始代偿性升高,补液后降低)、血钾(大量呕吐后降低。多次输液后可增高)、尿素氮(急性出血后24～48小时内升高,一般丢失1 000 mL血,尿素氮升高为正常值的2～5倍)、肌酐(肾灌注不足致肌酐升高)。向患者介绍了为了确诊可能须做的钡餐、纤维胃镜、胃液分析等检查的过程,使患者受检时更好地合作。告知患者检查时体位、术前服镇静药可能会产生昏睡感,喉部喷局麻药会引起不适。及时了解胃镜检查结果,如无严重再出血应拔除鼻胃管以减少机械刺激。在恶心反射出现前,仍予禁食。

3.再出血

首先观察鼻胃管引出血量、颜色、患者生命体征。再次确定鼻胃管位置是否正确、引流瓶处于低位持续吸引、压力为10.7 kPa(80 mmHg)。如明确再次出血,安慰患者不必紧张,使患者相信医护人员是可以很好地处理再次出血。

4.胃管灌注

为使血管收缩,减少黏膜血流量,达到一过性止血效果,常经胃管灌注冰生理盐水或冷开水。灌注时抬高头位30°～45°,关闭吸引管。灌注时应加快滴注速度,观察血压、体温、脉搏、寒战。发生寒战可多盖被,给患者解释不必紧张。注意寒战易诱发心律失常。灌注后注意有无输液过多的症状(呼吸困难)和体征(脉搏快、颈静脉怒张、肺部捻发音)。

(七)急性穿孔的护理

任何消化性溃疡均可发生穿孔,穿孔前常无明显诱因,有些可能由服肾上腺皮质激素、阿司匹林、饮酒和过度劳累诱发。上腹部难以忍受的剧痛及恶心呕吐,常是穿孔引起腹膜炎的症状。患者两腿卷曲,腹肌强直伴反跳痛,甚至出现面色苍白、出冷汗、脉搏细速、血压下降、休克。一般在穿孔后6小时内及时治疗,疗效较佳,若不及时抢救可危及生命。一经确诊,患者就应绝对卧床休息,禁食并留置胃管抽吸胃内容物进行胃肠减压。补液、应用抗生素控制腹腔感染。密切观察生命体征,及时发现和纠正休克,迅速做好各种术前准备。

(八)幽门梗阻的护理

功能性或器质性幽门梗阻的早期处理基本相同,包括:①纠正体液和电解质紊乱,严格正确记录每天液体出入量,抽血测定血清钾、钠、氯及血气分析,了解电解质及酸碱失衡情况,及时补充液体和电解质。②胃肠减压。幽门梗阻者每天清晨和睡前用3%盐水或苏打水洗胃,保留1小时后排出。必要时行胃肠减压,连续72小时吸引胃内容物,可解除胃扩张和恢复胃张力,抽出胃液也可减轻溃疡周围的炎症和水肿。若对梗阻的性质不明,应做上消化道内镜或钡餐检查,同时也可估计治疗效果。病情好转给流质饮食,每晚餐后4小时洗胃1次,测胃内潴留量,准确记录颜色、气味、性质。临床操作过程中常遇胃管不畅的情况,通常原因是胃管扭曲在口腔或咽部;胃管置入深度不够;胃管置入过深至幽门部或十二指肠内;胃管侧孔紧贴胃壁;食物残渣或凝血块阻塞。有报道,胃肠减压过程中发生少见的并发症,如下胃管困难致环杓关节脱位,减压器故障大量气体入胃致腹膜炎,蛔虫堵塞致无效减压,胃管结扎致拔管困难等。③能进流质时,同时服用抗酸剂、西咪替丁等药物治疗。禁用抗胆碱能药物。

对并发症观察经处理后病情是否好转,若未见改善,做好手术准备,考虑外科手术。

(郑 霞)

第三节 肝 硬 化

肝硬化是一种由不同病因引起的慢性进行性弥漫性肝病。病理特点为广泛的肝细胞变性坏死、再生结节形成、结缔组织增生,致使正常肝小叶结构破坏和假小叶形成。临床可有多系统受累,主要表现为肝功能损害和门静脉高压,晚期出现消化道出血、肝性脑病、感染等严重并发症。在我国,肝硬化是常见疾病和主要死因之一。本病占内科总住院人数的 4.3%~14.2%。

一、病因与发病机制

(一)病毒性肝炎

病毒性肝炎主要为乙型病毒性肝炎,其次为丙型肝炎,或乙型加丁型重叠感染,甲型和戊型一般不发展为肝硬化。

(二)日本血吸虫病

我国长江流域血吸虫病流行区多见。反复或长期感染血吸虫病者,虫卵及其毒性产物在肝脏汇管区刺激结缔组织增生,导致肝纤维化和门脉高压,称为血吸虫病性肝纤维化。

(三)乙醇中毒

长期大量饮酒者,乙醇及其中间代谢产物(乙醛)直接引起酒精性肝炎,并发展为肝硬化,酗酒所致的长期营养失调也对肝脏起一定损害作用。

(四)药物或化学毒物

长期服用双醋酚丁、甲基多巴等药物,或长期反复接触磷、砷、四氯化碳等化学毒物,可引起中毒性肝炎,最终演变为肝硬化。

(五)胆汁淤积

持续存在肝外胆管阻塞或肝内胆汁淤积时,高浓度的胆汁酸和胆红素损害肝细胞,导致肝硬化。

(六)循环障碍

慢性充血性心力衰竭、缩窄性心包炎、肝静脉或下腔静脉阻塞等使肝脏长期淤血,肝细胞缺氧、坏死和结缔组织增生,最后发展为肝硬化。

(七)遗传和代谢疾病

由于遗传性或代谢性疾病,某些物质或其代谢产物沉积于肝,造成肝损害,并可致肝硬化,如肝豆状核变性、血色病、半乳糖血症和 α_1-抗胰蛋白酶缺乏症。

(八)营养失调

食物中长期缺乏蛋白质、维生素、胆碱等,以及慢性炎症性肠病,可引起营养不良和吸收不良,降低肝细胞对致病因素的抵抗力,成为肝硬化的直接或间接病因。

此外,部分病例发病原因难以确定,称为隐源性肝硬化,其中部分病例与无黄疸型病毒性肝炎,尤其是丙型肝炎有关。自身免疫性肝炎也可发展为肝硬化。各种病因引起的肝硬化,其病理变化和发展演变过程是基本一致的。特征为广泛肝细胞变性坏死,结节性再生,弥漫性结缔组织增生,假小叶形成。上述病理变化造成肝内血管扭曲、受压、闭塞而致血管床缩小,肝内门静脉、肝静脉和肝动脉小分支之间发生异常吻合而形成短路,导致肝血循环紊乱。这些严重的肝内血液循环障碍,是形成门静脉高压的病理基础,且使肝细胞营养障碍加重,促使肝硬化病变进一步发展。

二、临床表现

肝硬化的病程发展通常比较缓慢,可隐伏3～5年或更长时间。临床上分为肝功能代偿期和失代偿期。

(一)代偿期

早期症状轻,以乏力、食欲缺乏为主要表现,可伴有恶心、厌油腻、腹胀、上腹隐痛及腹泻等。症状常因劳累或伴发病而出现,经休息或治疗可缓解。患者营养状况一般或消瘦,肝轻度肿大,质地偏硬,可有轻度压痛,脾轻至中度肿大。肝功能多在正常范围内或轻度异常。

(二)失代偿期

失代偿期主要为肝功能减退和门静脉高压所致的全身多系统症状和体征。

1.肝功能减退

(1)全身症状和体征:一般状况与营养状况均较差,乏力、消瘦、不规则低热、面色灰暗黝黑(肝病面容)、皮肤干枯粗糙、水肿、舌炎、口角炎等。

(2)消化道症状:食欲减退甚至畏食、进食后上腹饱胀不适、恶心、呕吐,稍进油腻肉食易引起腹泻,因腹水和胃肠积气而腹胀不适。肝细胞有进行性或广泛性坏死时可出现黄疸。

(3)出血倾向和贫血:常有鼻出血、牙龈出血、皮肤紫癜和胃肠出血等倾向,由肝合成凝血因子减少、脾功能亢进和毛细血管脆性增加所致。贫血可因缺铁、缺乏叶酸和维生素 B_{12},脾功能亢进等因素引起。

(4)内分泌失调:①雌激素增多、雄激素和糖皮质激素减少,肝对雌激素的灭活功能减退,故体内雌激素增多。雌激素增多时,通过负反馈抑制腺垂体分泌促性腺激素及促肾上腺皮质激素的功能,致雄激素和肾上腺糖皮质激素减少。雌激素与雄激素比例失调,男性患者常有性欲减退、睾丸萎缩、毛发脱落及乳房发育;女性患者可有月经失调、闭经、不孕等。部分患者出现蜘蛛痣,主要分布在面颈部、上胸、肩背和上肢等上腔静脉引流区域;手掌大小鱼际和指端腹侧部位皮肤发红称为肝掌。肾上腺皮质功能减退,表现为面部和其他暴露部位皮肤色素沉着。②醛固酮和抗利尿激素增多、肝功能减退时对醛固酮和抗利尿激素的灭活作用减弱,致体内醛固酮及抗利尿激素增多。醛固酮作用于远端肾小管,使钠重吸收增加;抗利尿激素作用于集合管,使水的重吸收增加。水钠潴留导致尿少、水肿,并促进腹水形成。

2.门静脉高压

(1)脾大:门静脉高压致脾静脉压力增高,脾淤血而肿大,一般为轻、中度大,有时可为巨脾。上消化道大量出血时,脾脏可暂时缩小,待出血停止并补足血容量后,脾脏再度增大。晚期脾大常伴有对血细胞破坏增加,使周围血中白细胞、红细胞和血小板的计数减少,称为脾功能亢进。

(2)侧支循环的建立和开放:正常情况下,门静脉系与腔静脉系之间的交通支很细小,血流量很少。门静脉高压形成后,来自消化器官和脾脏的回心血液流经肝脏受阻,使门腔静脉交通支充盈扩张,血流量增加,建立起侧支循环(图6-1)。

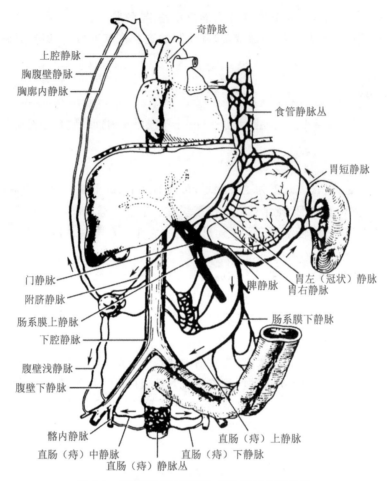

图 6-1　门静脉回流受阻时,侧支循环血流方向

临床上重要的侧支循环:①食管下段和胃底静脉曲张,主要是门静脉系的胃冠状静脉和腔静脉系的食管静脉、奇静脉等沟通开放,常在恶心、呕吐、咳嗽、负重等使腹内压突然升高;或因粗糙食物机械损伤、胃酸反流腐蚀损伤时,导致曲张静脉破裂出血,出现呕血、黑便及休克等表现。②腹壁静脉曲张,由于脐静脉重新开放,与附脐静脉、腹壁静脉等连接,在脐周和腹壁可见迂曲静脉以脐为中心向上及下腹壁延伸。③痔核形成,为门静脉系的直肠上静脉与下腔静脉系的直肠中、下静脉吻合扩张形成,破裂时引起便血。

(3)腹水:是肝硬化肝功能失代偿期最为显著的临床表现。腹水出现前,常有腹胀,以饭后明显。大量腹水时腹部隆起,腹壁绷紧发亮,患者行动困难,可发生脐疝,膈抬高,出现呼吸困难、心悸。部分患者伴有胸腔积液。

腹水形成的因素:①门静脉压力增高使腹腔脏器毛细血管床静水压增高,组织间液回吸收减少而漏入腹腔。②低白蛋白血症是指血浆白蛋白<30 g/L,肝功能减退使白蛋白合成减少及蛋白质摄入和吸收障碍,低白蛋白血症时血浆胶体渗透压降低,血管内液外渗。③肝淋巴液生成过多,肝静脉回流受阻时,肝内淋巴液生成增多,超过胸导管引流能力,淋巴管内压力增高,使大量淋巴液自肝包膜和肝门淋巴管渗出至腹腔。④抗利尿激素及继发性醛固酮增多,引起水钠重吸收增加。⑤肾脏因素为有效循环血容量不足致肾血流量减少,肾小球滤过率降低,排钠

和排尿量减少。

3.肝脏情况

早期肝大,表面尚平滑,质中等硬;晚期肝脏缩小,表面可呈结节状,质地坚硬;一般无压痛,但在肝细胞进行性坏死或并发肝炎和肝周围炎时可有压痛与叩击痛。

三、并发症

(一)上消化道出血

上消化道出血为本病最常见的并发症。由于食管下段或胃底静脉曲张破裂,引起突然大量的呕血和黑便,常引起出血性休克或诱发肝性脑病,死亡率高。

(二)感染

由于患者抵抗力低下、门腔静脉侧支循环开放等因素,增加细菌入侵繁殖机会,易并发感染如肺炎、胆道感染、大肠埃希菌败血症、自发性腹膜炎等。自发性腹膜炎系指无任何邻近组织炎症的情况下发生的腹膜和/或腹水的细菌性感染。其主要原因是肝硬化时单核-吞噬细胞的噬菌作用减弱,肠道内细菌异常繁殖并经由肠壁进入腹膜腔,以及带菌的淋巴液漏入腹腔引起感染,致病菌多为革兰阴性杆菌。患者可出现发热、腹痛、腹胀、腹膜刺激征、腹水迅速增长或持续不减,少数患者发生中毒性休克。

(三)肝性脑病

肝性脑病是晚期肝硬化的最严重并发症。

(四)原发性肝癌

肝硬化患者短期内出现肝脏迅速增大、持续性肝区疼痛、腹水增多且为血性、不明原因的发热等,应考虑并发原发性肝癌,须做进一步检查。

(五)功能性肾衰竭

功能性肾衰竭又称肝肾综合征,表现为少尿或无尿、氮质血症、稀释性低钠血症和低尿钠,但肾无明显器质性损害。主要由于肾血管收缩和肾内血液重新分布,导致肾皮质血流量和肾小球滤过率下降等因素引起。

(六)电解质和酸碱平衡紊乱

出现腹水和其他并发症后患者电解质紊乱趋于明显,常见的如下。

1.低钠血症

长期低钠饮食致原发性低钠,长期利尿和大量放腹水等致钠丢失,抗利尿激素增多使水潴留超过钠潴留而致稀释性低钠。

2.低钾低氯血症与代谢性碱中毒

进食少、呕吐、腹泻、长期应用利尿剂或高渗葡萄糖液、继发性醛固酮增多等可引起低钾低氯,而低钾低氯血症可致代谢性碱中毒,诱发肝性脑病。

四、护理

(一)护理目标

患者能描述营养不良的原因,遵循饮食计划,保证各种营养物质的摄入;能叙述腹水和水肿的主要原因,腹水和水肿有所减轻,身体舒适感增加;能了解常见并发症防治知识,尽力避免并发症;无皮肤破损或感染,焦虑减轻或消失。

(二)护理措施

1.一般护理

(1)休息和活动:休息代偿期患者宜适当减少活动、避免劳累、保证休息,失代偿期尤当出现并发症时患者需卧床休息。

(2)饮食护理:饮食以高热量、高蛋白(肝性脑病除外)和维生素丰富而易消化的食物为原则。盐和水的摄入视病情调整,有腹水者应低盐或无盐饮食,钠限制在每天500～800 mg(氯化钠1.2～2.0 g),进水量限制在每天1 000 mL左右。应向患者介绍各种食物的成分,例如高钠食物有咸肉、酱菜、酱油、罐头食品、含钠味精等,应尽量少食用;含钠较少的食物有粮谷类、瓜茄类、水果等;含钾多的食物有水果、硬壳果、马铃薯、干豆、肉类等。评估患者有无不恰当的饮食习惯而加重水、钠潴留,切实控制钠和水的摄入量。限钠饮食常使患者感到食物淡而无味,可适量添加柠檬汁、食醋等,改善食品的调味,以增进食欲。禁酒,忌用对肝有损害药物。有食管静脉曲张者避免进食粗糙、坚硬食物。避免损伤曲张静脉,食管胃底静脉曲张者应食菜泥、肉末、软食,进餐时细嚼慢咽,咽下的食团宜小且外表光滑,切勿混入糠皮、硬屑、鱼刺、甲壳等,药物应磨成粉末,以防损伤曲张的静脉导致出血。

2.体液过多的护理

(1)休息和体位:多卧床休息,卧床时尽量取平卧位,以增加肝、肾血流量,改善肝细胞的营养,提高肾小球滤过率。可抬高下肢,以减轻水肿。阴囊水肿者可用托带托起阴囊,以利水肿消退。大量腹水者卧床时可取半卧位,以使膈下降,有利于呼吸运动,减轻呼吸困难和心悸。

(2)避免腹内压骤增:大量腹水时,应避免使腹内压突然剧增的因素,例如剧烈咳嗽、打喷嚏、用力排便等。

(3)用药护理:使用利尿剂时应特别注意维持水电解质和酸碱平衡。利尿速度不宜过快,以每天体重减轻不超过0.5 kg为宜。

(4)病情监测:观察腹水和下肢水肿的消长,准确记录液体出入量,测量腹围、体重,并教会患者正确的测量和记录方法。进食量不足、呕吐、腹泻者,或遵医嘱应用利尿剂、放腹水后更应密切观察。监测血清电解质和酸碱度的变化,以及时发现并纠正水电解质、酸碱平衡紊乱,防止肝性脑病、功能性肾衰竭的发生。

(5)腹腔穿刺放腹水的护理:术前说明注意事项,测量体重、腹围、生命体征,排空膀胱以免误伤;术中及术后监测生命体征,观察有无不适反应;术毕用无菌敷料覆盖穿刺部位,如有溢液可用明胶海绵处置;术毕缚紧腹带,以免腹内压骤然下降;记录抽出腹水的量、性质和颜色,标本及时送检。

3.活动无耐力护理

肝硬化患者的精神、体力状况随病情进展而减退,疲倦乏力、精神不振逐渐加重,严重时衰弱而卧床不起。应根据病情适当安排休息和活动。代偿期患者无明显的精神、体力减退,可参加轻工作,避免过度疲劳;失代偿期患者以卧床休息为主,但过多的躺卧易引起消化不良、情绪不佳,故应视病情安排适量的活动,活动量以不感到疲劳、不加重症状为度。

4.有皮肤完整性受损危险的护理

肝硬化患者因常有皮肤干燥、水肿,有黄疸时可有皮肤瘙痒和长期卧床等因素,易发生皮肤破损和继发感染。除常规的皮肤护理、预防压疮措施外,应注意沐浴时避免水温过高,或使用有刺激性的皂类和沐浴液,沐浴后可使用性质柔和的润肤品,以减轻皮肤干燥和瘙痒;皮肤瘙痒者给予止痒处理,嘱患者勿用手抓搔,以免皮肤破损。

5.心理护理

及时了解并减轻各种焦虑,护理人员应关心患者,鼓励其说出心中的顾虑与疑问,护士应耐心倾听并给予解答。

6.健康指导

(1)心理指导:护士应帮助患者和家属掌握本病的有关知识和自我护理方法,分析和消除不利于个人和家庭应对的各种因素,家属应理解和关心患者,细心观察、及早识别病情变化。例如,当患者出现性格、行为改变等可能为肝性脑病的前驱症状时,或消化道出血等其他并发症时,应及时就诊。定期门诊随诊。

(2)休息指导:保证身心两方面的休息,应有足够的休息和睡眠,生活起居有规律。活动量以不加重疲劳感和其他症状为度。应十分注意情绪的调节和稳定。在安排好治疗、身体调理的同时,勿过多考虑病情,遇事豁达开朗。

(3)生活指导:注意保暖和个人卫生,预防感染。切实遵循饮食治疗原则和计划,安排好营养食谱。

(4)用药指导:按医师处方用药,加用药物须征得医师同意,以免服药不当而加重肝脏负担和肝功能损害。应向患者详细介绍所用药物的名称、剂量、给药时间和方法,教会其观察药物疗效和不良反应。例如服用利尿剂者,如出现软弱无力、心悸等症状时,提示低钠、低钾血症,应及时就医。

(三)护理评价

患者能自己选择符合饮食治疗计划的食物,保证每天所需热量、蛋白质、维生素等营养成分的摄入;能陈述减轻水、钠潴留的有关措施,正确测量和记录液体出入量、腹围和体重,腹水和皮下水肿及其引起的身体不适有所减轻;能按计划进行活动和休息,活动未致疲乏感加重,活动耐力增加;皮肤无破损和感染,瘙痒感减轻或消失。

(郑 霞)

第七章

肾内科护理

第一节 急性肾小球肾炎

急性肾小球肾炎(acute glomerulonephritis, AGN)简称急性肾炎,是以急性肾炎综合征为主要表现的一组疾病。其特点为起病急,患者出现血尿、蛋白尿、水肿和高血压,可伴有一过性氮质血症。本病好发于儿童,男性居多。常有前驱感染,多见于链球菌感染后,其他细菌、病毒和寄生虫感染后也可引起。本部分主要介绍链球菌感染后的急性肾炎。

一、病因及发病机制

急性肾小球肾炎常发生于β溶血性链球菌"致肾炎菌株"引起的上呼吸道感染(多为扁桃体炎)或皮肤感染(多为脓疱疮)后,感染导致机体产生免疫反应而引起双侧肾脏弥漫性的炎症反应。目前多认为,链球菌的主要致病抗原是胞质或分泌蛋白的某些成分,抗原刺激机体产生相应抗体,形成免疫复合物沉积于肾小球而致病。同时,肾小球内的免疫复合物可激活补体,引起肾小球内皮细胞及系膜细胞增生,并吸引中性粒细胞及单核细胞浸润,导致肾脏病变。

二、临床表现

(一)症状与体征

1.尿异常

几乎所有患者均有肾小球源性血尿,约30%的患者出现肉眼血尿,且常为首发症状或患者就诊的原因。可伴有轻、中度蛋白尿,少数(<20%)患者可呈大量蛋白尿。

2.水肿

80%以上患者可出现水肿,常为起病的初发表现,表现为晨起眼睑水肿,呈"肾炎面容",可伴有下肢轻度凹陷性水肿,少数严重者可波及全身。

3.高血压

约80%患者患病初期水钠潴留时,出现一过性轻度、中度高血压,经利尿后血压恢复正常。少数患者可出现高血压脑病、急性左心衰竭等。

4.肾功能异常

大部分患者起病时尿量减少（40～700 mL/d），少数为少尿（<400 mL/d）。可出现一过性轻度氮质血症。一般于1～2周后尿量增加，肾功能于利尿后数天恢复正常，极少数出现急性肾衰竭。

（二）并发症

前驱感染后常有1～3周（平均10天左右）的潜伏期。呼吸道感染的潜伏期较皮肤感染短。本病起病较急，病情轻重不一，轻者仅尿常规及血清补体 C_3 异常，重者可出现急性肾衰竭。大多预后良好，常在数月内临床自愈。

三、辅助检查

（一）尿液检查

均有镜下血尿，呈多形性红细胞。尿蛋白多为＋～＋＋。尿沉渣中可有红细胞管型、颗粒管型等。早期尿中白细胞、上皮细胞稍增多。

（二）血清补体 C_3 及总补体

发病初期下降，于8周内恢复正常，对本病诊断意义很大。血清抗链球菌溶血素O滴度可增高，部分患者循环免疫复合物（circulating immune complex，CIC）阳性。

（三）肾功能检查

内生肌酐清除率降低，血尿素氮、血肌酐升高。

四、诊断要点

（1）链球菌感染后1～3周出现血尿、蛋白尿、水肿、高血压，甚至少尿及氮质血症。

（2）血清补体 C_3 降低（8周内恢复正常），即可临床诊断为急性肾小球肾炎。

（3）若肾小球滤过率进行性下降或病情1～2个月尚未完全好转的应及时做肾活检，以明确诊断。

五、治疗要点

治疗原则：以休息、对症处理为主，缩短病程，促进痊愈。本病为自限性疾病，不宜用肾上腺糖皮质激素及细胞毒药物。急性肾衰竭患者应予透析。

（一）对症治疗

利尿治疗可消除水肿，降低血压。利尿后高血压控制不满意时，可加用其他降压药物。

（二）控制感染灶

以往主张使用青霉素或其他抗生素10～14天，现其必要性存在争议。对于反复发作的慢性扁桃体炎，待肾炎病情稳定后，可作扁桃体摘除术，手术前后2周应注射青霉素。

（三）透析治疗

对于少数发生急性肾衰竭者，应予血液透析或腹膜透析治疗，帮助患者度过急性期，一般不需长期维持透析。

六、护理评估

（一）健康史

询问发病前2个月有无上呼吸道和皮肤感染史，起病急缓，就诊原因等。既往呼吸道感染史。

（二）身体状况

评估水肿的部位、程度、特点，血压增高程度；有无局部感染灶存在。

（三）心理及社会因素

因患者多为儿童，对疾病的后果常不能理解，因而不重视疾病，不按医嘱注意休息，家属则往往较急，过分约束患者，年龄较大的患者因休学、长期休息而产生焦虑、悲观情绪。评估患者及家属对疾病的认识，目前的心理状态等。

（四）辅助检查

周围血常规结果有无异常，淋巴细胞是否升高。

七、护理目标

（1）能自觉控制水、盐的摄入，水肿明显消退。

（2）患者能逐步达到正常活动量。

（3）无并发症发生，或能早期发现并发症并积极配合抢救。

八、护理措施

（一）一般护理

急性期患者应绝对卧床休息，以增加肾血流量和减少肾脏负担。应卧床休息 6 周至 2 个月，尿液检查只有蛋白尿和镜下血尿时，方可离床活动。病情稳定后逐渐增加运动量，避免劳累和剧烈活动，坚持 1～2 年，待完全康复后才能恢复正常的体力劳动。存在水肿、高血压或心力衰竭时，应严格限制盐的摄入，一般进盐应低于 3 g/d，特别严重的病例应完全禁盐。在急性期，为减少蛋白质的分解代谢，限制蛋白质的摄取量为 0.5～0.8 g/(kg·d)。当血压下降，水肿消退，尿蛋白减少后，即可逐渐增加食盐和蛋白质的量。除限制钠盐外，也应限制液体摄入量，进水量的控制本着宁少勿多的原则。每天进水量应为不显性失水量（约 500 mL）加上 24 小时尿量，此进水量包括饮食、饮水、服药、输液等所含水分的总量。另外，饮食应注意热量充足、易于消化和吸收。

（二）病情观察

注意观察水肿的范围、程度，有无胸腔积液、腹水，有无呼吸困难、肺部湿啰音等急性左心衰竭的征象；监测高血压动态变化，监测有无头痛、呕吐、颈项强直等高血压脑病的表现；观察尿的变化及肾功能的变化，及早发现有无肾衰竭的可能。

（三）用药护理

在使用降压药的过程中，要注意一定要定时、定量服用，随时监测血压的变化，还要嘱患者服药后在床边坐几分钟，然后缓慢站起，防止眩晕及直立性低血压。

（四）心理护理

患者尤其是儿童对长期的卧床会产生忧郁、烦躁等心理反应，加上担心血尿、蛋白尿是否会恶化，会进一步会加重精神负担。故应尽量多关心、巡视患者，随时注意患者的情绪变化和精神需要，按照患者的要求予以尽快解决。关于卧床休息需要持续的时间和病情的变化等，应适当予以说明，并要组织一些有趣的活动活跃患者的精神生活，使患者能以愉快、乐观的态度安心接受治疗。

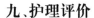

九、护理评价

(1)能否接受限制钠、水的治疗和护理,尿量已恢复正常,水肿有减轻甚至消失。

(2)能正确面对患病现实,说出心理感受,保持乐观情绪。

(3)无并发症发生。

十、健康指导

(一)预防指导

平时注意加强锻炼,增强体质。注意个人卫生,防止化脓性皮肤感染。有上呼吸道或皮肤感染时,应及时治疗。注意休息和保暖,限制活动量。

(二)生活指导

急性期严格卧床休息,按照病情进展调整作息制度。掌握饮食护理的意义及原则,切实遵循饮食计划。指导患者及其家属掌握本病的基本知识和观察护理方法,消除各种不利因素,防止疾病进一步加重。

(三)用药指导

遵医嘱正确使用抗生素、利尿剂及降压药等,掌握不同药物的名称、剂量、给药方法,观察各种药物的疗效和不良反应。

(四)心理指导

增强战胜疾病的信心,保持良好的心境,积极配合诊疗计划。

(郑　霞)

第二节　慢性肾小球肾炎

慢性肾小球肾炎简称慢性肾炎,是最常见的一组原发于肾小球的疾病,以蛋白尿、血尿、高血压及水肿为基本表现,可有不同程度的肾功能减退,大多数患者会发展成慢性肾衰竭。本病起病方式各不相同,病情迁延,进展缓慢;可发生于任何年龄,以中青年居多,男性多于女性。

一、病因及诊断检查

(一)致病因素

慢性肾炎的病因尚不完全清楚,大多数由各种原发性肾小球疾病迁延不愈发展而成。目前认为其发病与感染有明确关系,细菌、原虫、病毒等感染后可引起免疫复合物介导性炎症而导致肾小球肾炎,故认为发病起始因素为免疫介导性炎症。另外,在发病过程中也有非免疫非炎症性因素参与,如高血压、超负荷的蛋白饮食等。仅少数慢性肾炎由急性肾炎演变而来。在发病过程中可因感染、劳累、妊娠和使用肾毒性药物等使病情加重。

(二)身体状况

1.症状体征

慢性肾炎多数起病隐匿,大多无急性肾炎病史,病前也无感染史,发病已为慢性肾炎;少数为急性肾炎迁延不愈超过 1 年以上而成为慢性。临床表现差异大,症状轻重不一。主要表现如下。

(1)水肿:多为眼睑水肿和/或轻度至中度下肢水肿,一般无体腔积液,缓解期可完全消失。

(2)高血压:部分患者可以高血压为首发或突出表现,多为持续性中等程度以上高血压。持续血压升高可加速肾小球硬化,使肾功能迅速恶化,预后较差。

(3)全身症状:表现为头晕、乏力、食欲缺乏、腰膝酸痛等,其中贫血较为常见。随着病情进展可出现肾功能减退,最终发展成为慢性肾衰竭。

(4)尿异常:可有尿量减少,偶有肉眼血尿。

2.并发症

(1)感染:易合并呼吸道及泌尿道感染。

(2)心脏损害:心脏扩大、心律失常和心力衰竭。

(3)高血压脑病:因血压骤升所致。

(4)慢性肾衰竭:是慢性肾炎最严重的并发症。

(三)心理社会状况

患者常因病程长、反复发作、疗效不佳、药物不良反应大、预后较差等而出现焦虑、恐惧、悲观的情绪。

(四)实验室及其他检查

1.尿液检查

尿比重多在 1.020 以下;最具有特征的是蛋白尿,尿蛋白(＋～＋＋＋),尿蛋白定量1～3 g/24 h;尿沉渣镜检可见红细胞和颗粒管型。

2.血液检查

早期多正常或有轻度贫血,晚期红细胞计数和血红蛋白多明显降低。

3.肾功能检查

慢性肾炎可导致肾功能逐渐减退,表现为肾小球滤过率下降,内生肌酐清除率下降、血肌酐和尿素氮增高。

二、护理诊断及医护合作性问题

(一)体液过多

与肾小球滤过率下降及血浆胶体渗透压下降有关。

(二)营养失调,低于机体需要量

与蛋白丢失、摄入不足及代谢紊乱有关。

(三)焦虑

与担心疾病复发和预后有关。

(四)潜在并发症

感染、心脏损害、高血压脑病、慢性肾衰竭。

三、治疗及护理措施

(一)治疗要点

慢性肾小球肾炎的主要治疗目的是防止或延缓肾功能恶化,改善症状,防止严重并发症。

1.一般治疗

适当休息、合理饮食、防治感染等。

2.对症治疗

(1)利尿:水肿明显的患者可使用利尿剂,常用氢氯噻嗪、螺内酯、呋塞米,既可利尿消肿,也可降低血压。

(2)控制血压:高血压可加快肾小球硬化,因此及时有效地维持适宜的血压是防止病情恶化的重要环节。容量依赖性高血压首选利尿剂,肾素依赖性高血压首选血管紧张素转化酶抑制药(卡托普利等)和 β 受体阻滞剂(普萘洛尔等)。

3.抗血小板药物

长期使用抗血小板药物可改善微循环,延缓肾衰竭。常用双嘧达莫和阿司匹林。

4.糖皮质激素和细胞毒性药物

一般不主张应用。可试用于血压不高、肾功能正常、尿蛋白较多者,常选用泼尼松、环磷酰胺等。

(二)护理措施

1.病情观察

因高血压易加剧肾功能的损害,故应密切观察患者的血压变化。准确记录 24 小时出入液量,监测尿量、体重和腹围,观察水肿的消长情况。监测肾功能变化,及时发现肾衰竭。

2.生活护理

(1)适当休息:因卧床休息能增加肾血流量,减轻水肿、蛋白尿及改善肾功能,故慢性肾炎患者宜多卧床休息,避免重体力劳动。特别是有明显水肿、大量蛋白尿、血尿及高血压或合并感染、心力衰竭、肾衰竭及急性发作期的患者,应限制活动,绝对卧床休息。

(2)饮食护理:水肿少尿者应限制钠、水的摄入,食盐摄入量为 1~3 g/d,每天进水量不超过 1 500 mL,记录 24 小时出入液量;每天测量腹围、体重,监测水肿消长情况。低蛋白、低磷饮食可减轻肾小球内高压、高灌注及高滤过状态,延缓肾功能减退,宜尽早采用富含必需氨基酸的优质低蛋白饮食(如鸡肉、牛奶、瘦肉等),蛋白质的摄入量为 0.5~0.8 g/(kg·d),低蛋白饮食亦可达到低磷饮食的目的。补充多种维生素及锌。适当增加糖类和脂肪的摄入比例,保证足够热量,减少自体蛋白的分解。

3.药物治疗的护理

使用利尿剂时应注意有无电解质、酸碱平衡紊乱;服用降压药起床时动作宜缓慢,以防直立性低血压;应用血管紧张素转化酶抑制药时,注意观察患者有无持续性干咳;应用抗血小板药物时,注意观察有无出血倾向等。

4.对症护理

对症护理包括对水肿、高血压、少尿等症状的护理。

5.心理护理

注意观察患者的心理活动,及时发现患者的不良情绪,主动与患者沟通,鼓励患者说出其内心感受,做好疏导工作,帮助患者调整心态,积极配合治疗及护理。

6.健康指导

(1)指导患者严格按照饮食计划进餐。注意休息,保持精神愉快,避免劳累、受凉和使用肾毒性药物,以延缓肾功能减退。

（2）进行适当锻炼，提高机体抵抗力，预防呼吸道感染。

（3）遵医嘱服药，定期复查尿常规和肾功能。

（4）育龄女性注意避孕，以免因妊娠导致肾炎复发和病情恶化。

（郑　霞）

第三节　急进性肾小球肾炎

急进性肾小球肾炎（rapidly progressive glomerulo nephritis，RPGN）又名新月体肾炎，是指以少尿或无尿、蛋白尿、血尿，伴或不伴水肿以及高血压等为基础临床表现，肾功能骤然恶化而致肾衰竭的一组临床综合征。病理改变特征为肾小囊内细胞增生、纤维蛋白沉积，我国目前对该病的诊断标准是肾穿刺标本中 50% 以上的肾小球有大新月体形成。

一、病因

本病有多种病因。一般将有肾外表现者或明确原发病者称为继发性急进性肾炎，病因不明者则称为原发性急进性肾炎。前者继发于过敏性紫癜、系统性红斑狼疮、弥漫性血管炎等，偶有继发于某些原发性肾小球疾病，如系膜毛细血管性肾炎及膜性肾病患者。后者半数以上患者有上呼吸道前驱感染史，其中少数呈典型链球菌感染，其他一些患者呈病毒性呼吸道感染，本病患者有柯萨奇病毒 B5 感染的血清学证据，但流感及其他常见呼吸道病毒的血清滴度无明显上升，故本病与病毒感染的关系，尚待进一步观察。此外，少数急进性肾炎患者有结核杆菌抗原致敏史（结核感染史），在应用利福平治疗过程中发生本病。个别肠道炎症性疾病也可伴随本病存在。

二、临床表现

急进性肾小球肾炎患者可见于任何年龄，但有青年和中老年两个发病高峰，男女比例为 2：1。该病可呈急性起病，多数患者在发热或上呼吸道感染后出现急性肾炎综合征，即水肿、尿少、血尿、蛋白尿、高血压等。发病时患者全身症状较重，如疲乏、无力、精神萎靡，体重下降，可伴发热、腹痛。病情发展很快，起病数天内即出现少尿及进行性肾功能衰。部分患者起病相对隐袭缓慢，病情逐步加重。

三、辅助检查

(一)尿液实验室检查

常见血尿、异形红细胞尿和红细胞管型，常伴蛋白尿；尿蛋白量不等，可像肾病综合征那样排出大量的蛋白尿，但明显的肾病综合征表现不多见。

(二)其他

可溶性人肾小球基底膜抗原的酶联免疫吸附法检查抗肾小球基底膜抗体，最常见的类型是 IgG 型。

四、治疗

(一)强化疗法

急进性肾小球肾炎患者病情危重时必须采用强化治疗,包括如下措施。

1.强化血浆置

换该法是用膜血浆滤器或离心式血浆细胞分离器分离患者的血浆和血细胞,然后用正常人的血浆或血浆成分(如清蛋白)对其进行置换,每天或隔天置换1次,每次置换2～4 L。此法清除致病抗体及循环免疫复合物的疗效肯定,已被临床广泛应用。

2.甲泼尼龙冲击治疗

主要应用于Ⅱ型及Ⅲ型急进性肾小球肾炎的治疗。甲泼尼龙,静脉滴注,每天或隔天1次,3次为1个疗程,据病情需要应用1～3个疗程(两疗程间需间隔3～7天)。

3.大剂量丙种球蛋白静脉滴注

当急进性肾小球肾炎合并感染等因素不能进行上述强化治疗时,可应用此治疗:丙种球蛋白,静脉滴注,5次为1个疗程,必要时可应用数个疗程。

(二)基础治疗

应用各种强化治疗时,一般都要同时服用常规剂量的激素及细胞毒药物作为基础治疗,抑制免疫及炎症反应。

1.肾上腺皮质激素

常用泼尼松或泼尼松龙口服,用药应遵循如下原则:起始量要足,不过最大剂量常不超过60 mg/d;减、撤药要慢(足量服用12周后开始减药,每2～3周减去原用量的10%);维持用药要久(以10 mg/d做维持量,服6个月至1年或更久)。

2.细胞毒药物

常用环磷酰胺,每天口服100 mg或隔天静脉注射200 mg,累积量达6～8 g停药。而后可以再用硫唑嘌呤100 mg/d继续治疗6～12个月巩固疗效。

3.其他免疫抑制药

近年问世的麦考酚吗酸酯抑制免疫疗效肯定,而不良反应较细胞毒药物轻,已被广泛应用于肾病治疗,包括Ⅱ型及Ⅲ型急进性肾小球肾炎。

(三)替代治疗

如果患者肾功能急剧恶化达到透析指征时,应尽早进行透析治疗(包括血液透析或腹膜透析)。如疾病已进入不可逆性终末期肾衰竭,则应予长期维持透析治疗或肾移植。

五、主要护理问题

(一)潜在并发症

急性肾衰竭。

(二)体液过多

与肾小球滤过功能下降、大剂量激素治疗导致水钠潴留有关。

(三)有感染的危险

与激素及细胞毒药物的应用、血浆置换、大量蛋白尿致机体抵抗力下降有关。

（四）焦虑/恐惧

与疾病进展快、预后差有关。

（五）有皮肤完整性受损的危险

与皮肤水肿有关。

（六）知识缺乏

缺乏急进性肾小球肾炎相关知识。

（七）自理缺陷

与疾病所致贫血、水肿和心力衰竭等有关。

（八）电解质紊乱

与使用利尿剂有关。

六、护理目标

（1）保护残余肾功能，纠正肾血流量减少的各种因素（如低蛋白血症、脱水、低血压等），防治急性肾衰竭。

（2）维持体液平衡，水肿消失，血压恢复正常。

（3）预防感染。

（4）患者焦虑/恐惧减轻，配合治疗护理，树立战胜疾病的信心。

（5）保持皮肤完整性，无破溃、受损。

（6）患者了解急进性肾小球肾炎相关知识，了解相关预防和康复知识，自我照顾和管理能力提高。

（7）生活自理能力恢复。

七、护理措施

（一）病情观察

（1）密切观察病情，及时识别急性肾衰竭的发生。监测内生肌酐清除率（Ccr）、血尿素氮（BUN）、血肌酐（Scr）水平。若 Ccr 快下降，BUN、Ser 进行性升高，提示有急性肾衰竭发生，应协助医师及时处理。

（2）监测尿量的变化，注意尿量迅速减少或出现无尿的现象，此现象往往提示了急性肾衰竭。

（3）监测血电解质及 pH 的变化，特别是血钾情况，避免高血钾可能导致的心律失常，甚至心搏骤停。

（4）观察有无食欲明显减退、恶心、呕吐、呼吸困难及端坐呼吸等症状的发生，及时进行护理干预。

（5）定期测量患者体重，观察体重变化和水肿的部位、分布、程度和消长情况，注意有无腹水及胸腔、心包积液的表现；观察皮肤有无红肿、破损、化脓等情况发生。

（二）用药护理

（1）按医嘱严格用药，密切观察药物（激素、免疫抑制剂、利尿剂）在使用过程中的疗效与不良反应。

（2）治疗后都需认真评估有无甲泼尼龙冲击治疗常见的不良反应发生，如继发感染和水钠潴留，精神兴奋及可逆性记忆障碍、面红、血糖升高、骨质疏松、伤口不愈合、消化道出血或穿孔、严

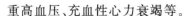

重高血压、充血性心力衰竭等。

（3）大剂量激素冲击治疗可有效抑制机体的防御能力，必要时实施保护性隔离，预防继发感染。

（4）观察利尿剂、环磷酰胺冲击治疗的相关不良反应，如血清电解质变化情况及相应的临床症状。

（三）避免不利因素

避免正血容量下降的不利因素（低蛋白血症、脱水、低血压等）。

（四）预防感染

避免使用损害肾脏的药物同时积极预防感染。

（五）皮肤护理

（1）水肿较严重的患者应着宽松、柔软的棉质衣裤、鞋袜。协助患者做好全身皮肤黏膜的清洁，指导患者注意保护好水肿的皮肤，如清洗时注意水温适当、勿过分用力；平时避免擦伤、撞伤、跌伤、烫伤。阴囊水肿等严重的皮肤水肿部位可用中药芒硝粉袋干敷或硫酸镁溶液敷于局部。水肿部位皮肤破溃应用无菌辅料覆盖，必要时可使用稀释成 1：5 的碘伏溶液局部湿敷，以预防或治疗破溃处感染，促进创面愈合。

（2）注射时严格无菌操作，采用 5～6 号针头，保证药物准确及时的输入，注射完拔针后，应延长用无菌干棉球按压穿刺部位的时间，减少药液渗出。严重水肿者尽量避免肌内和皮下注射，尽力保证患者皮肤的完整性。

（六）心理护理

由于病情重，疾病进展快，患者出现恐惧、焦虑、烦躁、抑郁等心理。护士应加强沟通、充分理解患者的感受和心理压力，并鼓励家属，共同努力疏导患者的心理压力。护士尽量多关心、巡视，及时解决患者的合理需要，让其体会到关心和温暖。护士应鼓励患者说出对患病的担忧，给其讲解疾病过程、合理饮食和治疗方案，以消除疑虑，提高治疗信心。

（七）健康指导

（1）休息：患者应注意休息、避免劳累。急性期绝对卧床休息。卧床休息时间应较急性肾小球肾炎更长。

（2）积极预防和控制感染：从病因与治疗方法上对患者进行健康教育，提高患者预防感染的意识。

（3）提高治疗的依从性：告知患者与家属严格依从治疗的重要性、药物（激素及免疫抑制剂）治疗可能出现的不良反应与转归，避免患者擅自停药或改变剂量，鼓励患者配合治疗。

（4）避免加重肾损害的因素，建立随访计划，鼓励患者进行自我病情监测，以防止疾病复发及恶化。

（5）定期复查电解质（低钠、低钾等），有异常及时协助医师处理。

（郑　霞）

第四节 肾盂肾炎

肾盂肾炎是由各种病原微生物感染所引起的肾盂、肾盏及肾实质的感染性炎症,是泌尿系统感染中最常见的临床类型。肾盂肾炎为上尿路感染,尿道炎和膀胱炎为下尿路感染,而肾盂肾炎常伴有下尿路感染,临床上在感染难以定位时可统称为尿路感染。本病好发于女性,尤其是多见于育龄期女性、女婴、老年女性和免疫功能低下者。

一、护理评估

(一)致病因素

1.病因

尿路感染最常见的致病菌是肠道革兰阴性杆菌,其中以大肠埃希菌最常见,占70%以上,其次为副大肠埃希菌、变形杆菌、克雷伯杆菌、产气杆菌、沙雷杆菌、产碱杆菌和葡萄球菌等。致病菌常为1种,极少数为2种以上细菌混合感染。偶可由真菌、病毒和原虫感染引起。

2.易感因素

由于机体具有多种防御尿路病原微生物感染发生的机制,所以正常情况下细菌进入膀胱不会引起肾盂肾炎的发生。主要易感因素如下。

(1)尿路梗阻和尿流不畅:是最主要的易感因素,以尿路结石最常见。尿路不畅时,尿路的细菌不能被及时冲刷清除出尿道,在局部生长和繁殖,易引起肾盂肾炎。

(2)解剖因素:女性尿道短、直而宽,尿道口距肛门、阴道较近,易被细菌污染,故易发生上行感染。

(3)尿路器械操作:应用尿道插入性器械时,如留置导尿管和膀胱镜检查、尿道扩张等可损伤尿道黏膜,或使细菌进入膀胱和上尿路而致感染。

(4)机体抵抗力低下:糖尿病、重症肝病、癌症晚期、艾滋病、长期应用激素和免疫抑制药等均易发生尿路感染。

3.感染途径

(1)上行感染:为最常见的感染途径,病原菌多为大肠埃希菌,以女性多见。细菌由尿道外口经膀胱、输尿管逆流上行到肾盂,引起肾盂炎症,再经肾盏、肾乳头至肾实质。

(2)血行感染:致病菌多为金黄色葡萄球菌。病原菌从体内感染灶如扁桃体炎、鼻窦炎、龋齿或皮肤化脓性感染等侵入血流,到达肾皮质引起多发性小脓肿,再沿肾小管向下扩散至肾乳头、肾盂及肾盏,引起肾盂肾炎。

(3)淋巴道感染:病原菌从邻近器官的病灶经淋巴管感染。

(4)直接感染:外伤或肾、尿路附近的器官与组织感染,细菌直接蔓延至肾引起肾盂肾炎。

(二)身体状况

按病程和病理变化可将肾盂肾炎分为急性和慢性两型。

1.急性肾盂肾炎

(1)起病急剧:病程不超过半年。

(2)全身表现:常有寒战、高热,体温升高达38.5～40 ℃,常伴有全身不适、头痛、乏力、食欲

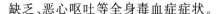

缺乏、恶心呕吐等全身毒血症症状。

（3）泌尿系统表现：可有腰痛、肾区不适和尿路刺激征，上输尿管点或肋腰点压痛，肾区叩击痛。重者尿外观浑浊，呈脓尿、血尿。

2.慢性肾盂肾炎

急性肾盂肾炎反复发作，迁延不愈，病程超过半年即转为慢性肾盂肾炎。慢性肾盂肾炎症状一般较轻，或仅有低热、倦怠，无尿路感染症状，但多次尿细菌培养均呈阳性，称"无症状菌尿"。急性发作时与急性肾盂肾炎症状相似，如不及时治疗可导致肾功能减退，最终可发展为肾衰竭。

3.并发症

常见有慢性肾衰竭、肾盂积水、肾盂积脓、肾周围脓肿等。

（三）心理社会状况

由于起病急，症状明显，女性患者羞于检查，或反复发作迁延不愈，患者易产生焦虑、紧张和悲观情绪。

（四）实验室及其他检查

1.尿常规检查

尿液外观浑浊；急性期尿沉渣镜检可见大量白细胞和脓细胞，如出现白细胞管型，对肾盂肾炎有诊断价值；少数患者有肉眼血尿。

2.血常规检查

急性期白细胞总数及中性粒细胞增高。

3.尿细菌学检查

尿细菌学检查是诊断肾盂肾炎的主要依据。新鲜清洁中段尿细菌培养，菌落计数不低于10^5/mL为阳性，菌落计数低于 10^4/mL 为污染，如介于两者之间为可疑阳性，需复查或结合病情判断。

4.肾功能检查

急性肾盂肾炎肾功能多无改变，慢性肾盂肾炎可有夜尿增多、尿比重低而固定，晚期可出现氮质血症。

5.X线检查

X线腹部平片及肾盂造影可了解肾的大小、形态、肾盂肾盏变化以及尿路有无结石、梗阻、畸形等情况。

6.超声检查

可准确判断肾大小、形态以及有无结石、囊肿、肾盂积水等。

二、护理诊断及医护合作性问题

（一）体温过高
体温过高与细菌感染有关。

（二）排尿异常
排尿异常与尿路感染所致的尿路刺激征有关。

（三）焦虑
焦虑与症状明显或病情反复发作有关。

（四）潜在并发症
有慢性肾衰竭、肾盂积水、肾盂积脓和肾周围脓肿。

三、治疗及护理措施

(一)治疗要点

1.一般治疗

急性期全身症状明显者应卧床休息,饮食应富有热量和维生素并易于消化,高热脱水时应静脉补液,鼓励患者多饮水、勤排尿,促使细菌及炎性渗出物迅速排出。

2.抗菌药物治疗

原则上应根据致病菌和药敏试验结果选用抗菌药,但由于大多数病例为革兰阴性杆菌感染,急性型患者常不等尿培养结果,即首选对此类细菌有效,而且在尿中浓度高的药物治疗。

(1)常用药物:①喹诺酮类,如环丙沙星、氧氟沙星,为目前治疗尿路感染的常用药物,病情轻者,可口服用药;较严重者宜静脉滴注,环丙沙星 0.25 g,或氧氟沙星 0.2 g,每 12 小时 1 次。②氨基糖苷类,庆大霉素肌内注射或静脉滴注。③头孢类,头孢唑啉肌内或静脉注射。④磺胺类,复方磺胺甲基异噁唑(复方新诺明)口服。

(2)疗效与疗程:若药物选择得当,用药 24 小时后症状即可好转,如经 48 小时仍无效,应考虑更换药物。抗菌药用至症状消失,尿常规转阴和尿培养连续 3 次阴性后 3~5 天为止。急性肾盂肾炎一般疗程为 10~14 天,疗程结束后每周复查尿常规和尿细菌培养 1 次,共 2~3 周,若均为阴性,可视为临床治愈。慢性肾盂肾炎疗程应适当延长,选用敏感药物联合治疗,疗程 2~4 周;或轮换用药,每组使用 5~7 天查尿细菌,如连续 2 周(每周 2 次)尿细菌检查阴性,6 周后再复查 1 次仍为阴性,则为临床治愈。

(二)护理措施

1.病情观察

观察生命体征,尤其是体温变化;观察尿路刺激征及伴随症状的变化,有无并发症等。

2.生活护理

(1)休息:为患者提供安静、舒适的环境,增加休息和睡眠时间。高热患者应卧床休息,体温超过 39 ℃时需行冰敷、乙醇擦浴等措施进行物理降温。

(2)饮食护理:给予高蛋白、丰富维生素和易消化的清淡饮食,鼓励患者多饮水,每天饮水量不少于 2 000 mL。

3.药物治疗的护理

(1)遵医嘱用药,轻症者尽可能单一用药,口服有效抗生素 2 周;严重感染宜联合用药,采用肌内注射或静脉给药;已有肾功能不全者,则避免应用肾毒性抗生素。

(2)观察药物疗效,协助医师判断停药指征。

(3)注意药物的不良反应,诺氟沙星、环丙沙星可引起轻微消化道反应、皮肤瘙痒等;氨基糖苷类药物对肾脏和听神经有毒性作用,可引起耳鸣、听力下降,甚至耳聋;磺胺类药物服药期间要多饮水和服用碳酸氢钠以碱化尿液,增强疗效和减少磺胺结晶的形成。

4.尿细菌学检查的标本采集

(1)宜在使用抗生素前或停药 5 天后留取尿标本。

(2)留取清洁中段尿标本前用肥皂水清洗外阴部,不宜用消毒剂,指导患者留取尿标本于无菌容器内,于 1 小时内送检。

(3)最好取清晨第 1 次(尿液在膀胱内停留 6~8 小时或以上)的清洁、新鲜中段尿送检,以提高阳性率。

（4）尿标本中注意勿混入消毒液；女性患者留取尿标本时应避开月经期，防止阴道分泌物及经血混入。

5.心理护理

向患者说明紧张情绪不利于尿路刺激征的缓解，指导患者放松身心，消除紧张情绪及恐惧心理，树立战胜疾病的信心，共同制订护理计划，积极配合治疗。

6.健康教育

（1）向患者及家属讲解肾盂肾炎发病和加重的相关因素，积极治疗和消除易感因素。尽量避免导尿及尿道器械检查，如果必须进行，应严格无菌操作，术后应用抗菌药以防泌尿系统感染。

（2）指导患者保持良好的生活习惯，合理饮食，多饮水，勤排尿，尽量不留残尿；保持外阴清洁，女性患者忌盆浴，注意月经期、妊娠期、产褥期卫生。

（3）加强身体锻炼，提高机体抵抗力。

（4）育龄女性患者，急性期治愈后1年内应避免妊娠。与性生活有关的反复发作患者，应于性生活后立即排尿和行高锰酸钾坐浴。

（5）告知患者遵医嘱坚持按疗程应用抗菌药物是最重要的治疗措施，嘱患者不可随意增减药量或停药，以达到彻底治愈的目的，避免因治疗不彻底而演变为慢性肾盂肾炎。慢性肾盂肾炎应按医嘱用药，定期检查尿液，出现症状立即就医。

（郑 霞）

第五节 肾病综合征

一、疾病概述

（一）概念

肾病综合征是由各种肾脏疾病引起的以大量蛋白尿（尿蛋白大于 3.5 g/d）、低蛋白血症（血浆清蛋白小于 30 g/L）、水肿、高脂血症为临床表现的一组综合征。

肾病综合征分为原发性和继发性两大类。原发性肾病综合征是原发于肾脏本身的肾小球疾病；继发性肾病综合征是继发于全身或其他系统的疾病，例如糖尿病、肾淀粉样变性、系统性红斑狼疮、多发性骨髓瘤等。

（二）相关病理生理

肾病综合征的发病机制为免疫介导性炎症所致的肾损害。当肾小球滤过膜的屏障功能受损，其对血浆蛋白的通透性增高，使原尿中蛋白含量增多，当超过肾小管的重吸收时，则形成大量蛋白尿。大量清蛋白自尿中丢失导致低蛋白血症，使血浆胶体渗透压明显下降，水分从血管内进入组织间隙而引起水肿。由于低蛋白血症刺激肝脏代偿性合成蛋白质的同时，脂蛋白的合成也增加，加之后者分解下降，故出现高脂血症。

（三）肾病综合征的病因与诱因

1.基本病因

（1）原发性肾病综合征：原发于肾脏本身的肾小球疾病，如急性肾炎、急进性肾炎、慢性肾炎等原发性肾小球肾病,或病理诊断中的微小病变型肾病、系膜增生性肾小球肾炎、局灶性节段性肾小球硬化、膜性肾病及系膜毛细血管性肾小球肾炎等。

(2)继发性肾病综合征:继发于全身系统性疾病或先天遗传性疾病在病变过程中累及肾脏。

2.诱因

常因上呼吸道感染、受凉及劳累起病。

(四)临床表现

肾病综合征典型的临床表现如下。

1.大量蛋白尿和低蛋白血症

患者每天从尿中丢失大量蛋白质(大于 3.5 g/d),是导致低蛋白血症的主要原因。

2.水肿

常为全身性水肿,以身体下垂部位明显,常为凹陷性水肿。重者常合并胸腔、腹部、心包等处的积液。

3.高脂血症

以高胆固醇血症最为常见,血液中的甘油三酯、低密度脂蛋白、极低密度蛋白含量升高。

4.并发症

(1)感染:肾病综合征常见的并发症,多为院内感染,感染部位以呼吸道、泌尿道、皮肤感染最多见。

(2)血栓、栓塞:多发生于肾静脉、下肢静脉和脑动脉、肺动脉等处,其中以肾静脉血栓最为多见。

(3)急性肾衰竭:因有效循环血容量减少、肾血流量下降导致的肾前性氮质血症,经扩容、利尿治疗可恢复。少数可发展为肾实质性急性肾衰竭,主要表现为少尿、无尿,扩容、利尿治疗无效。

(4)其他:蛋白质营养不良,儿童生长发育迟缓;动脉硬化、冠心病;机体抵抗力低下,易发生感染等。

(五)辅助检查

1.实验室检查

24 小时候尿蛋白的检测可对蛋白尿进行定量;血生化检查可了解低蛋白血症、高脂血症的程度;肾功能检查可了解氮质血症、内生肌酐清除率的情况,有助于对急性肾衰竭的判断。

2.肾 B 超检查

双肾正常或缩小。

3.肾活组织病理检查

肾活组织病理检查是确诊肾小球疾病的主要依据,可明确肾小球病变类型,指导治疗及判断预后。

(六)主要治疗原则

利尿消肿,降血脂,抑制免疫与炎症反应。

(七)药物治疗

1.利尿消肿

常用的利尿剂包括以下几类。①噻嗪类:常用氢氯噻嗪 25 mg,每天 3 次。②保钾利尿:常用氨苯蝶啶 50 mg,每天 3 次为基本治疗,与噻嗪类利尿剂合用提高利尿效果。③袢利尿剂:呋塞米,20~120 mg/d。④渗透利尿剂:常用不含钠的低分子右旋糖苷静脉点滴,随之加呋塞米利尿剂可增强利尿效果。⑤血浆或血浆清蛋白静脉输注提高胶体渗透压,同时加袢利尿剂有良好的利尿效果。

2.减少尿蛋白

应用血管紧张素转换酶抑制剂和其他降压药,可通过降低肾小球内压而达到不同程度的减少尿蛋白的作用。

3.降脂治疗

常用他汀类、氯贝丁酯类降脂药。

4.抑制免疫与炎症反应

(1)肾上腺糖皮质激素:可抑制免疫反应,减轻、修复滤过膜损害,有抗炎、抑制醛固酮和抗利尿激素等作用。使用原则为起始足量、缓慢减药和长期维持。常用泼尼松,开始量为1 mg/(kg·d),全天量顿服,8~12周后开始减量至 0.4~0.5 mg/(kg·d)时,维持 6~12 个月。

(2)细胞毒药物:用于激素抵抗型或依赖型,常用环磷酰胺,每天 100~200 mg 分次口服,或隔天静脉注射,总量达到 6~8 g 后停药。

5.控制感染

当发生感染时,应选择敏感、强效及无肾损害的抗生素治疗。

6.防止血栓

常用肝素、双嘧达莫等。

二、护理评估

(一)一般评估

1.生命体征

合并感染时可出现体温升高;高度水肿可致有效血容量减少,血压下降甚至休克。

2.患者主诉

水肿的发生时间、部位、特点、程度、消长情况,有无气促、胸闷、腹胀等积液的表现。有无尿量减少、泡沫尿、血尿,有无发热、咳嗽、皮肤感染、尿路刺激征等。

3.相关记录

身高、体重、饮食、睡眠及排便情况等。

(二)身体评估

1.视诊

颜面部、肢体的水肿情况(肾病性水肿多从下肢开始);皮肤黏膜有无破损;腹部有无膨隆或蛙状腹。

2.触诊

(1)测量腹围:观察有无腹水征象。

(2)颜面、下肢水肿情况:凹陷性水肿为低蛋白血症导致。

3.叩诊

腹部有无移动性杂音;肺下界移动范围有无变小;心界有无扩大。

4.听诊

两肺有无湿啰音和哮鸣音。

(三)心理-社会评估

了解患者在疾病治疗过程中的心理反应与需求,家庭及社会支持情况,如医疗费用来源是否充足、家庭成员的关心程度等。

(四)辅助检查结果评估

1.尿液检查

了解尿蛋白的定性、定量结果,有无血尿、各种管型等。

2.血液检查

注意各项生化指标,有无电解质紊乱、低蛋白血症、高脂血症;Scr 和 BUN 升高和 Ccr 下降的程度。

3.病理检查

根据肾小球病变的病理类型,了解治疗效果及预后。

(五)主要用药的评估

1.利尿剂

了解用药后尿量的变化、水肿的消退情况,尿量较多时尤其注意有无电解质紊乱、血容量不足的表现。

2.糖皮质激素

长期服用糖皮质激素注意有无水钠潴留、血糖升高、血压升高、低血钾、消化道溃疡精神兴奋及出血、骨质疏松、继发感染、伤口不愈合,以及肾上腺皮质功能亢进症的表现,如向心性肥胖、痤疮、多毛等不良反应。

3.细胞毒类药物

运用环磷酰胺治疗有无中毒性肝炎、骨质疏松、性腺抑制(尤其男性)、出血性膀胱炎及脱发等。

三、主要护理诊断/问题

(一)营养失调

低于机体需要量与大量蛋白尿、摄入减少及吸收障碍有关。

(二)体液过多

与低蛋白血症致血浆胶体渗透压下降等有关。

(三)有感染的危险

与机体抵抗力下降、应用激素和/或免疫抑制剂有关。

(四)有皮肤完整性受损的危险

与水肿、营养不良有关。

四、护理措施

(一)适当休息

卧床休息,严重水肿、胸腔积液,出现呼吸困难者取半卧位,眼睑、面部水肿者枕头应稍垫高,水肿消退可适当增加活动量。

(二)饮食护理

提供正常量的优质蛋白质饮食,每天摄入蛋白质为 1 g/kg,如有肾功能损害时,应根据肌酐清除率情况予以优质低蛋白饮食,并保证足够的热量。为减轻高脂血症,应少食富含饱和脂肪酸的食物如动物油脂,多吃多聚不饱和脂肪酸的食物如植物油,以及富含可溶性纤维的食物如豆类、燕麦等。

(三)皮肤护理

保持皮肤清洁,防止皮肤破溃与感染。勿用力过大清洁皮肤,避免擦伤皮肤。重度水肿者避免肌肉内注射,应采取静脉途径保证药物准确及时输入。静脉穿刺时严格消毒皮肤,穿刺点在各层组织不在同一部位。定期观察水肿部位和皮肤情况,注意有无破溃、发红现象,及时处理异常情况。

(四)用药护理

严格按医嘱定时、定量、按疗程用药,注意观察常用药物的不良反应,发现问题及时处理。

(五)心理护理

积极主动与患者沟通,耐心倾听他们的倾诉,解答其提出的问题,指导其保持乐观心态、情绪稳定,给予患者及家属精神支持。

(六)健康教育

1.饮食指导

宜选择高纤维、低脂、低胆固醇、低盐、正常量的蛋白质、充足热量、富含维生素的易消化、清淡饮食。

2.用药指导

按时、正确服用相关药物,让患者了解常用药物不良反应及自我观察要点。

3.预防感染的措施

注意保暖,防止受凉,尤其是要避免呼吸道感染。

4.适当活动计划

制订个体化的活动计划,注意休息,避免过度劳累。

5.自我观察

观察水肿的部位、特点、程度及消长情况,定期测量胸围、腹围、体重的变化,有利于治疗效果评估及有无胸腔积液、腹水的出现等,或作为调整输入量和速度、饮水量及利尿剂用量的依据。

6.就诊的指标

告诉患者如果出现下列任何一种情况,请速到医院就诊。

(1)尿量减少、大量泡沫尿。

(2)面部、腹部、下肢肿胀。

(3)发热、咳嗽、皮肤感染等。

五、护理效果评估

(1)患者饮食结构合理,营养状况改善,血浆清蛋白升高。

(2)患者水肿减轻或消退。

(3)患者能够积极配合采取预防感染措施,未发生感染。

(4)患者皮肤无破损或感染。

(5)患者自觉症状好转。

(郑 霞)

第八章

血液透析室护理

第一节　血液透析监控与护理

患者在接受血液透析治疗时,由于各种因素会导致与透析相关的一系列并发症。血液透析护士在患者接受治疗前、治疗中、治疗结束后加强护理并严密监控是降低血液透析急性并发症发生率、保证治疗安全性和治疗效果的重要手段。

一、患者入室教育

患者在接受血液透析前,建议血液透析护士对患者进行一次入室教育,内容包括以下几条。

(1)让患者了解为什么要进行血液透析,了解血液透析对延长患者生命和提高生活质量的意义。重要的是,让患者理解并接受血液透析将是一种终身的替代治疗。

(2)介绍血液透析在国内外的进展情况,建议带患者和家属参观血液透析室,提高患者对治疗的信心。

(3)了解患者的心理问题,进行辅导和心理安抚。

(4)指导患者掌握自我保护和自我护理的技能。

(5)签署医疗风险知情同意书和治疗同意书。

(6)介绍血液透析的环境和规章制度:挂号、付费、入室流程、透析作息制度、透析室消毒隔离制度,并介绍护士长、主治医师等工作人员。

(7)进行全套生化(肾功能、电解质)检查,并了解患者的肝功能及乙型肝炎病毒、丙型肝炎病毒、人类免疫缺陷病毒、梅毒等感染情况。

(8)填写患者信息:姓名、性别、年龄、婚姻状况、原发病、家庭角色、家庭地址、联系方法(必须有 2 个家庭主要成员)、医疗费用支付情况等。做好实名制登记,患者需提供身份证。

二、患者透析前准备及评估

透析前对患者进行评估是预防和降低血液透析并发症的重要环节,内容如下。

(1)了解患者病史(原发病、治疗方法、治疗时间),透析间期自觉症状及饮食情况,查看患者之前的透析记录。

（2）测量血压、脉搏，有感染、发热及中心静脉留置导管者必须测量体温。

（3）称体重，了解患者干体重和体重增长情况，同时结合临床症状与尿量，评估患者水负荷状况，为患者超滤量的设定提供依据。

（4）抗凝：抗凝应个体化并经常进行回顾性分析，可根据患者凝血机制、有无出血倾向、结束回血后透析器残血量等诸多因素，遵医嘱采用抗凝方法和抗凝剂量。

（5）血液通道评估：检查动静脉内瘘有无感染、肿胀和皮疹，吻合口是否扪及搏动和震颤，以确定血液通道是否畅通，做好内瘘穿刺前的准备；检查中心静脉导管的固定、穿刺出口处有无血肿及感染等情况。

（6）对于维持性透析患者，要进行心理、营养状况、居家自我照顾能力以及治疗依从性的评估，以便对患者实施个体化护理方案，提高治疗的顺应性；对糖尿病或老年患者应采取针对性的护理措施；对危重患者，应详细了解病情，在及时正确执行医嘱之外，应进行重病患者的风险评估，并积极做好相应的风险防范准备，如备齐各种抢救用品及药物等。

（7）透析前治疗参数的设定。①透析时间：诱导期透析患者，每次透析时间为 2～3 小时；维持性血液透析患者每周透析 3 次，每次透析时间为 4～4.5 小时。②目标脱水量的设定：根据患者水潴留情况和干体重，结合临床症状，按医嘱设定，并可采用超滤曲线进行脱水，有助于改善患者对水分超滤的耐受性。若透析机有血容量监测装置，可借助其确定超滤量。同时，也可应用钠曲线帮助达到超滤目标，降低高血压或低血压的发生率，但应注意钠超负荷的风险。③肝素追加剂量：常规透析患者全身肝素化后，按医嘱设定每小时追加剂量，若应用低分子肝素或无抗凝剂透析则关闭抗凝泵。④血液流量的设定（开始透析后）：血液流量值一般取患者体重的 4 倍，在此基础上可根据患者的年龄和心血管状况予以增减。

以上各项参数在治疗过程中均可根据患者治疗状况予以调整。

三、首次血液透析护理

首次血液透析的患者需要经过诱导血液透析。诱导血液透析是指终末期肾衰竭患者从非透析治疗向维持性透析过渡的一段适应性的透析过程。诱导血液透析的目的是最大限度地减少透析中渗透压梯度对血流动力学的影响和毒素的异常分布，防止发生失衡综合征，如恶心、呕吐、头痛、血压增高、肌肉痉挛等症状。因此，首次血液透析通常采用低效透析，使血液尿素氮下降不超过 30%，增加透析频率，使机体内环境有一个平衡适应过程。

（一）诱导血液透析前评估

（1）确认已签署了透析医疗风险知情同意书，已做了肝炎病毒标志物、人类免疫缺陷病毒和梅毒检查，并根据检验结果确定患者透析区域。

（2）评估患者病情，如原发病、生化检查等；评估患者对自己疾病的认知度；询问患者的饮食情况，观察有无水肿、意识和精神状况异常等其他并发症，根据患者病情制订诱导透析的护理方案。

（二）诱导透析监护

除常规内容之外，诱导期内的透析监护还应包括以下内容。

（1）使用小面积、低效率透析器，尿素氮清除率不超过 400。

（2）原则上超滤量不超过 2 L，如患者有严重的水、钠潴留或心力衰竭可选用单纯超滤法。

（3）血液流量 150～200 mL/min，必要时降低透析液流量。体表面积较大者或体重较重者，可适当增加血液流量。

（4）首次透析时间一般为2小时，通常第2次为3小时，第3次为4小时。若第2天或第3天患者透析前尿素浓度仍旧很高，同样需要缩短时间。通过几次短而频的诱导，逐渐延长透析时间，过渡至规律性透析。

（5）最初几次透析中，患者容易出现失衡症状，因此应密切注意患者透析中有无恶心、呕吐、头痛、血压增高等症状，出现上述症状时应及时处理，必要时根据医嘱终止透析。

（6）首次血液透析选用抗凝方法和剂量应谨慎，防止出血，观察抗凝效果。血液透析过程中注意静脉压、跨膜压、血液颜色变化，注意动静脉空气捕集器有无凝血块及凝血指标的变化。透析结束时观察透析器及血液循环管道的残血量，判断抗凝效果。

（7）健康教育：终末期肾衰竭患者通过诱导期的透析后，最终将进入维持性血液透析。由于终末期肾脏病带给他们压力，透析治疗又打破了他们原有的生活规律，给他们的工作也带来了很大的影响，由此导致患者普遍存在复杂的生理、心理和社会问题。因此，在患者最初几次的透析中，血液透析护士要通过与患者沟通，了解他们的需要，向患者解释血液透析治疗相关的问题，并进行血管通路自我护理和饮食营养的指导等，帮助患者调整饮食结构，制订食谱，告知限制水分、钠、钾、磷摄入的重要性，防止急、慢性心血管并发症的发生。指导患者认识肾脏替代治疗不是单一的治疗，需要多方面的治疗相结合才能达到最佳效果。通过交流，进一步促进护患双方的信任，建立良好的护患关系，使患者得到有效的康复护理。

四、血液透析治疗过程中的监控与护理

血液透析治疗过程中的监控与护理包括对患者治疗过程的监护和对机器设备的监控与处理。

（一）患者治疗过程的监控和护理

1.建立体外循环

患者体外循环建立后，护士在离开该患者前应确定：动静脉穿刺针及体外循环血液管道已妥善固定；机器已处于透析状态；患者舒适度佳；抗凝泵已启动；各项参数正确设定；悬挂500 mL生理盐水，连接于体外循环血液管道以备急用。

2.严密观察病情变化

严密监测生命体征和意识变化，每小时测量并记录一次血压和脉搏。对容量负荷过多、心血管功能不稳定、年老体弱、首次透析的重症患者应加强生命体征的监测和巡视，危重患者可应用心电监护仪连续监护。

3.预防急性并发症

加强对生命体征的监测，重视患者主诉及透析机运转时各参数的变化，对预防和早期治疗急性并发症有着重要意义。

4.抗凝

既要保证抗凝效果，又要防止出现出血并发症。根据患者的病情采用低分子肝素、小剂量低分子肝素、常规肝素、小剂量肝素、无肝素等方法。

5.观察出血倾向

出血现象包括：患者抗凝后的消化道便血、呕血；黏膜、牙龈出血；血尿；高血压患者脑出血；女性月经增多；穿刺伤口渗血、血肿；循环管道破裂、透析器漏血、穿刺针脱落等。若发现患者有出血倾向，应及时向医师汇报，视情况减少肝素用量，或在结束时应用鱼精蛋白中和肝素，必要时

终止透析。对于出血或手术后患者,可根据医嘱酌情采用低分子肝素或无抗凝剂透析。依从性差的患者治疗时应严加看护,使用约束带制动,以防躁动引起穿刺针脱离血管导致出血。

(二)透析机的监控和处理

观察透析机的运转情况。任何偏离正常治疗参数的状况均会导致机器发出报警,如血流量、动脉压、静脉压、跨膜压、电导度、漏血等。若发生报警,先消音,然后查明报警原因,排除问题后再按回车键确认,继续透析。查明报警原因至关重要,例如当静脉穿刺针脱离血管时,静脉压出现超下限警报,若操作者在没有查明报警原因的情况下,将机器的回车键按了两次(按第一次为警报消音,按第二次为确认消除警报),此时透析机静脉压监测软件将会按照静脉压力的在线信息重新设置上下限报警范围,以使机器继续运转。若未及时发现穿刺针滑脱、出血状况,将会导致大出血而危及生命的严重后果。

常见血液透析机报警的原因及处理措施见表8-1。

表 8-1 常见血液透析机报警原因及处理措施

报警	原因	处理
静脉高压报警	穿刺针位置不妥或针头刺破静脉血管,导致皮下血肿	移动或调整穿刺针位置,重新选择血管进行穿刺
	静脉狭窄	避开狭窄区域,重新穿刺
	透析器或体外循环血液管道血栓形成	更换透析器和体外循环血液管道,重新评估抗凝
静脉低压报警	静脉传感器保护期空气通透性下降,原因有传感器膜破裂或液体、血液堵塞	更换传感器保护罩
	针头脱出静脉穿刺处	观察出血量并按照出血量多少行相应紧急处理;重新穿刺,建立通道;对症处理
	血液流量不佳	分析流量不佳的原因,予以纠正
动脉低压报警	穿刺针针头位置不妥	移动或调整针头
	血管狭窄	避开狭窄区域
	动脉管道被夹毕	打开夹子
	血液流量差	寻找原因,调整流量
	低血容量	确保患者体重不低于干体重
空气报警	查找空气或小气泡进入体外循环血管管道中原因:泵前输液支夹毕、循环管道连接处有破损、机器透析液排气装置故障	增加静脉壶液面高度
		如果发现循环管道中出现气泡,应脱机,寻找原因,直至起泡清除,再恢复循环
		怀疑患者可能是空气栓塞,使患者保持头低脚高左侧体位,给予氧气吸入,并通知急救
	血流量过快产生湍流	降低血液流速纸质湍流停止
漏血报警	透析器破膜至血液漏出或透析液中的空气致假报警	监测透析液流出口是否有血液,确认漏血,更换透析器后继续透析
电导度报警	透析液浓度错误	纠正错误

续表

报警	原因	处理
	浓缩液吸管扭曲	
	浓缩液罐空	
	机器电导度范围错误	监测点导读,及时复查透析液生化
跨膜压高报警	超滤过高、过快	降低超滤率
	抗凝剂应用不足	评估抗凝效果
	血液黏稠度过高	

五、血液透析结束后患者的评估与护理

(1)评估患者透析后的体重是否达到干体重,可根据患者在透析中的反应及血压状况进行评估,并可针对患者对脱水量的耐受情况,于下次透析中酌情调整处方。若透析后体重与实际超滤量不符,原因有体重计算错误、透析过程中额外丢失液体、透析过程中静脉补液、患者饮食摄入过多、机器超滤误差等。

(2)对伴有感染和中心静脉留置导管的患者,必须测量体温。

(3)透析当天4小时内禁止行肌内注射或创伤性的检查和手术。透析中有出血倾向者,可遵医嘱应用鱼精蛋白中和肝素。

(4)透析中发生低血压、高血压、抽搐等不良反应的患者,透析结束后应待血压稳定、不良症状改善才可由家属陪护回家,住院患者须由相关人员护送回病房。危重患者的透析情况、用药情况、病情变化情况应与相关病房工作人员详细交班。

(5)患者起床测体重时要注意安全,防止跌倒。血压偏低或身材高大的患者,要防止直立性低血压的发生。

(6)应用弹力绷带压迫动静脉内瘘穿刺点进行止血的患者,包扎后应触摸内瘘有震颤和搏动,避免过紧而使内瘘闭塞。10~30分钟后,检查动、静脉穿刺部位无出血或渗血后,方可松开绷带。血压偏低者慎用弹力绷带压迫动静脉内瘘。

六、夜间长时血液透析

夜间长时血液透析(nocturnal hemodialysis,NHD)是指利用患者夜间睡眠时间行血液透析治疗。

(一)夜间长时血液透析的优势

1.提高透析患者的生活质量

同传统的间歇性血液透析相比,该治疗方式能够改善患者高血压、左心室肥大、贫血、营养等问题,进而降低了急、慢性并发症,提高了患者生存率及生活质量。根据6年多的经验及临床研究结果,夜间长时血液透析6个月后,患者在生理功能、生理职能、活力和社会功能等方面均有较大改善。

2.有效降低患者心血管并发症

夜间长时血液透析可有效改善血压状况。进入夜间长时血液透析3~6个月的患者,透析前后血压维持在较理想状态,透析中高血压及低血压发生率显著减少。

3.改善贫血

导致患者贫血难以纠正的一个主要原因是透析不充分,夜间长时血液透析患者每周透析3次,每次7~8小时,透析充分性较好,患者血液中促使红细胞增生的表达基因增多,贫血改善明显。

4.对钙、磷和尿素的清除增加

越来越多的文献显示,高血磷可增加终末期肾脏病患者的心血管疾病发生率和病死率,常规血液透析清除磷不理想,而降低血磷取决于透析时间,每次7~8小时的夜间血液透析可明显降低血磷,降低病死率。进入夜间长时血液透析6个月后,患者血磷、甲状旁腺素、血钙、低密度脂蛋白、尿素等的下降都有较大改善。

5.提高经济效益,降低医疗费用

据统计,夜间长时血液透析患者年平均住院次数明显减少,住院费用显著降低,用药费用与传统间歇性血液透析患者相比差距明显。

6.保持患者健康的心态

患者在晚上10点以后透析,一边透析一边进入梦乡,白天不耽误上班,做到了职业康复,改善了患者的心境,提升了患者对治疗的依从性。

(二)夜间长时血液透析的护理

1.患者准入评估

进入夜间长时血液透析的患者,需由主治医师或护士长进行全面评估。

评估内容:自愿参加夜间长时血液透析;一般情况良好,体表面积较大;有自主活动能力;长期血液透析但伴有贫血、钙磷代谢控制不佳;透析不充分。

2.透析方案

每周3次,每次7~8小时。运用高通量透析器,血流量为180~220 mL/min,透析液流量为300 mL/min,个体化抗凝。

3.环境方面

舒适、安静、整洁、光线柔和,给患者创造在家中睡眠的感觉。

4.制订安全管理制度及工作流程

(1)完善制度:①治疗开始的时间、陪客制度和患者转运制度等。②规范夜间工作流程,注重环节管理。③定期召开安全分析会,对容易发生护理缺陷和差错的工作环节进行分析,修订夜间工作制度和工作流程,保证治疗的安全性和可靠性。

(2)加强透析中对患者的巡视工作:透析时血液都在体外循环,稍有不慎便会带来不良后果。①在透析过程中护士应严密巡视,监测生命体征,监测循环管道、机器等,及时帮助患者解决夜间可能出现的问题。②观察患者有无急性并发症,积极处理机器报警。③完成患者其他治疗,保证透析安全。

(3)做好透析后患者的管理工作:①防止发生跌倒等意外,做好患者的安全转运。②透析后及时测量患者的血压,做好安全评估,嘱咐患者卧床休息10分钟后再起床。

(4)加强沟通和交流:个别患者对夜间长时血液透析会产生不适应、不信任,有疑虑。只要患者选择了夜间长时血液透析,我们就应该积极鼓励、支持他们的决定,让其对自己的选择充满信心。对于有些因为习惯改变而出现入睡困难或失眠的患者,需要传授一些对抗失眠的方法,如教会患者放松、听音乐;告知患者不必太紧张;寻找失眠的原因,改善睡眠质量。如果患者确实不适合夜间长时血液透析,应该及时与医师、患者及其家属进行沟通,寻找更适合患者的透析方式。

(郑 霞)

第二节　血液透析护理操作

血液透析护理技术的专业性、技术性很强,随着透析技术的不断扩大和发展,血液透析专业护理的技术培训日益受到重视。合理规范的护理操作将不断提高护士工作能力,降低职业风险,加强护患、医护之间的沟通,提高专业护理人员的临床能力。

一、血液透析机使用前准备

现代血液透析机主要包括透析液自动配比系统、血液和透析液监视系统。在血液透析过程中,各种监控装置(包括操作人员对血液、透析液和患者的监控)及传感软件联合对血液透析各个环节进行监控和连续记录,保证整个透析系统及透析过程安全、持续地进行。在血液透析治疗前必须对透析机进行消毒、冲洗和检测,以保证血液透析治疗的安全性和有效性。

(一)上机前冲洗

在接受患者血液透析前对血液透析机进行前冲洗,目的在于防止消毒液的残留,防止透析液输送管道和排出道的污染。方法:①打开总电源和总水源,连接水处理设备。②打开血液透析机电源。③打开血液透析机冲洗键,根据机器说明书设置上机前冲洗时间。

(二)透析机自检

血液透析前,必须对透析机进行自检,为可靠、安全的临床治疗提供良好的基础。自检过程包含透析液供给系统、血液循环控制系统和超滤控制系统。透析液自检包括透析液的配比浓度和温度、透析液的流量、透析液的漏血探测、透析液的电导度等。血液循环控制系统自检包括动脉和静脉压力监测器、空气探测器、静脉夹、肝素泵等。超滤控制系统自检包括跨膜压监测、超滤平衡腔监测、压力传感器监测等。

二、血液透析机使用后的清洁、消毒

血液透析结束后,为防止患者透析过程中排出的废液对机器管道系统的污染或透析液本身对机器的物理反应,每次血液透析后,需对机器进行内部和外部的清洁、消毒,选择合适的消毒液和冲洗方法。

(1)机器的外部清洁、消毒:患者血液或体液污染透析机时,应立即用有效消毒剂对机器表面进行擦洗、消毒。

(2)机器的内部清洁、消毒:血液透析结束后,按照厂家提供的方法,先用反渗水冲洗,然后用柠檬酸或冰醋酸进行脱钙,再用化学或物理方法进行消毒,最后用反渗水冲洗干净。消毒、脱钙、冲洗过程按各类型机器的标准在机器内设置。常用的消毒方法可参考厂家提供的消毒方法,如化学消毒和热消毒。

(3)同日两次透析之间,机器必须消毒、冲洗。

(4)血液透析过程中若发生破膜、传感器渗漏,透析结束时应立即消毒机器。

(5)透析机应定期保养,保养内容包括机器内的除尘、机器管道的清洗(除锈、除垢)、电导度测试、平衡腔检测、血液泵保养等,并建立档案。

(6)如血液透析机闲置 48 小时以上,应消毒后再用。

三、透析液的准备及配制

血液透析液是一种含有电解质的液体,其溶质成分及离子浓度取决于临床需要,根据临床需求可含或不含葡萄糖。

在血液透析治疗过程中,透析液流动于半透膜的外侧,即患者血液的对侧,通过对流及溶质弥散等物理过程,达到纠正电解质失衡、酸碱平衡紊乱、清除体内代谢产物或毒性物质的目的。血液透析浓缩液是将血液透析干粉用透析用水配制而成,使用时按照血液透析浓缩液特定比例用透析用水稀释后使用。血液透析浓缩液包括酸性浓缩液(A 液)和碳酸氢盐浓缩液(B 液)两种。

(一)透析液应具备的基本条件

(1)透析液内电解质成分和浓度应和正常血浆中的成分相似。

(2)透析液的渗透压应与血浆渗透压相近,即等渗,为 280~300 mmol/L。

(3)透析液应略偏碱性,pH 7~8,以纠正酸中毒。

(4)能充分地清除体内代谢废物,如尿素、肌酐等。

(5)对人体无毒、无害。

(6)容易配制和保存,不易发生沉淀。

(二)透析浓缩液的准备

1.环境和设施准备

(1)浓缩液配制室应位于血液透析室清洁区内的相对独立区域,周围无污染源,保持环境清洁,每班用紫外线消毒一次。

(2)配制 A 液或 B 液应有两个搅拌桶,并有明确标识;浓缩液配制桶须标明容量刻度,保持容器清洁,定期消毒。

(3)浓缩液配制桶每天用透析用水清洗一次;每周至少用消毒剂消毒一次,并用测试纸确认无残留消毒液。配制桶消毒时,须在桶外悬挂"消毒中"警示牌。

(4)浓缩液配制桶滤芯每周至少更换一次。

(5)浓缩液分装容器应符合《中华人民共和国药典》和国家或行业标准中对药用塑料容器的规定。用透析用水将容器内外冲洗干净,晾干,并在容器上标明更换日期,每周至少更换一次或消毒一次。

2.人员要求

用干粉配制浓缩液(A 液、B 液),应由经过培训的血液透析室护士或技术人员实施,做好配制记录,并有双人核对、登记。

(三)透析浓缩液的配制方法

1.单人份

取量杯一只,用透析用水将容器内外及量杯冲洗干净。按所购买的干粉产品说明的要求,将所需量的干粉倒入量杯内,加入所需量的透析用水,混匀后倒入容器内,加盖后左右、上下摇动容器,至容器内干粉完全融化即可。

2.多人份

根据患者人数准备所需量的干粉。将浓缩液配制桶用透析用水冲洗干净后,将透析用水加入浓缩液配制桶,同时将所需量的干粉倒入配制桶内。按所购买的干粉产品说明书,按比例加入相应的干粉和透析用水,开启搅拌开关,至干粉完全融化即可。将已配制的浓缩液分装在清洁容器内。

(四)透析浓缩液配制的注意事项

(1)浓缩 B 液应在配制后 24 小时内使用,建议现配现用。

(2)浓缩 B 液在配制装桶后应旋紧盖子,防止 HCO_3^- 挥发。

(3)浓缩 B 液在配制过程中不得加温,搅拌时间不得>30 分钟。

四、透析器与体外循环血液管道准备

透析器是血液透析中最重要的组成部分,它基本具备两大功能:溶质清除和水的超滤。透析膜是透析器的主要部分,它将血液和透析液分开。常用的透析膜有铜氨纤维素、醋酸纤维素、聚丙烯腈、聚碳酸酯、聚砜、聚醚砜膜。其中聚碳酸酯、聚砜、聚醚砜膜的合成膜透析器是目前国际上最流行的透析器,它的特点是通透性高,对中、小分子物质的清除率高,生物相容性好而不发生补体激活。体外血液循环管道由动脉管道和静脉管道组成,它的主要功能是将患者的血液通路、透析器进行连接,达到排气、预冲、引血、循环、监测的目的。

透析器常用消毒方法为环氧乙烷、γ射线、高压蒸汽和电子束消毒。蒸汽、γ射线和电子束消毒对患者危害性小,透析管道常规用环氧乙烷消毒。新的透析器和透析管道使用前应用≥800 mL的生理盐水进行预冲处理,以避免透析器中的“碎片”(可以进入身体的固体物质或可溶解复合物)进入体内,同时清除透析器生产过程中其他潜在的污染物和消毒剂。若怀疑患者过敏,可增加预冲量,并上机循环。

(一)一次性透析器与体外循环血液管道的准备与预冲

1.物品准备与核对

(1)准备透析器、体外循环血液管道(含收液袋)、预冲液或生理盐水 1 000 mL、肝素生理盐水、输液器。

(2)检查物品使用型号是否正确,包装有无破损、潮湿,以及消毒方式、有效期等。

(3)操作前应仔细阅读透析器说明书,了解不同透析膜对冲洗的要求,并严格按要求操作。

2.透析器准备

(1)确认透析器已消毒、冲洗。

(2)连接 A、B 液,并通过自检,透析器进入配制准备状态。

3.患者的核对

(1)体外循环血液管道安装前再次核对患者姓名,确定透析器型号。

(2)患者在血液透析过程中更换透析器型号时,应按照说明书选择厂方提供的预冲方法。

4.评估

操作前进行评估,内容包括患者姓名及透析器和体外循环血液管道的型号、有效期、包装情况、操作方法和物品准备。

5.操作方法

(1)确认透析器及体外循环血液管道的型号、有效期、包装有无破损,按照无菌原则进行操作。

(2)将透析器置于支架上。透析器的动脉端连接循环管道的动脉端(透析器动脉端向下),透析器的静脉端连接体外循环血液管道的静脉端。

(3)连接预冲液于动脉管道补液管处或动脉管道端口锁扣处,排尽泵前动脉管处的空气。

(4)启动血泵,流速≤100 mL/min(也可参照厂家提供的透析器说明书所建议的流速)。先后排出动脉管道、透析器膜内及静脉管道内的空气。液体从静脉管道排出至废液袋(膜内预冲),建议膜内预冲量≥600 mL。

(5)连接透析液,排出膜外空气(膜外预冲)。

(6)进行闭路循环,循环时间≥5分钟(过敏的患者可延长时间)。闭路循环时流速为250～300 mL/min,并设定超滤量为200 mL左右(跨膜预冲)。

(7)总预冲量也可按照厂家提供的说明书操作。

(8)停血泵,关闭补液管和输液器开关,透析器进入治疗状态,准备透析。

(9)注意不得逆向冲洗,密闭循环前应达到预冲量。建议闭路循环时从动脉端注入循环肝素。

(10)建议使用湿膜透析器时,先弃去透析器内保留的液体。

(二)重复使用透析器的准备与预冲

透析器重复使用(简称复用技术)始于20世纪60年代,20世纪70年代后期有不少报道。透析器重复使用涉及医学、经济、伦理、工程技术等多方面理论。透析器的重复使用是指在同一患者身上使用,不可换人使用。

1.物品的准备与检查

(1)可复用透析器、生理盐水1 000～1 500 mL、输液器、消毒液浓度测试纸和残余浓度测试纸。

(2)检查复用的透析器是否在消毒有效期内,检查透析器复用次数、有无破损,检查透析器内消毒液是否泄漏,测试消毒液的有效浓度。

(3)两人核对患者姓名及透析器型号。

(4)确认复用透析器的实际总血室容积和破膜试验。

2.透析器准备

(1)确认透析器已消毒、冲洗。

(2)连接A、B液,并通过自检,透析器进入配置准备状态。

3.患者的核对

(1)核对患者的姓名与透析器上标注的姓名是否一致。

(2)核对透析器重复次数与记录是否一致。

4.冲洗方法

(1)再次检查透析器上姓名是否与所治疗患者一致。

(2)排空透析器内消毒液。

(3)将生理盐水1 000 mL接上输液器,连接于动脉管道补液管处。

(4)安装管道,启动血泵,流速≤150 mL/min,先后排出动脉管道、透析器及静脉管道内的空气,液体从静脉管道排出至收液袋。

(5)冲洗量1 000 mL(膜内冲洗)。

(6)冲洗量1 000 mL后,连接透析液,排出膜外空气(膜外冲洗),形成闭路循环,调节流速为250 mL/min,超滤量为200～300 mL,循环时间为10～15分钟。

（7）密闭循环时从动脉端注入肝素 10 mg（肝素 1 250 U），循环时间结束后，从动、静脉端管道的各侧支管逐个排出生理盐水 30～50 mL。

（8）检测消毒剂残余量，若不合格，则应加强冲洗和延长循环时间，直到合格。

（9）停血泵，关闭补液管和输液器开关，进入治疗状态，准备透析。

5.护理评估

连接患者前做好下列评估。

（1）确认患者姓名、透析器标识、型号、消毒有效期。

（2）确认透析器残余消毒液试验呈阴性。

（3）确认透析器无破膜，实际的总血室容积和破膜试验在正常范围。

（4）确认循环血液管道内没有空气。

五、血液透析上、下机操作技术

以血液透析通路为动静脉内瘘为例，说明血液透析上机、下机操作技术。

（一）血液透析上机护理

患者在洗手、更衣后进入治疗室，由指定护士接诊，核对医嘱，评估后进行治疗。

1.物品准备

（1）透析器、体外循环血液管道、动静脉内瘘穿刺针、生理盐水、输液器、透析液、止血带等。

（2）治疗盘、皮肤消毒液。

（3）根据医嘱准备抗凝剂。

2.患者评估

（1）测量患者体温、脉搏、呼吸、血压、体重，并记录。

（2）了解患者的病史、病情，核对治疗处方。

（3）确认透析器的型号、治疗时间、血液流量、透析液流量、抗凝剂、治疗药物、化验结果等。

（4）血管通路评估：听诊及触诊患者动静脉内瘘有无震颤、血肿、感染或阻塞征象。

3.设备评估

（1）透析机运行正常，透析液连接准确。

（2）正确设定透析器报警范围。

（3）复用透析器使用前，消毒剂残留检测试验应为阴性。

4.操作方法

（1）血液透析机按常规准备并处于治疗前状态，透析器、体外循环血液管道预冲完毕，确认循环血液路内空气已被排去，动、静脉管道与透析器衔接正确，等待上机。

（2）根据医嘱设置治疗参数：超滤量、治疗时间、追加肝素用量、追加肝素泵停止时间、机器温度、电导度等。

（3）检查循环血液管道连接是否正确紧密，有无脱落、漏水，管道内有无气泡，不使用的血路管分支是否都已夹闭，动、静脉壶的液面是否调整好。

（4）检查透析液是否连接在透析器的动、静脉端，连接是否正确、紧密，有无脱落、漏水。

（5）建立血管通路。

（6）根据医嘱从血液透析通路的静脉端推注抗凝剂，应用常规肝素者，设定追加肝素。

(7)连接体外循环血液管道和血液透析通路的动脉端,打开夹子,妥善固定。

(8)调整血液流量<100 mL/min,开泵,放预冲液,引血(若患者有低血压等症时,根据病情保留预冲液)。

(9)引血至静脉壶,停泵,夹闭体外循环血液管道静脉端(注意停泵和夹闭体外循环管道同时进行,可减少小气泡残留),将其连接于血液透析通路的静脉端,打开夹子,妥善固定。

(10)再次检查循环血液管道连接是否紧密,有无脱落、漏水、漏血,管道内有无气泡。

(11)启动血泵,开始计时并进入治疗状态,打开肝素泵。

(12)准备 500 mL 生理盐水,并连接体外循环血液管道,以备急用。

(13)再次核对治疗参数,逐渐加大至治疗血液流量。

5.护理要点

(1)操作过程中,护士应集中注意力,严格执行无菌操作,特别注意保护动、静脉端连接口,避免污染。

(2)上机前和上机后应仔细检查体外循环血液管道安装是否正确、紧密,有无脱落、漏水,管道内有无气泡,管道各分支是否都夹闭。

(3)根据医嘱正确设置各治疗参数(超滤量、治疗时间、追加肝素用量、机器温度、电导度等)。

(4)引血时,血液流量≤100 mL/min。

(5)密切观察患者有无胸闷、心悸、气急等不适主诉。若患者出现不适主诉,应立即减慢引血流量,通知医师,必要时停止引血。注意观察血液透析通路引血时的流量状况,若流量不佳,应暂停引血,调整穿刺针或置管的方向,确定血液透析通路通畅的情况下,再继续引血。

(6)机器进入治疗状态后检查循环血液管道是否妥善固定,避免管道受压、折叠和扭曲。

(7)操作结束时,提醒患者若有任何不适,应及时告诉医护人员。

(8)护士结束操作后,脱手套,洗手,记录。

(二)血液透析下机护理

血液透析结束时,血液透析机发出听觉或视觉的提示信号,提醒操作者治疗程序已经结束,须将患者的血液回输入体内。

1.物品准备

(1)生理盐水 500 mL。

(2)弹力绷带、消毒棉球或无菌敷贴。

(3)医疗废弃物盛物筒。

2.患者评估

(1)测量患者血压,若血压较低时应增加回输的生理盐水量。

(2)提示患者治疗将结束,指导患者共同对动静脉内瘘进行止血和观察。

(3)核对患者目标治疗时间和目标超滤量,并记录。

(4)询问患者有无头晕、出冷汗等不适。

3.操作方法

(1)调整血液流量≤100 mL/min,关闭血泵,分离体外循环血液管道动脉端的连接。

(2)动脉端管道连接生理盐水。

(3)用消毒棉球(纱布、敷贴)压迫穿刺点止血。

(4)开启血泵。在回血过程中,可翻转透析器,使透析器静脉端朝上,有利于空气和残血排出；也可用双手轻搓透析器，以促进残血排出。

（5）静脉管道内的液体为淡粉红色或接近无色时关闭血泵，夹闭静脉穿刺针。

（6）分离体外循环血液管道静脉的连接（若回血前患者出现低血压症状，回血后先保留静脉穿刺针备用，待血压恢复正常、症状明显改善后再拔除静脉穿刺针），消毒棉球或无菌敷贴压迫穿刺点止血。

（7）在回血过程中注意观察按压点有无移位、出血等情况。

（8）按要求处理医疗废弃物。

（9）总结、记录治疗单。协助患者称体重，向患者或家属交代注意事项。

4.护理要点

（1）回血时，护士注意力要集中，严格执行无菌操作。

（2）禁用空气回血。及时处理穿刺针，防止针刺伤。

（3）患者在透析过程中若有出血倾向、不慎咬破舌头、牙龈出血等，在透析结束后，根据医嘱用鱼精蛋白对抗肝素。

（4）注意观察透析器和体外循环血液管道的残、凝血状况，并记录。

（5）穿刺点应用无菌敷料覆盖后，指导患者对穿刺点进行按压，防止出血；也可用弹力绷带加压包扎，松紧以能止住血、可扪及瘘管震颤和搏动为宜。

（6）告知患者起床速度不要太快，以防止发生直立性低血压，对伴有低血压、头晕、眼花者，再次测量血压。

（7）告知患者透析当天穿刺处敷料要保持干燥，穿刺侧的手臂不要用力，防止感染、出血。

（8）对老年人、儿童和不能自理的患者，护士应协助称体重，并加强护理。

5.血液净化标准操作规程推荐的密闭式回血方法

（1）调整血液流量至 50～100 mL/min。

（2）打开动脉端预冲侧管，用生理盐水将残留在动脉侧管内的血液回输到动脉壶。

（3）关闭血泵，靠重力将动脉侧管近心端的血液回输入患者体内。

（4）夹闭动脉管道夹子和动脉穿刺针处的夹子。

（5）打开血泵，用生理盐水全程回血。回血过程中，可双手揉搓滤器，但不得用手挤压静脉端管道。当生理盐水回输至静脉壶、安全夹自动关闭后，停止继续回血。不宜将管道从安全夹中强制取出，不宜将管道液体完全回输至患者体内，否则易发生凝血块入血或空气栓塞。

（郑　霞）

第三节　维持性血液透析用药指导与护理

透析疗法是慢性肾衰竭的一种替代疗法，它不能完全代替肾脏的功能。维持性血液透析患者在漫长的透析之路中，需要一个综合、全面的治疗，包括一定的药物治疗，只有这样才能提高患者的生存率，提升患者的生活质量，降低透析并发症的发生率。本节介绍维持性血液透析患者药物应用的指导和护理。

一、降血压药

(一)用药指导

1.钙通道阻滞剂(calcium channel blockers,CCB)

根据分子结构的不同,分为二氢吡啶类和非二氢吡啶类;根据药物作用时间,可分为长效和短效制剂。目前临床上以长效二氢吡啶类最为常用,以氨氯地平为代表。优点是降压起效快,效果强,个体差异小,除心力衰竭外较少有治疗禁忌证;缺点是可能会引起心率增快、面色潮红、头痛和下肢水肿等。

2.血管紧张素转换酶抑制剂(angiotensin converting enzyme inhibitor,ACEI)

短效的有卡托普利,长效的有福辛普利、贝那普利、依那普利等。起效较快,逐渐增强,3~4周达最大作用,对糖尿病患者及心血管等靶器官损害者尤为合适;不良反应是刺激性干咳和血管性水肿,用于肾衰竭患者时应注意发生高血钾的可能。

3.血管紧张素Ⅱ受体阻滞剂(angiotensin Ⅱ receptor blocker,ARB)

降压作用起效缓慢、持久、平稳,6~8周才达最大作用,持续时间达24小时以上,不良反应很少,常作为ACEI发生不良反应后的替换药,具有自身独特的优点。

4.β受体阻滞剂

起效较迅速,较适用于心率较快或合并心绞痛的患者,主要不良反应为心动过缓和传导阻滞,突然停药可能导致撤药综合征,还有可能掩盖糖尿病患者的低血糖症状。患者急性心力衰竭和支气管哮喘等疾病的患者禁用。

90%以上的尿毒症患者均有不同程度的高血压,且绝大多数都须联合用药、长期口服药。较常用的联合方案是CCB+ACEI/ARB+β受体阻滞剂,并酌情增减剂量,不要随意停止治疗或改变治疗方案。控制血压对降低尿毒症患者心脑血管疾病病死率具有重要作用。常用降血压药物见表8-2。

表8-2 尿毒症患者常用降压药物

药物分类	名称	剂量	用法
CCB	硝苯地平	5~10 mg	3次/天
	非洛地平	5~10 mg	1次/天
	氨氯地平	5~10 mg	1次/天
ACEI	卡托普利	12.5~50 mg	2~3次/天
	贝那普利	10~20 mg	1次/天
	赖诺普利	10~20 mg	1次/天
	福辛普利	10~20 mg	1次/天
	培哚普利	4~8 mg	1次/天
ARB	氯沙坦	50~100 mg	1次/天
β受体阻滞剂	美托洛尔	25~50 mg	2次/天

(二)用药护理

(1)高血压发病率较高,是脑卒中、冠心病的主要危险因素。因此,防治高血压是预防心血管疾病的关键。常规降压药物治疗能有效降压,但如果不坚持用药或用药不规范,则血压控制效果欠佳。

（2）降压治疗宜缓慢、平稳、持续，以防止诱发心绞痛、心肌梗死、脑血管意外等；根据医嘱选择和调整合适的降压药物，可先用一种药物，开始时小剂量，后逐渐加大剂量；尽量选用保护靶器官的长效降压药物。

（3）用药前，讲解药物治疗的重要性及需使用药物的名称、用法、使用时间、可能出现的不良反应，消除患者的顾虑和恐惧。

（4）用药时，老年患者因记忆力较差，应指导其按时、正规用药，及时测量血压，判断药物效果及不良反应。当患者出现头晕、头痛、面色潮红、心悸、出汗、恶心、呕吐、血压较大波动等不良反应时，应及时就医。

（5）尽量选择在血压高峰前服用降压药物，注意监测血压，掌握服药规律。

（6）向患者宣教，提醒用药后应预防直立性低血压，避免跌倒和受伤。

（7）教会患者自测血压，注意在同一时间、使用同一血压计测量血压。

（8）透析时易发生低血压的患者，透析前降压药需减量或停用一次。

（9）透析时服用降压药者，透析结束后，嘱患者缓慢起床活动，以防止发生直立性低血压。有眩晕、恶心、四肢无力感时，应立即平卧，增加脑部血供。

二、抗贫血药

（一）用药指导

1.促红细胞生成素

起始每周用量 80～100 U/kg，分 2～3 次皮下注射，不良反应是高血压。

（1）重组人红细胞生成素注射液：每支 1 万 U，皮下注射，每次 1 万 U，1 次/周。少数患者可能有血压升高。

（2）重组人红细胞生成素-β 注射液：每支 2 000 U，皮下注射，每次 4 000 U，2 次/周。

（3）重组人促红细胞生成素注射液：每支 3 000 U，皮下注射，每次 3 000 U，2 次/周。

同等剂量的促红细胞生成素，静脉注射后的半衰期仅 4～5 小时，皮下注射后的半衰期长达 22 小时。皮下注射后 4 天，药物浓度仍保持在高浓度，因此，皮下注射效果优于静脉注射。

2.铁剂

（1）维铁缓释片：饭后 30 分钟口服，1 片/次，1 次/天，整片吞服，不得咬碎。服药期间不要喝浓茶，勿食用鞣酸过多的食物；与维生素 C 同服可增加该药吸收。

（2）琥珀酸亚铁片：每片 0.1 g，口服，1～2 片/次，3 次/天，饭后立即服用，可减轻胃肠道局部刺激。

（3）右旋糖酐铁注射液：每支 100 mg，静脉注射或静脉滴注，每次 100 mg，2 次/周。可发生变态反应。给予首次剂量时，先缓慢静脉注射或静脉滴注 25 mg，至少 15 分钟，若无不良反应发生，可将剩余剂量在 30 分钟内注射完。

3.其他

（1）脱氧核苷酸钠片：每片 20 mg，口服，2 片/次，3 次/天。作用有促进细胞生长、增强细胞活力、改变机体代谢。用药期间应经常检查白细胞计数。

（2）鲨肝醇片：每片 20 mg，口服，2 片/次，3 次/天。用于各种原因引起的粒细胞计数减少。

（3）利可君片：每片 20 mg，口服，2 片/次，3 次/天。用于各种原因引起的白细胞、血小板减少症。

(4)叶酸片:每片 5 mg,口服,2 片/次,3 次/天,为肾性贫血辅助用药。大量服用后,尿呈黄色。

(二)用药护理

(1)促红细胞生成素,皮下注射效果优于静脉注射。

(2)剂量分散效果更好,如"5 000 U,每周 2 次"优于"10 000 U,每周 1 次"。

(3)透析后注射促红细胞生成素,注意按压注射部位,防止出血。

(4)剂量准确,使用 1 mL 注射器抽取药液。

(5)仔细倾听患者主诉,特别是有无头痛。

(6)用药期间监测血压,定期查血红蛋白含量和肝功能。

(7)促红细胞生成素应置于 2~8 ℃冰箱内冷藏、避光。

三、钙磷代谢相关药物

(一)用药指导

1.骨化三醇胶丸

每粒 0.25 μg,口服,1 粒/天。应根据患者血钙水平制订每天最佳剂量。

2.阿法骨化醇胶丸(阿法 D$_3$)

每粒 0.25 μg,口服,2 粒/天。长期大剂量服用可能出现恶心、头昏、皮疹、便秘等,停药后恢复正常。

3.葡萄糖酸钙片

每片 0.5 g,口服,2 片/次,3 次/天。大量饮用含酒精和咖啡因的饮料、大量吸烟,均会抑制口服钙剂的吸收;大量进食含纤维素的食物,能抑制钙的吸收;活性维生素 D 能增加钙经肠道的吸收。

4.碳酸钙片

每片 0.5 g,口服,2 片/次,3 次/天。

(二)用药护理

(1)磷结合剂宜在吃饭时服用,与饭菜一起咬碎吞下,可在肠道内充分形成磷酸盐,减少钙的吸收,降磷效果好。

(2)骨化三醇胶丸应在睡前空腹服,以减少肠道磷的吸收。

(3)补充血钙时,给药时间应在两餐之间。

(4)用药期间定期检测血磷、血钙、甲状旁腺激素。

四、维生素

(一)维生素 C

每片 0.1 g,口服,2 片/次,3 次/天,不宜长期服用。

(二)维生素 E

每片 10 mg,口服,2 片/次,3 次/天,不宜长期服用。大量维生素 E 可致血清胆固醇及血清甘油三酯浓度升高。

五、其他

(一)左卡尼汀注射液

每支 1 g,用于防治慢性肾衰竭患者因血液透析所致的左卡尼汀缺乏;改善心肌的氧化代谢和能量代谢,加强心肌收缩力,改善心脏功能,减少心律失常的发生;改善低血压;提高骨骼肌内肉碱的含量,使肌肉脂肪酸氧化得到改善,从而使透析中肌肉痉挛的发生率明显减少。

左卡尼汀 1 g+20 mL 生理盐水,缓慢静脉注射 2~3 分钟。不良反应主要为一过性的恶心和呕吐,停药可缓解。

(二)鲑鱼降钙素注射液

每支 50 U,每天或隔天一次,皮下、肌内或静脉注射。用于治疗老年骨质疏松症、绝经后骨质疏松症、骨转移癌致高钙血症。用药期间监测血钙,观察有无食欲缺乏、恶心、双手与颜面潮红等不良反应。

(郑　霞)

第九章

手术室护理

第一节 外科手术新进展

最近几十年,微创外科在医学领域得到广泛应用。早期微创手术是指通过腹腔镜、胸腔镜等在人体内施行手术的一种技术。随着科学技术的进步,微创这一概念已经深入到外科手术的各个领域,且早已不局限于普外科范畴,而是扩展到神经外科、骨科、妇产科、耳鼻喉科、眼科等。有学者预言,微创技术将是21世纪外科发展的主要方向之一。

一、微创手术的临床发展

腹腔镜技术是借助摄像系统、光源和器械操作的手术方法,与传统手术相比,具有切口小、手术效果好、术后痛苦少、恢复快、住院时间短等特点。自1987年腹腔镜胆囊切除术成功开展以来,腹腔镜技术在外科领域得到广泛应用,手术范围从单一的胆囊切除扩展到普外科、肝胆外科、胸外科、妇产科及泌尿外科等多个专业领域。

但腔镜手术也存在一定的缺点和局限性,如通过器械感觉病症性质不够精确,易误诊;手术适应证比开腹手术严格;费用高、可能出现腔镜相关并发症、医师技术不够熟练增加风险等影响腔镜技术的开展。近年来随着设备更新和技术提高,其临床应用不断拓展。

(一)腹腔镜技术不断改进

传统的腹腔镜下胆囊切除术是最为常见、最为成熟的术式之一。随着技术的发展,早期的一些禁忌证已逐渐成为适应证,成为胆囊疾病治疗的"金标准"。在此基础上,新的技术不断涌现,三孔或两孔法"针式镜"胆囊切除术在全世界许多治疗中心得到应用,近年来经脐单孔腹腔镜技术逐渐在临床应用(图9-1)。

单孔腹腔镜技术作为近年来国内发展成熟起来的最新微创手术,以其显著的微创性、美观性、经济性、舒适性、成功率高、并发症少而得到认可和推广。目前在普外科、泌尿外科等手术中得到应用。与传统腔镜比较,单孔技术的价值体现在先进的视频技术,放大局部结构图像,从而可以进行相对于开腹手术更加精细的操作,减少损伤。以后努力的方向是腔镜下的严谨、程序化的手术流程等,从而不断扩大其应用范围。

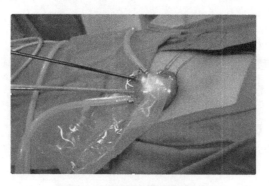

图 9-1　经脐单孔腹腔镜手术

另外，经自然腔道内镜手术（natural orifice transluminal endoscopic surgery，NOTES）也是外科技术的一大突破性进展。2007 年法国首例经阴道入路 NOTES 实现了腹部无手术切口，具有里程碑式的意义。近年来 NOTES 迅速发展并呈现出巨大潜力，但在入路选择的安全性、合理性、内脏穿刺孔的闭合及防治内脏损伤和感染方面，需要进一步研究。

（二）腹腔镜手术适应证不断扩展

腹腔镜手术在普外科领域得到广泛应用；除了胆囊手术外，腹腔镜手术还被应用于胃、十二指肠溃疡、直肠等部位。其中肝脏手术的应用是一大难点。自 1991 年首例腹腔镜肝切除术成功完成以来，20 多年的实践经验积累使腔镜手术在肝脏良性肿瘤、肝内肝管结石、肝囊肿切除、活体肝移植供体肝脏切取等手术中得到应用。这得益于腹腔镜器械、特别是止血技术的迅速发展，如钛夹、Ligasure、超声刀、超声吸引设备、腔镜切割缝合器等。

在妇产科领域，腹腔镜自 20 世纪 60 年代用于诊断，近年来得到迅速发展，逐渐成为许多妇科良性疾病的首选手术方式，并逐渐在恶性肿瘤的治疗中开展。在泌尿外科领域，腹部手术也经历了从开腹手术，到手助腹腔镜手术、标准三孔腹腔镜手术，再到单孔手术的演变；总之，尽可能减少手术创伤是外科医师追求的目标，也是外科学发展的方向。

（三）手术机器人的临床应用

随着微米/纳米材料、微电子机械等的迅速发展，手术机器人更加微型化，近年来发达国家研究的第一代微型机器人系统，具有检查、诊断和治疗胃肠道系统疾病的功能，能自动平稳地进入体内并柔顺地调节弯曲形状，发挥了很大作用。2000 年，达芬奇机器人手术系统通过美国 FDA 认证，成为世界上首套用于医院临床腹腔手术的机器人辅助系统，使外科医师能以微创外科的方式表达开腹手术的理念，进而优化了各种手术切除技术。机器人腹腔镜完全按照手术医师的指令操作，更利于精细操作，也节省人力，实现了"单人外科"。借助达芬奇机器人手术系统的灵巧器械，外科医师手部的震颤被滤除，手指的操作等比例缩小，从而可以实现精细的手术解剖和稳定准确的缝合操作，加上三维视野以及手眼协调、更加稳定的图像、舒适的操作界面，使外科医师真正实现以开腹的手术技术进行复杂的腹腔镜手术操作，大大缩短了学习曲线，促进了腔镜手术的普及。机器人腹腔镜手术医师还可以通过因特网远程操控其他地区的机器人，远程遥控手术。计算机和图像处理技术的发展使远程手术和图像引导的外科手术成为机器人辅助外科手术发展的方向（图 9-2）。

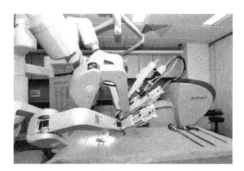

图 9-2　达芬奇机器人手术系统

二、各外科领域的新进展

(一)整形外科的新进展

微创整形美容相对于普通手术是一个飞跃,是高科技手段应用于整形美容外科的结果。微创不仅是最小手术切口或没有切口,更重要的是,它通过运用各种高新技术和材料,以及精细的操作,在美容手术中对正常组织损伤最小,炎症反应最轻,肿胀、淤血最少,并发症最少,瘢痕最小,而且治疗时间短、患者痛苦小,术后康复快、安全性高,疗效好,无须住院。预计不远的将来,微创美容外科将更快发展,甚至成为一支独立的医学学科分支。

近年发展的组织工程,即通过各种技术,在体外预先构建一个有生物活性的假体,然后植入体内,起到修复、代替组织或者器官的功能,如能与整形外科结合,将会发挥非常重要的作用。目前,通过组织工程,已经在构建皮肤、脂肪、骨骼肌、软骨、骨、血管和周围神经方面取得了很多进展,但应用于临床尚有很多困难。

(二)心胸血管外科新进展

在心内介入治疗发展迅猛的时代,心胸血管外科也在积极发展新的领域和新的技术。房颤的外科治疗技术随着对心脏电生理机制的不断深入理解,在心脏外科"切与缝"技术基础上,多种外科消融及器械的研发,心脏外科在房颤治疗领域呈现出蓬勃发展和革新的势态。瓣膜外科的进展主要为 3F 无须缝合主动脉瓣的研发和使用,更加精确地附和人体瓣膜的几何构型,具有良好的血流动力学特点,大大缩短了手术时间;另外经皮主动脉瓣置换手术的研究也取得了很大进展,改善了手术入路和途径,且不断发展出新的微创手术类型。另外,心脏肿瘤、心脏移植、心脏外科心室起搏的调控治疗等也在迅速发展中。

(三)神经外科新进展

神经外科手术的最关键技术是最大限度地保护神经功能,并保持患者最佳的生活质量。因此,越来越多的微创技术应用于神经外科疾病的治疗,包括显微神经外科、立体定向放射外科、神经内镜技术、神经导航技术的发展和完善。

显微外科技术是神经外科的标志性技术,娴熟的显微手术操作结合丰富的显微解剖知识,打破了脑干等以往手术的禁区,使脑干肿瘤和脑干血管病变得到手术治疗。在颅底肿瘤的手术治疗中,特别是中央颅底区的病变治疗,更依赖于显微解剖和手术技术。接触性激光、电磁刀等新技术使解剖复杂、位置深伴有重要血管神经穿行的肿瘤达到全部切除的目的;神经刺激电极的使用,使手术操作中最大限度地保护了面、听等重要神经的功能,微创和锁孔的显微神经外科技术,不断更新传统手术的理念(图 9-3)。

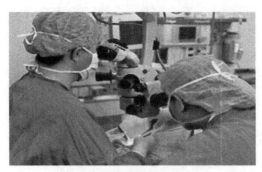

图9-3　显微外科技术

立体定向这一古老的神经外科手术技术通过和影像学、放射外科学等的有机结合,衍生出许多新型治疗手段,伽马刀、X刀及质子束放射系统在神经外科疾病治疗中也已经成熟,逐渐成为主要的治疗手段之一。神经外科手术导航系统通过无框架式立体定向系统引导外科手术在三维空间定位,精确设计手术入路,模拟最安全的手术方法,极大地提高了手术的安全性和准确性,并使微创向无创定向转变。计算机和机器人辅助立体定向手术技术虽然还不完善,但将是今后的发展方向。

(四)骨科手术新进展

创伤骨科的内固定理念和材料不断发展。四肢骨折的治疗原理从AO理论,即借助坚强固定,一期恢复解剖连续性和力学完整性,转变为BO理论,即生物学内固定,充分重视和保护软组织的血运,促进肢体康复。

(1)各种新型内固定材料正在快速研发,如不扩髓的髓内锁钉、髓内扩张自锁钉等,以及加压钢板、点接触钢板、各种治疗骨端骨折的解剖型钢板。

(2)骨盆骨折和复合型创伤的急救技术、脊柱内固定技术及材料不断得到发展和完善。

(3)脊柱的微创手术及导航系统增加了手术的准确性,加快了患者功能的康复。

(4)人工关节假体逐渐采用高科技金属材料、高分子生物材料等,帮助患者恢复行走能力。

(5)关节镜技术强调尽可能少地切除组织,实现修复、移植、重建功能,其手术范围和适应证不断拓宽。同时,膝关节镜技术得到普及,而肩关节镜、肘关节镜、手外科与足外科关节镜、脊柱外科关节镜等正在不断发展中。

(张举红)

第二节　手术室规章制度

随着科技的不断发展,外科手术也日益更新、不断完善,新技术、新设备不断投入临床使用,对手术室提出了更高的要求,手术室必须建立一套科学的管理体系和严密的组织分工,健全的规章制度和严格的无菌技术操作常规,创造一个安静、清洁、严肃的良好工作环境。由于手术室负担着繁重而复杂的手术医疗和抢救患者的工作,具有工作量大,各类工作人员流动性大等特点,造成手术室工作困难。因而,要求各类工作人员务必严格贯彻遵守手术室各项规章制度。

一、手术室管理制度

(一)手术室基本制度

(1)为严格执行无菌技术操作,除参加手术的医疗人员和有关工作人员外,其他人员一律不准进入手术室(包括直系家属)。患有呼吸道感染,面部、颈部、手部有创口或炎症者,不可进入手术室,更不能参加手术。

(2)手术室内不可随意跑动或嬉闹,不可高声谈笑、喊叫,严禁吸烟,保持肃静。

(3)凡进入手术室人员,必须按规定更换手术室专用的手术衣裤、口罩、帽子、鞋等。穿戴时头发、衣袖不得外露,口罩遮住口鼻;外出时更换指定的外出鞋。

(4)手术室工作人员,应坚守工作岗位,不得擅离、接私人电话和会客,遇有特殊情况必须和护士长联系后,把工作妥善安排,方准离开。

(二)手术室参观制度

如无教学参观室,必须进入手术室者,应执行以下制度。

(1)外院来参观手术者必须经医务科同意;院内来参观者征得手术室护士长同意后,方可进入手术室。

(2)学员见习手术必须按计划进行,由负责教师联系安排。

(3)参观及见习手术者,先到指定地点,更换参观衣裤、帽子、口罩及拖鞋。

(4)参观及见习手术者,手术开始前在更衣室等候,手术开始时方可进入手术间。

(5)参观及见习手术者,严格遵守无菌原则,接受医护人员指导,不得任意走动和出入。

(6)每一手术间参观人员不得超过2人,术前1天手术通知单上注明参观人员姓名。

(7)对指定参观手术人员发放参观卡,持卡进入,用后交回。

(三)更衣管理制度

(1)手术人员包括进修医师进入手术室前,必须先办理登记手续,如科室、姓名及性别等,由手术室安排指定更衣柜和鞋柜,并发给钥匙。

(2)进入手术室先换拖鞋,然后取出手术衣裤、帽子和口罩到更衣室更换,穿戴整齐进入手术间。

(3)手术完毕,交回手术衣裤、口罩和帽子,放入指定衣袋内,将钥匙退还。

(4)管理员必须严格根据每天手术通知单、手术者名单,发给手术衣裤和更衣柜钥匙,事先未通知或未写入通知单内的人员,一律不准进入手术室。

(四)更衣室管理制度

(1)更衣室设专人管理,保持室内清洁整齐。

(2)脱下的衣裤、口罩和帽子等放入指定的袋内,不得随便乱扔。

(3)保持淋浴间、便池清洁,便后立即冲净,并将手纸丢入筐内,防止下水道阻塞。

(4)除参加手术人员在工作时间使用淋浴外,任何人不得随意使用淋浴并互相监督。

(5)参加手术人员应保持更衣室清洁整齐,严禁吸烟,谨防失火,随时关紧水龙头和电源开关,爱护一切公物。

二、手术室工作制度

(一)手术间清洁消毒制度

(1)保持手术间内医疗物品清洁整齐,每天手术前后,用固定抹布擦拭桌面、窗台、无影灯及托盘等,擦净血迹,托净地面,通风消毒。

(2)手术间每周扫除 1 次,每月彻底大扫除 1 次,扫除后空气消毒,并作空气细菌培养。手术间拖把、敷料桶等应固定使用。

(3)每周室内空气培养 1 次,每立方米细菌数不得超过 500 个。如不合格,必须重新关闭消毒,再做培养,合格后方可使用。

(4)污染手术后,根据不同类型分别按消毒隔离制度处理。

(二)每天手术安排制度

(1)每天施行的常规手术,由手术科负责医师详细填写手术通知单,一式 3 份,于手术前 1 天按规定时间送交手术室指定位置。

(2)无菌手术与污染手术应分室进行,若无条件时,应先做无菌手术,后做污染手术。手术间术后必须按消毒隔离制度处理后方可再使用。

(3)临时急诊手术,由值班负责医师写好急诊手术通知单送交手术室。如紧急抢救危重手术,可先打电话通知,手术室应优先安排,以免延误抢救时间,危及患者生命。

(4)夜间及节假日应有专人值班,随时进行各种急诊手术配合。

(5)每天施行的手术应分科详细登记,按月统计上报。同时经常和手术科室联系,了解征求工作中存在的问题,研究后及时纠正。

(三)接送患者制度

(1)接送患者一律用平车,注意安全,防止坠床。危重患者应有负责医师陪送。

(2)接患者时,遵守严格查对制度,对床号、住院号、姓名、性别和年龄,同时检查患者皮肤准备情况及术前医嘱执行情况,衣裤整洁,嘱解便后携带患者病历和输液器等,随时推入手术室。患者贵重物品,如首饰、项链、手表等不得携入手术室内。

(3)患者进入手术室后必须戴手术帽,送到指定手术间,并与巡回护士当面交接,严格做好交接手续。

(4)患者进入手术间后,卧于手术台上,防止坠床。核对手术名称和部位,防止差错。

(5)患者步行入手术室者,更换指定的鞋、帽后护送到手术间,交巡回护士做好病历物品等交接手续。

(6)危重和全麻患者,术后由麻醉医师和手术医师送回病房。

(7)护送途中,注意保持输液通畅。到病房后详细交代患者术后注意事项,交清病历和输液输血情况及随带的物品,做好交接手续并签名。

(四)送标本制度

(1)负责保存和送检手术采集标本,放入 10%甲醛溶液标本容器内固定保存,以免丢失。

(2)对病理申请单填写不全、污染、医师未签字的,通知医师更正,2 天内不改者按不要处理。

(3)负责医师详细登记患者姓名、床号、住院号、科室、日期,在登记本上签名,由手术室专人核对,每天按时与病理科交接,查对后互相签名。

(五)借物制度

(1)凡手术室物品、器械,除抢救外一律不准外借。特殊情况需经医务科批准方可外借。

(2)严格执行借物登记手续,凡经批准或经护士长同意者,应登记签字。外借物品器械如有损坏或遗失,及时追查,照价赔偿。

(3)外借物品器械,应消毒处理后方可使用。

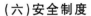

(六)安全制度

(1)手术室电源和蒸气设备应定期检查,手术后应拔去所有电源插头,检查各种冷热管道是否漏水漏气。

(2)剧毒药品应标签明确,专柜存放,专人保管,建立登记簿,经仔细检对后方能取用。

(3)各种易燃药品及氧气筒等,应放置指定通风阴暗地点,专人领取保管。

(4)各手术间无影灯、手术床、接送患者平车等应定期检查其性能;检查各种零件、螺丝、开关等是否松解脱落,使用时是否正常运转。

(5)消防设备、灭火器等,应定期检查。

(6)夜班和节假日值班人员交班后,应检查全手术室水电、门窗是否关紧,手术室大门随时加锁。非值班人员不得任意进入手术室。

(7)发生意外情况,应立即向有关部门及院领导汇报。

（张举红）

第三节　手术室护理的发展趋势

手术室护理的发展趋势必将呈现更显著的专业特性,体现在知识特性、技能特性和专业自主性等多个方面。手术室护理人员要具备更丰富、更全面的专业知识,以便为临床工作提供依据和指导。手术室护理人员应掌握更多技能和方法,配合手术的顺利进行,为患者提供全方位的围术期护理,同时发现问题、解决问题,不断提高护理质量。手术室护理将不断专业化、独立化,在外科治疗领域承担起独特的功能和作用。

一、完善围术期护理的职能

自 1975 年美国手术室护理协会(AORN)和美国护理协会(ANA)共同出版了《手术室护理实施基准》,即明确了手术室护理工作已经转向围术期的护理。患者在护士眼中不再是分离的器官,而是整体的人;手术室护理不再是简单的准备和传递器械,而是包括了术前、术中和术后整个过程,给予患者生理和心理全方位的支持和照顾。

近年来,许多医院实行了包括术前访视、术中配合和术后随访三个环节的工作模式,并根据患者的实际情况制订具体的、个性化的整体护理措施,取得了良好的效果。其中,术前访视成为非常重要的环节之一,并受到越来越多的重视。术前访视的内容主要为患者手术相关信息的收集、各种手术注意事项的宣教,以及手术室护士与患者的熟悉和沟通。形式主要为口头讲解,配合知识图片和文字说明,以及手术室现场的参观等。通过有效的术前访视,缓解了手术患者的心理压力,增加了患者对手术室护士的信任和配合,能够帮助患者顺利渡过手术期。在术前访视的实施过程中,还需要进一步统一术前访视的程序,增加专科化知识内涵,提高护患沟通技巧,达到最佳的护理效果。

术后随访是手术室护理工作的延伸,其方式和内涵也不断发展。其中,由手术室或者麻醉科的护理人员在术后进入病房,了解患者精神状况、切口、有无发热及其他异常情况,询问患者疼痛及其他的感受,是否有疑问或者心理困惑等,并进行健康教育,解决存在的问题。同时,对于手术室护理工作的满意度调查也可借助这种方式开展。通过术后随访,可以进一步了解和掌握相关工作的现状,发现问题,提出调整和改进策略,以细化患者手术护理满意度专项工作,促进手术室优质护理工作的开展,提高护理质量。

二、加强多学科间的团队协作

手术室作为医疗诊疗工作的重要部门,是医院进行多科协作、集中治疗的特殊科室。手术团队是指手术医师、麻醉师及手术室护士。团队成员从准备手术、术前核对、到术中配合及术后随访,都必须密切联系,相互合作。手术室护士不再是"外科医师助手"的角色,而是逐渐转变为"手术合作者"的角色。通过有效的团队协作,有效缩短手术时间,提高手术效率。加强成员间的相互理解和沟通,把团队的任务化为自己的任务,增强凝聚力和战斗力。降低医疗不良事件的发生,整合现有资源,相互支持,以灵活积极、集思广益的方法解决复杂的问题。

手术室护士的参与意识和团队概念应逐步加强,不再是被动、盲目、机械地传递手术器械,而是主动积极地参与手术,包括术前的病例讨论和方案制订,术中突发情况的处理以及术后辅助支持工作。在与医师的协作中,如何相互信任、有效沟通、建立自信心是关键。手术室护士需要不断学习新知识、新技术、新设备,掌握手术进展,满足医师需求。在与麻醉医师的协作中,除了分工明确,还需发展多种形式的相互配合,包括麻醉前患者的安抚、麻醉中体位的配合、监测中各项指标的观察、手术中相关情况的沟通,进一步保证手术顺利、安全地进行。在与护理人员、实习学员及其他工作人员的相互协作中,需增强、主动意识,相互尊重,以诚相待,取长补短,相互补充,将手术室护理工作作为一个整体来完成。

总之,手术医疗工作是一个共同整体,手术医师、护士、医技人员和其他辅助人员、行政人员共同合作,缺一不可。作为一个团队,需探讨和建立以患者为中心的"共同目标",加强"领头雁"的领导和协调作用。在科技不断发展、患者法律意识不断增强的现状下,无论临床、科研和教学工作都要求大家整合团队优势,发挥团队精神,充分调动全体人员的积极性和创造性,使手术室护理工作更为整体化和系统化。

三、拓展和细化专科护理内涵

随着现代外科医疗分科越来越细,在手术室也出现了各个不同专业领域的专科护士。手术室专科护士是指在特定的外科领域能深入掌握相关知识和技能,熟练配合各个专科领域的特殊手术,如骨科专科护士、神经外科专科护士、心脏外科专科护士、泌尿外科专科护士等。手术室护士的专科化是配合手术技术不断发展、器械设备迅速更新的必然趋势;在一些医院试行手术室护士专科化的经验证明,专科化的护理使护士能够更快熟悉高、新仪器的使用和保养,更快掌握各种特殊手术的配合技巧,更好了解外科医师的习惯和方法,使手术配合更为默契,提高了护理工作质量,增加了医护合作的满意度。

手术室专科护士的运作模式和培训方式目前尚未统一;各家医院正在积极摸索和探讨中。对于专科护士的培养,需采取阶段式、分层次的计划,建立多种形式结合的培训课程,迅速地提高专业技能,以应对专科知识不断细化和深入、手术方式不断创新、各种专科仪器设备更新换代的发展现状。在运作模式上,需建立完整的认证、考核、奖励机制,从而规范地培养和使用专科护士,确保其工作效果,鼓励更多的护士努力学习钻研技术,促进手术室护理专科化、专业化的进程。

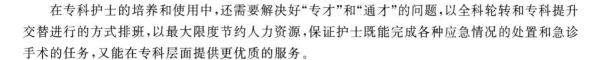

在专科护士的培养和使用中,还需要解决好"专才"和"通才"的问题,以全科轮转和专科提升交替进行的方式排班,以最大限度节约人力资源,保证护士既能完成各种应急情况的处置和急诊手术的任务,又能在专科层面提供更优质的服务。

四、继续强化手术室风险管理机制

手术室是一个比较复杂的环境,随处可能存在安全隐患。手术安全是医疗质量的重要环节之一。手术虽然分大小,但风险无处不在。在2007—2010年发布的"患者安全目标"中,将手术安全作为重要内容,其中包括严格执行查对制度、提高患者身份识别的准确性、严格防止手术患者、手术部位错误等。

风险管理机制是一套循环的科学方法,包括对潜在的危险因素进行识别、评估,采取正确行动的一系列过程。手术室护理人员应该不断强化风险意识,防患于未然,最大限度保证患者及其他人、财、物的安全。对于任何一台手术,护理人员均应采取严谨的工作态度,严格执行各项规章制度和操作规范,做到细致入微,严禁马虎从事。手术室护士要以科学的工作态度,加强观察和总结,开展调查和研究,发现手术室护理工作的特点、难点,引进和采用先进的方法,才能从根本上发现和解决安全隐患。

手术室应急处置预案,并进行培训和演习具有重要的意义。手术室突发各种意外情况时,如停水、停电、失火、有害物质泄漏等,应根据事先制订和演练的应急预案立即处置。对于手术患者突发的重大病情变化,如患者心搏骤停、大出血、变态反应等,应根据医疗指南迅速采取有效急救措施。因此,预案的制订应科学、实用,有预见性,并简明、易懂、易记、易操作,经过反复演习和培训,做到分工清楚,各司其职,人人掌握,才能最大限度减少突发事件的危害,保护生命及财产的安全。

五、实现多种方式的教学和培训

手术室教学工作是保持专业可持续发展的重要环节。一直以来,手术室带教多采取"师徒式"的传统模式。由于手术室工作性质和环境较为特殊,涉及理论知识面广,操作专科性强,无菌技术要求高,加上工作节奏快,造成了手术室教学工作的困难。另外,随着手术室护理专业的发展,对于专业自主性、评判性思维、综合运用知识解决问题能力等的培养越来越重视,给传统教学方式带来更大的挑战。因此,需要发展多种科学、有效的教学和培训方式,以迅速提高年轻护士及实习学生的工作能力,帮助他们尽快进入工作角色,承担起手术室护理的重任。

临床能力的培训是教学工作的重点。除了各个单项的操作技能,还应特别注重模拟情景下的训练,结合有条件时的实地演练,使接受培训的对象能够感受到真正的场景和氛围,并能综合、灵活运用多种技能,理解护理的动态性和现实的多变性,实现与临床工作的无缝衔接。

各种"软技能",即非技术技能,主要包括合作、领导、管理、情景以上和决策等能力,也是手术室护士非常重要的培训内容之一。护理软技能反映个人的基本素质和经验的积累、表达。具体的培训内容包括合作技能、沟通技能、礼仪规范、观察思维、心理素质等,通过概念的建立、意识和态度的改变、具体方法的传授、模拟训练和演示等,使手术室护士不但具备扎实的理论知识和技术能力,还善于团队协作、调节人际关系、组织协调、自我管理,建立护士良好的内外兼修的形象。

（张举红）

第四节　手术室护士职责

现代科学技术的发展,对我们的护理职业提出了更高的要求。另一方面创新的许多科学仪器和新设备,扩大了手术配合工作范围同时也增加工作难度,因此手术室护士必须有热爱本职工作和广泛的知识和技术,才能高标准地完成各科日益复杂的手术配合任务。

一、手术室护士应具备的素质

护理人员在工作中应不断提高个人素质,加强对护理职业重要意义的认识,把护理工作看作是光荣的神圣的职业。因此,要努力做到以下几点。

(一)具有崇高的医德和奉献精神

一名护士的形象,通过它的精神面貌和行动表现出内在的事业品德素质,胜过一个护士的经验和业务水平所起的作用,也可能给患者带来希望、光明和再生。所以,护士要具备高尚的医德和崇高的思想,具有承受压力、吃苦耐劳、献身的精神,并有自尊、自爱、自强的思想品质。为护理科学事业的发展做出自己的贡献,无愧于白衣天使的光荣称号。

(二)树立全心全意为患者服务的高尚品德

手术室的工作和专业技术操作都具有独特性。要求手术室护士必须自觉的忠于职守、任劳任怨,无论工作忙闲、白班夜班都要把准备工作、无菌技术操作、贯彻各种规章制度等认真负责地做好。对患者要亲切、和蔼、诚恳,不怕脏、不怕累、不厌烦,使患者解除各种顾虑,树立信心,主动与医护人员配合,争取早日康复。

(三)要有熟练的技能和知识更新

随着医学科学的发展,特别是外科领域手术学的不断发展,新的仪器设备不断出现,因而护理工作范围也日益扩大,要求也越来越高。护理工作者如无广泛的有关学科的基本知识,对今天护理的工作复杂技能就不能理解和担当。所以今天作为一名有远大眼光的护士,必须熟悉各种有关护理技能的基本知识,才能达到最高的职业效果。护理学亦成为一门专业科学,因此,作为一名手术室护士,除了伦理道德修养外,还应有基础医学、临床医学和医学心理学等新知识。努力学习解剖学、生理学、微生物学、化学、物理学,以及各种疾病的诊断和治疗等知识,特别是外科学更应深入学习。此外,还要了解各种仪器的基本结构、使用方法,熟练掌握操作技能。只有这样,才能高质量完成护理任务。

二、手术室护士长应具备的条件

护理工作范围极广,有些工作简单、容易,有些工作却很复杂,需要有高度的判断力和精细的技术、熟练的技巧。今天的护理工作,一个人已不能独当重任,而需要即分工又协作来共同完成。因此,必须有一名护士长,把每个护理人员的思想和行为统一起来,才能使人的积极性、主动性和创造性得到充分发挥,团结互助,共同完成任务。护士长应具备的条件归纳如下。

(一)有一定的领导能力及管理意识

有一整套工作方法和决策能力。善于出主意想办法,提出方案,做出决定,推动下级共同完成,并具有发现问题、分析问题的能力,了解存在问题的因素,掌握本质,抓住关键,分清轻重缓急,提出中肯意见。出现无法协商的问题时能当机立断,勇于负责。有创新的能力,对新事物敏感,思路开阔,能提出新的设想。要善于做思想工作。能否适时地掌握护士的心理动向,并进行针对性的思想教育,使之正确对待个人利益和整体利益的关系,不断提高思想水平,是提高积极性和加强凝聚力最根本的问题。

(二)有一定组织能力和领导艺术

管理是一门艺术,也是一门科学。首先处理好群体间人际关系。护士长需要具有丰富的才智和领导艺术,才能胜任手术室护士护理管理任务。具体要求如下。

(1)护士长首先应把自己置身于工作人员之中,经常想到自己与护士之间只是分工的不同,而无地位高低之分。要有民主作风,虚心听取护士的意见,甚至批评意见,认真分析,不埋怨、不沮丧,不迁怒于人,有助于建立自己的威信。

(2)护士长首先想到的是人,是护士和工作人员,而不是自己,不管是关心任务完成情况,还要关心她们的生活、健康、思想活动及学习情况等。都使每个护士和工作人员亲身感到群体的温暖,对护士长产生亲切感。

(3)护士长要善于调动护士的积极性,培养集体荣誉感,善于抓典型,树标兵,运用先进榜样推动各项手术室工作,充分调动护士群体的积极性,护士长的领导作用才能得到体现。

(三)有较高的素质修养

手术室护士长应较护士具备更高的觉悟和更多的奉献精神。科里出现的问题应主动承担责任,实事求是向上级反映,不责怪下级。凡要求护士做到的,首先自己要做到,严格要求自己,树立模范行为,才能指挥别人。要注意廉洁,不要利用工作之便谋私,更不能要患者的礼物,注意自身形象。此外,要做到知识不断更新,经常注意护理方面的学术动态,接受新事物,在这方面应较护士略高一筹,使护士感到护士长是名副其实的护理业务带头人。

三、手术室护士的分工和职责

(一)洗手护士职责

(1)洗手护士必须有高度的责任心,对无菌技术有正确的概念。如有违反无菌操作要求者,应及时提出纠正。

(2)术前了解患者病情,具体手术配合,充分估计术中可能发生的意外,术中与术者密切配合,保证手术顺利完成。

(3)洗手护士应提前30分钟洗手,整理无菌器械台上所用的器械、敷料、物品是否完备,并与巡回护士共同准确清点器械、纱布脱脂棉、缝针,核对数字后登记于手术记录单上。

(4)手术开始时,传递器械要主动、敏捷、准确。器械用过后,迅速收回,擦净血迹。保持手术野、器械台的整洁、干燥。器械及用物按次序排列整齐。术中可能有污染的器械和用物,按无菌技术及时更换处理,防止污染扩散。

(5)随时注意手术进行情况,术中若发生大出血、心脏骤停等意外情况,应沉着果断及时和巡回护士联系,尽早备好抢救器械及物品。

(6)切下的病理组织标本防止丢失,术后将标本放在10%甲醛溶液中固定保存。

(7)关闭胸腹腔前,再次与巡回护士共同清点纱布及器械数,防止遗留在体腔中。

(8)手术完毕后协助擦净伤口及引流管周围的血迹,协助包扎伤口。

(二)巡回护士职责

(1)在指定手术间配合手术,对患者的病情和手术名称应事先了解,做到心中有数,有计划的主动配合。

(2)检查手术间各种物品是否齐全、适用。根据当天手术需要落实补充、完善一切物品。

(3)患者接来后,按手术通知单核对姓名、性别、床号、年龄、住院号和所施麻醉等,特别注意对手术部位(左侧或右侧),不发生差错。

(4)安慰患者,解除思想顾虑。检查手术区皮肤准备是否合乎要求,患者的假牙、发卡和贵重物品是否取下,将患者头发包好或戴帽子。

(5)全麻及神志不清的患者或儿童,应适当束缚在手术台上或由专人看护,防止发生坠床。根据手术需要固定好体位,使术野暴露良好。注意患者舒适,避免受压部位损伤。用电刀时,负极板要放于臀部肌肉丰富的部位,防止灼伤。

(6)帮助手术人员穿好手术衣,安排各类手术人员就位,随时调整灯光,注意患者输液是否通畅。输血和用药时,根据医嘱仔细核对,避免差错。补充室内手术缺少的各种物品。

(7)手术开始前,与洗手护士共同清点器械、纱布、缝针及线卷等,准确地登记于专用登记本上并签名。在关闭体腔或手术结束前和洗手护士共同清点上述登记物品,以防遗留体腔或组织内。

(8)手术中要坚守工作岗位,不可擅自离开手术间,随时供给手术中所需一切物品,经常注意病情变化。重大手术充分估计术中可能发生的意外,做好应急准备工作,及时配合抢救。监督手术人员无菌技术操作,如有违犯,立即纠正。随时注意手术台一切情况,以免污染。保持室内清洁、整齐、安静,注意室温调节。

(9)手术完毕后,协助术者包扎伤口,向护送人员清点患者携带物品。整理清洁手术间,一切物品归还原处,进行空气消毒,切断一切电源。

(10)若遇手术中途调换巡回护士,须做到现场详细交代,交清患者病情,医嘱执行情况,输液是否通畅,查对物品,在登记本上互相签名,必要时通知术者。

(三)夜班护士职责

(1)要独立处理夜间一切患者的抢救手术配合工作,必须沉着、果断、敏捷、细心地配合各种手术。

(2)要坚守工作岗位,负责手术室的安全,不得随意外出和会客。大门随时加锁,出入使用电铃。

(3)白班交接班时,如有手术必须现场交接,如患者手术进行情况和各种急症器械、物品、药品等。认真写好交接班本,当面和白班值班护士互相签名。

(4)接班后认真检查门窗、水电、氧气,注意安全。

(5)严格执行急症手术工作人员更衣制度和无菌技术操作规则。

(6)督促夜班工友清洁工作,保持室内清洁整齐,包括手术间、走廊、男女更衣室、值班室和办公室。

(7)凡本班职责范围内的工作一律在本班完成,未完不宜交班,特殊情况例外。

(8)早晨下班前,巡视各手术间、辅助间的清洁、整齐、安全情况。详细写好交接班报告,当面交班后签字方可离去。

(四)器械室护士职责

(1)负责手术科室常规和急症手术器械准备和料理工作,包括每天各科手术通知单上手术的准备供应,准确无误。

(2)保证各种急症抢救手术器械物品的供应。

(3)定期检查各类手术器械的性能是否良好,注意器械的关节是否灵活,有无锈蚀等,随时保养、补充、更新,做好管理工作,保证顺利使用。特殊精密仪器应专人保管,损坏或丢失时,及时督促寻找,并和护士长联系。

(4)严格执行借物制度,特殊精密仪器需取得护士长同意后,两人当面核对并签名后方能外借。

(5)保持室内清洁整齐,包括器械柜内外整齐排列,各科器械柜应贴有明显的标签。定期通风消毒。

(五)敷料室护士职责

(1)制订专人负责管理的制度。严格按高压蒸汽消毒操作规程使用。定期监测灭菌效果。

(2)每天上午检查敷料柜1次,补充缺少的各种敷料。

(3)负责一切布类敷料的打包,按要求保证供应。

(六)技师职责

(1)负责对各种仪器使用前检查,使用时巡查,使用后再次检查其运转情况,以保证各种电器、精密仪器的正常运转。

(2)定期检查各种器械台、接送患者平车的零件和车轮是否运转正常,负责各种仪器的修理或送交技工室修理。

(3)坚守工作岗位,手术过程中主动巡视各手术间,了解电器使用情况。有问题时做到随叫随到随维修,协助器械组检查维修各种医疗器械。

(4)帮助护士学习掌握电的基本知识和各种精密仪器基本性能、使用方法与注意事项等。

(张举红)

第五节 手术室感染控制

一、外科手术部位感染

外科手术必然会带来手术部位皮肤和组织的损伤,当手术切口的微生物污染达到一定程度时,会发生手术部位的感染。手术部位的感染包括切口感染和手术涉及的器官或腔隙的感染,手术部位感染的危险因素包括患者方面和手术方面:患者方面的主要因素是年龄、营养状况、免疫功能、健康状况等;手术方面的主要因素是术前住院时间、备皮方式及时间、手术部位皮肤消毒、手术室环境、手术器械的灭菌、手术过程的无菌操作、手术技术、手术持续的时间、预防性抗菌药物使用情况等。

(一)外科手术切口的分类

根据外科手术切口微生物污染情况,外科手术切口分为Ⅰ类切口、Ⅱ类切口、Ⅲ类切口、Ⅳ类切口。

1.Ⅰ类(清洁)切口

手术未进入感染炎症区,未进入呼吸道、消化道、泌尿生殖道及口咽部位。

2.Ⅱ类(清洁-污染)切口

手术进入呼吸道、消化道、泌尿生殖道及口咽部位,但不伴有明显污染。

3.Ⅲ类(污染)切口

手术进入急性炎症但未化脓区域,开放性创伤手术,胃肠道、尿路、胆道内容物及体液有大量溢出污染,术中有明显污染(如开胸心脏按压)。

4.Ⅳ类(污秽-感染)切口

有失活组织的陈旧创伤手术。已有临床感染或脏器穿孔的手术。

(二)外科手术部位感染相关定义

按卫健委颁布的《医院感染诊断标准(试行)》中将手术部位感染分为三类,即切口浅部感染、切口深部组织感染、器官或腔隙感染。

1.表浅切口感染

仅限于切口涉及的皮肤和皮下组织,感染发生于术后 30 天内,并具有下述两条之一者即可做出临床诊断

(1)表浅切口有红、肿、热、痛,或有脓性分泌物。

(2)临床医师诊断的表浅切口感染。病原学诊断在临床诊断基础上细菌培养阳性。

2.深部手术切口感染

无植入物手术后 30 天内、有植入物(如人工关节等)术后 1 年内发生的与手术有关并涉及切口深部软组织(深筋膜和肌肉)的感染,并具有下述四条之一即可做出临床诊断。

(1)从深部切口引流出或穿刺抽到脓液,感染性手术后引流液除外。

(2)自然裂开或由外科医师打开的切口,有脓性分泌物或有发热≥38 ℃,局部有疼痛或压痛。

(3)再次手术探查、经组织病理学或影像学检查发现涉及深部切口脓肿或其他感染证据。

(4)临床医师诊断的深部切口感染。病原学诊断在临床诊断基础上,分泌物细菌培养阳性。

3.器官(或腔隙)感染

无植入物手术后 30 天、有植入物手术后 1 年内发生的与手术有关(除皮肤、皮下、深筋膜和肌肉以外)的器官或腔隙感染,并具有下述三条之一即可作出临床诊断。

(1)引流或穿刺有脓液。

(2)再次手术探查、经组织病理学或影像学检查发现涉及器官(或腔隙)感染的证据。

(3)由临床医师诊断的器官(或腔隙)感染。病原学诊断在临床诊断基础上,细菌培养阳性。

(三)手术部位感染说明

(1)创口包括外科手术切口和意外伤害所致伤口,为避免混乱,不用"创口感染"一词,与伤口有关感染见皮肤软组织感染诊断标准。

(2)临床和/或有关检查显示典型的手术部位感染,即使细菌培养阴性,亦可以诊断。

(3)手术切口浅部和深部均有感染时,仅需报告深部感染。

(4)经切口引流所致器官(或腔隙)感染,不须再次手术者,应视为深部切口感染。

(5)切口缝合针眼处有轻微炎症和少许分泌物不属于切口感染。

(6)切口脂肪液化,液体清亮,不属于切口感染。

(7)局限性的刺伤切口感染不算外科切口感染,应根据其深度纳入皮肤软组织感染。

(8)外阴切开术切口感染应计在皮肤软组织感染中。

(四)外科手术部位感染因素

有资料研究表明:手术切口感染病原菌分布依次为大肠埃希菌、金黄色葡萄球菌、肺炎克雷伯菌和铜绿假单胞菌。

1.病原体来源

(1)工作人员:手术组人员污染的手是手术部位感染的潜在储菌源。手术组人员的皮肤是重要的储菌源。手术人员的头皮是造成手术部位感染的另一储菌源。上呼吸道是细菌次要的储菌源。

(2)患者:患者的皮肤、口腔、呼吸道、消化道、泌尿生殖道的正常菌群,亦可造成术后感染。

(3)手术室环境:洁净手术间始终保持正压状态,减少手术间人员流动,是手术室环境控制的重要措施。

(4)手术器材和敷料:是与手术切口直接接触的物品,清洁是前提,无菌室关键。

2.主要传播途径

(1)直接传播:手术人员的细菌可经手套破口直接进入手术野。手术人员皮肤上的细菌可通过潮湿的手术衣直接进入手术野。患者切口附近皮肤鳞屑内的细菌可通过潮湿的无菌巾直接进入手术野。空腔脏器切开后,细菌可经过手术人员的手、器械等进入手术野。被污染的器械、敷料等可将细菌直接带入切口。

(2)间接传播:皮屑、飞沫、头皮上的细菌可通过流动空气和污染的媒介进入切口,引起感染。相关危险因素有患者年龄、本身体质的因素,如肥胖、患有慢性疾病、营养不良等以及类固醇或其他免疫抑制剂的应用。

(3)其他:手术前住院时间、手术区皮肤准备的方式、手术时间会影响传播发生的可能性,术后引流、切口类型及身体部位存在感染病灶者易发生传播。

(五)手术部位感染预防措施

1.手术前

(1)尽量缩短患者术前住院时间。择期患者应当尽可能待手术部位以外感染治愈后再行手术。

(2)有效控制糖尿病患者的血糖水平。

(3)正确准备手术部位皮肤,彻底清除手术切口部位和周围皮肤的污染。术前备皮应当在手术当天进行,确需去除手术部位毛发时,应当使用不损伤皮肤的方法,避免使用刀片刮除毛发。

(4)消毒前要彻底清除手术切口和周围皮肤的污染,采用卫生行政部门批准的合适的消毒剂以适当的方式消毒手术部位皮肤,皮肤消毒范围应当符合手术要求,如需延长切口、做新切口或放置引流时,应当扩大消毒范围。

(5)如需预防用抗菌药物时,患者皮肤切开前 30～120 分钟内或麻醉诱导期给予合理种类和合理剂量的抗菌药物。需要做肠道准备的患者,还需术前一天分次、足剂量给予非吸收性口服抗菌药物。

(6)有明显皮肤感染或者患感冒、流感等呼吸道疾病,以及携带或感染多重耐药菌的医务人员,在未治愈前不应当参加手术。

(7)手术人员要严格按照《医务人员手卫生规范》进行外科手消毒。

(8)重视术前患者的抵抗力,纠正水电解质的不平衡、贫血、低蛋白血症等。

2.手术中

(1)保证手术室门关闭,尽量保持手术室正压通气,环境表面清洁,最大限度减少人员数量和流动。

(2)保证使用的手术器械、器具及物品等达到灭菌水平。

(3)手术中医务人员要严格遵循无菌技术原则和手卫生规范。

(4)若手术时间超过3小时,或者手术时间长于所用抗菌药物半衰期的,或者失血量>1 500 mL的,手术中应当对患者追加合理剂量的抗菌药物。

(5)手术人员尽量轻柔地接触组织,保持有效地止血,最大限度地减少组织损伤,彻底去除手术部位的坏死组织,避免形成无效腔。

(6)术中保持患者体温正常,防止低体温。需要局部降温的特殊手术执行具体专业要求。

(7)冲洗手术部位时,应当使用温度为37 ℃的无菌生理盐水等液体。

(8)对于需要引流的手术切口,术中应当首选密闭负压引流,并尽量选择远离手术切口、位置合适的部位进行置管引流,确保引流充分。

3.手术后

(1)医务人员接触患者手术部位或者更换手术切口敷料前后应当进行手卫生。

(2)为患者更换切口敷料时,要严格遵守无菌技术操作原则及换药流程。

(3)术后保持引流通畅,根据病情尽早为患者拔除引流管。

(4)外科医师、护士要定时观察患者手术部位切口情况,出现分泌物时应当进行微生物培养,结合微生物报告及患者手术情况,对外科手术部位感染及时诊断、治疗和监测。

(六)手术部位感染监测

根据中华人民共和国卫生行业标准 WS/T312-2009 手术部位感染监测规定:

1.监测对象

被选定监测手术的所有择期和急诊患者。

2.监测内容

(1)基本资料:监测月份、住院号、科室、床号、姓名、性别、年龄、调查日期、疾病诊断、切口类型(清洁切口、清洁-污染切口、污染切口)。

(2)手术资料:手术日期、手术名称、手术腔镜使用情况、危险因素评分标准(表 9-1),包括手术持续时间、手术切口清洁度分类、美国麻醉协会(ASA)评分(表 9-2)、围术期抗菌药物使用情况、手术医师。

表 9-1 危险因素评分标准

危险因素	评分标准	分值
手术时间(h)	≤75%	0
	>75%	1
切口清洁度	清洁、清洁-污染	0
	污染	1
ASA 评分	Ⅰ、Ⅱ	0
	Ⅲ、Ⅳ、Ⅴ	1

表 9-2　ASA 评分表

分级	分值	标准
Ⅰ级	1	健康。除局部病变外,无全身性疾病,如全身情况良好的腹股沟疝
Ⅱ级	2	有轻度或中度的全身疾病,如轻度糖尿病和贫血,新生儿和 80 岁以上的老年人
Ⅲ级	3	有严重的全身性疾病,日常活动受限,但未丧失工作能力,如重症糖尿病
Ⅳ级	4	有生命危险的严重全身性疾病,已经丧失工作能力
Ⅴ级	5	病情危急,属紧急抢救手术,如动脉瘤破裂等

(3)手术部位感染资料,包括感染日期与诊断、病原体。

3.监测方法

(1)宜采用主动的监测方法。也可专职人员监测与临床医务人员报告相结合,宜住院监测与出院监测相结合。

(2)每例监测对象应填写手术部位感染监测登记表。

4.总结和反馈

结合历史同期资料进行总结分析,提出监测中发现问题,报告医院感染管理委员会,并向临床科室反馈监测结果和建议。

二、手术室常见的物理消毒灭菌方法

19 世纪以前,创伤后发生化脓性感染认为是不可避免的,外科手术感染率达到 70%。经过许多科学家的努力,在实践中不断累积经验,才逐渐发展演变成现代的科学灭菌法。特别是近年来由于微生物学、流行病学、生物化学等科学的迅速发展,为消毒灭菌工作提供了理论基础,促进了消毒灭菌学的发展。手术室常见的消毒灭菌方法有物理消毒法和化学消毒法两种。物理消毒法包括热力(主要是高压蒸汽灭菌)、紫外线、辐射、等离子、超声波和滤过除菌等。

(一)高压蒸汽灭菌

根据排放冷空气的方式和程度不同,分为下排式压力蒸汽灭菌器和预真空压力蒸汽灭菌器两大类:①下排气式压力蒸汽灭菌器是普遍应用的灭菌设备,压力升至 102.9 kPa(1.05 kg/cm²),温度达 121～126 ℃,维持 20～30 分钟,可达到灭菌目的。②预真空压力蒸汽灭菌器已成为目前最先进的灭菌设备。灭菌条件要求蒸汽压力 205.8 kPa(2.1 kg/cm²),温度在 132 ℃以上并维持 4 分钟,即可杀死包括具有顽强抵抗力的细菌芽孢在内的一切微生物。

1.灭菌原理

预真空压力蒸汽灭菌器是利用机械抽真空的方法,使灭菌柜室内形成负压,蒸汽得以迅速穿透到物品内部进行灭菌。适用于耐高温、耐湿的医用器械和物品的灭菌,如手术器械、布类等。

2.操作注意事项

(1)包装材料应允许物品内部空气的排出和蒸汽的透入,包布包装层数不少于 4 层,物品包体积不得超过 30 cm×30 cm×50 cm,器械包重量不超过 7 kg。

(2)物品捆扎不宜过紧,包内化学指示卡应放置在难消毒的部位,物品的外包装应贴化学指示胶带。

(3)布类物品应放在金属类物品上,否则蒸汽遇冷凝聚成水珠,使包布受潮。阻碍蒸汽进入包裹中央,严重影响灭菌效果。

（4）物品的装载量不得超过柜室内容量的90%，同时不得小于柜室内容量的10%，以防止"小装量效应"，以免残留空气影响灭菌效果。尽量将同类物品放在一起灭菌，物品装放时，上下左右相互均应间隔一定的距离以利蒸汽置换空气。

（5）灭菌过程中使用的蒸汽的饱和度必须合格，灭菌操作程序应按压力蒸汽灭菌器生产厂家的操作使用说明书的规定进行。

（6）检查包装的完整性，湿包和有明显水渍的包，不作为无菌包使用，开包使用前应检查包内指示卡是否达到已灭菌的状态，灭菌合格的包应按其灭菌时间、种类分类放置于无菌室内。

（二）过氧化氢和低温等离子消毒

同时将过氧化氢和低温等离子技术相结合使用，可快速安全地对大多数医疗器材进行灭菌，且不留有任何毒性残余物。

1.灭菌作用

在灭菌循环过程中所产生的带电粒子与细菌的酵素、核酸、蛋白质结合，破坏其新陈代谢，达到灭菌的效果。

2.低温等离子灭菌器禁用材质

布、纸、粉、油、木、水等，他们可以吸收灭菌剂从而影响灭菌效果，油类由于分子密度大气体不易穿透，水分可以干扰压力，也不适用。上述材质多使用于高压蒸汽灭菌器进行灭菌。

3.循环灭菌过程

（1）第一阶段（准备期）：真空阶段。

（2）第二阶段（第一灭菌期）：注射阶段、扩散阶段、等离子阶段。

（3）第三阶段（第二灭菌期）：注射阶段、扩散阶段、等离子阶段。

（4）第四阶段（最后通风期）：通风阶段。

4.装载要求

（1）器械盒应平置于灭菌架上，灭菌架只放置一层，物品不能堆积放置。

（2）需灭菌物品不能碰触舱门及舱底部。

（3）放置灭菌袋宜侧放，面朝同侧。

（4）金属和塑料类物品混合置于灭菌舱内，灭菌袋和器械宜混合置于灭菌舱内。

5.有效的灭菌循环和灭菌循环取消

（1）有效的灭菌循环：长鸣叫音，屏幕显示，打印纸显示黑色的各参数值。化学显示纸片和指示胶带由红色变为黄色，灭菌舱门闭合。

（2）灭菌循环取消：持续短促的呼叫音，屏幕显示"Cycle Cancelled"，打印纸显示红色"Cycle Cancelled"。灭菌设备自动执行10分钟取消过程，以去除舱内残余的过氧化氢，取消循环结束后舱门自动开启。

（3）灭菌循环取消的原因及处理有以下几个阶段：①真空阶段，一般如果灭菌舱内水汽太重、超载、纤维类物品或塑胶类制品过多会导致循环问题出现。处理潮湿的问题的话，应取出过多的器械物品、去除异物。②注入阶段，由于舱内有吸收过氧化氢的材质（布、纸类），内容物太多或太挤；喷射孔的蒸发头被白色的过氧化氢稳定剂塞住；电钻、电池等电力物品或含铜器械置入过多会导致循环问题。一般取出过多的器械物品、去除异物或戴手套用清水擦拭蒸发头表面。③扩散阶段，由于塑胶类材质在低压下放气，使压力增高而导致循环取消，则拿出少许塑胶制品，重新启动机器。④等离子阶段，由于金属碰壁（金属架顶住了舱底）而导致循环取消。则需调整金属架。

6.注意事项

(1)请勿任意关机超过 24 小时,这会导致机器真空泵损坏。

(2)专用卡匣内含高浓度的过氧化氢,是一种强氧化剂且具刺激性,如与之接触,应即刻以大量清水冲洗。

(3)使用与该系统相符的器械盒、外包布、灭菌袋等耗品,请勿尝试与该设备不兼容的材质及物品。

(4)对之前一直使用化学方法消毒灭菌的器械,使用前后应注意器械的性能及外观是否良好,如有破损不可继续灭菌。

(三)生物洁净技术

洁净手术室是采用空气洁净技术对微生物污染采取程度不同的控制,以达到控制空间环境中空气洁净度适于各类手术之要求。并提供适宜的温度、湿度,创造一个清新、洁净、舒适、细菌数低的手术空间环境,使患者在手术时组织受到尽可能少的损伤,并大大降低感染率。

1.洁净手术室空气净化原理

采用层流空气净化方式,通过科学设计的多级空气过滤系统,最大限度地清除空气中悬浮微粒和微生物,全过程控制感染。即空气通过多级空气过滤器,呈流线状流入室内,以等速流过房间后流出。室内产生的尘粒或微生物不会向四周扩散,随气流方向被排出房间。

2.控制空气污染有效途径

洁净手术室污染途径通常有如下几种:①空气污染,空气中细菌沉降,这一点已有空气净化系统控制;②自身污染,患者及工作人员自身带菌;③接触污染,人及带菌的器械敷料的接触。

由污染途径可见,人员本身是一个重要污染源,物品是影响空气洁净的媒介之一(洁净手术室中尘粒来源于人的占 80% 以上)。所以进入洁净手术室的人员和物品应采取有效的净化程序,以及严格的科学管理制度来保证。

3.洁净手术室压力梯度分布

开门状态下,室内气流能以一定速度外流,以抵制外部空气入侵。设Ⅰ级手术室保持向外气流速度为 0.1 m/s,门开后面积为 1.4 m×1.9 m=2.66 m²,则需 956 m³/h 的新风。Ⅱ、Ⅲ级手术室保持 0.08 m/s 流速,则需 766 m³/h。因此洁净手术室在手术中应保持正压状态,整个手术室始终通过压力梯度处于受控状态,保障了正压气流的定向流动,避免空气倒灌引起交叉感染。洁净区对非洁净区的静压差为 10 Pa(表 9-3)。

表 9-3 洁净手术室压力梯度分布

程度	目的	乱流清洁室与任何相通的相差一级的邻居(Pa)	乱流清洁室与任何相通的相差一级以上的邻居(Pa)	单向清洁室与任何想通的邻居(Pa)	清洁室外(或与室外相通的房间)(Pa)
一般	防止缝隙渗透	5	5~10	5~10	15
严格	防止开门进入的污染	5	40 或对缓冲室 5	10 或对缓冲室 5	对缓冲室 10
	无菌清洁室	5	对缓冲室 5	对缓冲室 5	对缓冲室 10

4.空调系统自净

自净时间越短越好,但必须要加大换气次数,根据不同级别手术室气流速度和气流流向原理,Ⅰ级特别洁净手术室采用单向流气流方式,是挤排的原理。Ⅱ、Ⅲ级洁净手术室由于出风速度较低,不能有足够的动量以保持单向流,是一种低紊流度的置换气流。Ⅳ级准洁净手术室是混合送风气流,是稀释的原理。洁净手术间自净时间如下:①特别洁净手术室(100级、Ⅰ级)应≥15分钟;②标准洁净手术室(10 000级、Ⅱ级)应≥25分钟;③一般洁净手术室(100 000级、Ⅲ级)应≥30分钟;④准洁净手术室(300 000级、Ⅳ级)应≥40分钟。

因此卫健委规定洁净手术部的净化空调系统应当连续运行,直至清洁、消毒工作完成。Ⅰ级、Ⅱ级用房的运转时间为清洁、消毒工作完成后20分钟,Ⅲ级、Ⅳ级用房的运转时间为清洁、消毒工作完成后30分钟。

5.洁净手术室温湿度控制

尽管净化空调可以有效地过滤掉送风中的细菌,但仍须强调整个洁净手术部内的湿度控制,因为只要有适当的水分,细菌就有了营养源,就可以在系统中随时随地繁殖,最后会造成整个控制失败,因此要对湿度的危害引起高度重视。相对湿度50%时,细菌浮游10分钟后即死亡。相对湿度更高或更低时,即使经过2小时大部分细菌也还活着。在常温下,湿度≥60%可发霉。湿度≥80%则不论温度高低都要发霉。相对湿度为50%最理想。但考虑到国内的技术条件,把Ⅰ、Ⅱ级手术室相对湿度定在40%~60%,而Ⅲ、Ⅳ级的放宽到35%~60%。《手术部医院感染预防与控制技术规范》要求:洁净手术室温度应在20~25 ℃。相对湿度为40%~60%。噪声为40~50 dB。手术室照明的平均照度为500 lx左右。洁净手术室在手术中应保持正压状态,洁净区对非洁净区的静压差为10 Pa。

(四)环氧乙烷灭菌

环氧乙烷是一种光谱灭菌剂,又称氧化烯,属烷基化气体消毒剂,是穿透力强、灭菌可靠、不损伤物品的一种优良高效的气体消毒剂。环氧乙烷气体具有良好的扩散和穿透力,可穿透玻璃纸、聚乙烯薄膜及薄层的油和水,环氧乙烷液体与气体能溶于水和乙醇。

1.灭菌作用

通过微生物蛋白质烷化基作用,干扰酶的正常代谢,从而使微生物死亡。环氧乙烷是一种气体灭菌剂,在室温25 ℃下能有效地杀死一切微生物。适用于某些不能高压蒸汽灭菌或低温等离子灭菌的医疗物品,如人工血管、一次性缝线等。

2.使用方法

(1)开电源,接通机器电源开关。

(2)将待灭菌的物品装入灭菌袋,放入环氧乙烷气体瓶,缓慢打开钢瓶阀门,防止药液喷出,钢瓶的出气口不得朝向人面部。

(3)放入生物监测试验包,灭菌4小时。

(4)解析可以在环氧乙烷灭菌柜内继续进行,行解析时间12小时。

(5)灭菌完毕,取出物品送入无菌区存放。

(6)取出生物指示剂作培养,待结果阴性方可使用。

3.注意事项

(1)环氧乙烷是一种易燃易爆并具有毒性的危险物品,为保证使用时安全进行,工作人员应熟悉环氧乙烷的性能和使用方法。

(2)大规模环氧乙烷灭菌器必须安放在通风良好和防爆建筑中,不可接近火源,安装专门的排气管道,与大楼其他管道完全隔离。

（3）投药及开瓶不能用力过猛,防止药液喷出,如不小心皮肤、黏膜或眼睛沾上环氧乙烷液体,应立即用水冲洗,防止烧伤。

（4）每年对工作环境进行空气浓度监测。

（5）应对工作人员进行专业和紧急事故处理的培训,工作人员如有头晕、恶心、呕吐等中毒症状,应立即离开现场至通风良好处休息,重者须及时进行治疗。

（6）对灭菌设备定期进行维修和调试,并有详细的记录。

（7）每袋应做生物监测,包内放置化学指示卡,可分别作为灭菌过程和灭菌效果的参考。物品的外包装贴化学指示胶带,灭菌物必须等生物监测结果为阴性时方可使用。

三、化学消毒

（一）相关术语

1.消毒

杀灭或清除传播媒介上病原微生物,使其达到无害化的处理。

2.灭菌

杀灭或去除外环境中媒介物携带的一切微生物的过程。包括致病微生物和非致病微生物,也包括细菌芽孢和真菌孢子。

3.消毒作用水平

（1）高水平消毒:可以杀灭各种微生物,对细菌芽孢杀灭达到消毒效果的方法。这类消毒方法应能杀灭一切细菌繁殖体(包括结核分枝杆菌)、病毒、真菌及其孢子和绝大多数细菌芽孢。可用热力、电离辐射、微波、紫外线等;以及用含氯、二氧化氯、过氧醋酸、过氧化氢、含溴消毒剂、臭氧、二溴海因等;以及甲基乙内酰脲类化合物和一些复配的消毒剂等消毒因子进行消毒的方法。

（2）中水平消毒:可以杀灭和去除细菌芽孢以外的各种病原微生物的消毒方法,包括超声波、碘类消毒剂(碘伏、碘酊等)、醇类和氯己定的复方制剂,醇类和季铵盐(包括双链季铵盐)类化合物的复方、酚类等消毒剂进行消毒的方法。

（3）低水平消毒:只能杀灭细菌繁殖体(分枝杆菌除外)和亲脂性病毒的化学消毒剂和通风换气、冲洗等机械除菌法。如单链季铵盐类消毒剂(苯扎溴铵等)、双胍类消毒剂如氯己定、植物类消毒剂和汞、银、铜等金属离子消毒剂等进行消毒的方法。

4.医用物品危险性

（1）高度危险性物品:这类物品是穿过皮肤或黏膜而进入无菌的组织或器官内部的器材,或与破损的组织、皮肤、黏膜密切接触的器材和用品,如手术器械和用品、穿刺针、输血器材、输液器材、注射的药物和液体、透析器、血液和血液制品、导尿管、膀胱镜、腹腔镜、脏器移植物和活体组织检查钳等。凡属于高度危险性物品必须选用灭菌法灭菌,灭菌指数达到 10^6。

（2）中度危险物品:这类物品仅和破损皮肤、黏膜相接触,不进入无菌的组织内,如呼吸机管道、胃肠道内镜、气管镜、麻醉机管道、子宫帽、避孕环、压舌板、喉镜、体温表等。凡属于中度危险性物品可选用高水平消毒方法或中水平消毒方法,要求消毒指数在 10^3 以上,即试验中微生物杀灭率≥99.90%,自然污染微生物杀灭率≥90%。

（3）低度危险物品:虽有微生物污染,但在一般情况下无害,只有当受到一定量的病原微生物污染时才造成危害的物品。这类物品和器材仅直接或间接地和健康无损的皮肤相接触,包括生活卫生用品和患者、医护人员生活和工作环境中的物品,如毛巾、面盆、痰盂(杯)、地面、便器、餐具、茶具、墙面、桌面、床面、被褥、一般诊断用品(听诊器、听筒、血压计袖带等)等。

(二)手术室常见的化学消毒方法

1.浸泡法

选用杀菌谱广、腐蚀性弱、水溶性消毒剂,将物品浸没于消毒剂内,在标准的浓度和时间内,达到消毒灭菌目的。

2.擦拭法

选用易溶于水、穿透性强的消毒剂,擦拭物品表面,在标准的浓度和时间里达到消毒灭菌目的。

3.熏蒸法

加热或加入氧化剂,使消毒剂呈气体状态,在标准的浓度和时间里达到消毒灭菌目的。

(三)手术室常见的化学消毒剂

1.碘伏

碘伏又名聚维酮碘,有效浓度为 1% 和 0.5%,作用时间 3～5 分钟,为棕色无定形粉末,微臭,水溶液呈酸性。溶于水、乙醇。本品水溶液无碘酊缺点,着色浅,易洗脱,对黏膜刺激性小,不需用乙醇脱碘,无腐蚀作用,且毒性低。

(1)药理作用:为碘伏消毒剂,是聚乙烯吡咯烷酮与碘的配合物。在水中析出碘,当接触到皮肤或黏膜时,能逐渐分解缓缓释放出碘而起到消毒及杀灭微生物的作用。有高效和广谱杀菌作用,对细菌、真菌和病毒都有很强的杀灭能力和消毒效果。

(2)应用范围:临床上用于手术部位的皮肤消毒和黏膜、创口及体腔等局部消毒。也可治疗烫伤、滴虫性阴道炎、真菌性阴道炎、化脓性皮肤炎及皮肤真菌感染。

(3)注意事项:碘伏应避光密封保存;对碘过敏者禁用。

2.碘酊

碘酊又名碘酒,有效浓度为 10%、2.5%、1.5%,作用时间 3～5 分钟,是碘和碘化钾的乙醇溶液。

(1)药理作用:本品能氧化病原体胞浆蛋白的活性基因,并能与蛋白质结合,使其变性沉淀,对细菌、芽孢、病毒和阿米巴原虫都有强大的杀灭作用。

(2)应用范围:主要用于皮肤感染及消毒。

(3)注意事项:应贮存在密闭、遮光的容器中。对碘过敏者禁用。高浓度的碘酊能引起皮肤灼伤;禁用于会阴、肛门、眼、口腔等部位消毒;禁用于供皮区及新生儿皮肤消毒;不可与红汞同用。

3.乙醇

又名酒精,有效浓度为 95% 和 75%,作用时间为 5 分钟、10 分钟,为无色澄明液体,有酒香气,味灼烈,易挥发、易燃烧。

(1)药理作用:为最常用的皮肤消毒剂,作用迅速,能杀灭细菌增殖体,但不能杀灭芽孢。能使菌体蛋白质脱水、凝固而致细菌死亡。

(2)应用范围:主要用于皮肤及器械的消毒。50%乙醇用于高热患者擦浴降温。

(3)注意事项:对乙醇过敏者禁用。因有刺激性,一般不用于黏膜和创面消毒。

4.过氧化氢

又名双氧水溶液。有效浓度为 3% 和 1%～1.5%,作用时间 30 分钟,其水溶液为无色液体,无臭或有类似臭氧的臭气,味微酸,呈弱酸性反应。性质不稳定,遇多数氧化物或还原物,即迅速分解。

(1)药理作用:本品为强氧化剂,具有消毒、防腐、除臭作用。过氧化氢通过产生具有破坏作用的羟基自由基发挥作用。对厌氧菌(如破伤风、气性坏疽杆菌)均有较强杀灭作用。

(2)应用范围:本品3%溶液用于清洗创面、溃疡、化脓性中耳炎等,可使创伤中的脓块、血块及坏死组织剥脱而出。1%溶液用于咽喉炎、扁桃体炎、口腔炎的含漱;3%溶液可用于空气消毒。

(3)注意事项:应避光保存,不宜与碱、碘化物、高锰酸钾和过氧醋酸混合使用。

5.戊二醛

有效浓度为2%,作用时间为消毒20~45分钟、灭菌10小时。戊二醛纯品为无色或淡黄色油状液体,有水果样香味,挥发度低,易溶于水、乙醇及其他有机溶剂,溶液微酸性。

(1)药理作用:戊二醛依靠醛基作用于微生物氢硫基、羟基和氨基使其烷基化,改变了微生物蛋白合成而致死亡。

(2)应用范围:用于金属器械、内镜、橡胶和塑料制品的浸泡消毒。

(3)注意事项:用戊二醛消毒过的物品使用前应用无菌生理盐水反复冲洗。

6.过氧乙酸

(1)药理作用:过氧乙酸兼具酸和氧化剂特性,是一种高效灭菌剂,其气体和溶液均具较强的杀菌作用,作用快,能杀死细菌、真菌、病毒和芽孢,在低温下仍有杀菌和抗芽孢能力。

(2)应用范围:0.1%的过氧乙酸1~10分钟可杀灭细菌繁殖体。0.5%的过氧乙酸5分钟可杀灭结核分枝杆菌和真菌,30分钟可杀灭枯草杆菌芽孢。溶液可用于浸泡消毒餐(饮)具、便器、体温计及医务人员手等。过氧乙酸气雾浓度达到 $1 g/m^3$ 时,可杀灭物体表面的芽孢,可用于墙壁、地板、家具消毒。

(3)注意事项:①过氧乙酸性质不稳定,其稀溶液极易分解。因此,应于用前配制。配制的稀溶液应盛于塑料容器中,避免接触金属离子。②对多种金属和织物有强烈的腐蚀和漂白作用,使用时应注意。③接触高浓度过氧乙酸时,工作人员应采取防护措施。物品用过氧乙酸消毒后,应放置1~2小时,待残留在物体表面上的过氧乙酸挥发、分解后使用。

7.环氧乙烷

(1)药理作用:环氧乙烷杀灭微生物是由于它能与微生物的蛋白质,DNA和RNA发生非特异性烷基化作用。

(2)应用范围:几乎各种微生物对环氧乙烷敏感,而且细菌繁殖体和芽孢之间对环氧乙烷的敏感性差异很小,这是环氧乙烷作为灭菌剂的一个特点。

(3)注意事项:①环氧乙烷消毒过程中应注意防火防爆;②要防止灭菌消毒袋、柜泄漏,以保证消毒过程中环氧乙烷的浓度并避免污染环境,要控制温湿度;③不适用于饮水和食品消毒。

8.含氯制剂(优氯净)

(1)药理作用:使菌体蛋白质变性,改变膜通透性,干扰酶系统生理生化及影响DNA合成等过程,使病原菌迅速死亡。

(2)应用范围:二氯异氰尿酸钠杀菌谱广,对细菌繁殖体、病毒、真菌孢子及细菌芽孢都有较强杀灭作用。

(3)注意事项:使用时应注意其腐蚀和漂白作用,操作时应做好个人防护。应保存在密闭容器内,放在阴凉、干燥、通风处。

四、医院手术室感染监测

医院感染监测主要是通过细菌培养的方法,来观察医院内各种环境、医务人员手、灭菌物品、消毒灭菌溶液等的细菌总数、细菌种类及其动态变化,以便采取针对性措施,控制和降低医院感染的发病率。

(一)相关定义

1.CFU

在琼脂板上经过一定温度和时间培养后形成的每一个菌落,所得菌簇形成单位的英文缩写。

2.消毒卫生标准

不同对象经消毒与灭菌处理后,允许残留微生物的最高数量。

(二)细菌菌落总数允许检出值

不得检出乙型溶血性链球菌、金黄色葡萄球菌及其他致病性微生物。物体表面和医护人员手不得检出沙门菌,在可疑污染情况下进行效益指标的检测。

1.各类环境空气、物体表面、医护人员手细菌菌落总数卫生标准

总数卫生标准见表 9-4。

表 9-4　各类环境空气、物体表面、医护人员手细菌菌落总数卫生标准

环境类别	范围	标准		
		空气（cfu/m³）	物体表面（cfu/cm²）	医护人员手（cfu/cm²）
Ⅰ类	层流洁净手术室、层流洁净病房	≤5	≤5	≤5
Ⅱ类	普通手术室、产房、婴儿室、早产儿室、普通保护性隔离室、供应室无菌区、烧伤病房、重症监护病房	≤200	≤5	≤5
Ⅲ类	儿科病房、妇产科检查室、注射室、换药室、治疗室、供应室清洁区、急诊室、化验室、各类普通病房和房间	≤500	≤10	≤10
Ⅳ类	传染病科和病房		≤15	≤15

2.医疗用品卫生标准

(1)进入人体无菌组织、器官或接触破损皮肤、黏膜的医疗用品必须无菌。

(2)接触黏膜的医疗用品细菌菌落总数应≤20 cfu/g 或 100 cm²;不得检出致病性微生物。

(3)接触皮肤的医疗用品细菌菌落总数应≤200 cfu/g 或 100 cm²;不得检出致病性微生物。

3.使用中消毒剂与无菌器械保存液卫生标准

(1)使用中消毒剂细菌菌落总数应≤100 cfu/mL;不得检出致病性微生物。

(2)无菌器械保存液必须无菌。

(三)医院内空气微生物的特点

世界卫生组织研究表明空气中的含菌量与切口感染的发生率成正比关系。

(1)医院空气中的微生物大部分与大气中的自然微生物相似,随着不断接收患者,空气中致病菌会逐渐增加。

(2)医院内空气中的带菌粒子平均为 13 μm,其中大约 1/3 大于 18 μm。

(3)空气微生物大多附着在尘埃粒子上,来自人体的微生物附着在 12～15 μm 的尘埃粒子

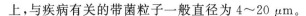

上,与疾病有关的带菌粒子一般直径为 4～20 μm。

(四)医院感染的常规微生物学监测及方法

采样及检查原则:采样后必须尽快对样品进行相应指标的检测,送检时间不得超过 4 小时,若样品保存于 0～4 ℃条件时,送检时间不得超过 24 小时。

1.空气微生物学监测

(1)采样时间:Ⅰ类环境在洁净系统自净后与从事医疗活动前采样。Ⅱ、Ⅲ、Ⅳ类环境在消毒或规定的通风换气后从事医疗活动前采样。

(2)采样高度:测点布置在距地面 0.8 m,测试截面应平行于气流方向,测点应选在无涡流无回风口的位置。检测仪器应为读值分辨率可达到 1 Pa 的微压计。

(3)采样方法:①Ⅰ类环境可选择平板暴露法和空气采样器法进行检测。空气采样器法可选择六级撞击式空气采样器或其他经验证的空气采样器。检测时将采样器置于室内中央 0.8～1.5 m高度,按采样器使用说明书操作,每次采样时间不应超过 30 分钟。房间大于 10 m² 者,每增加 10 m² 增设一个采样点。②Ⅱ、Ⅲ、Ⅳ类环境采用平板暴露法。室内面积≤30 m²,设内、中、外对角线 3 点,内、外点应距墙壁 1 m 处。室内面积＞30 m²,设 4 角及中央 5 点,4 角的布点部位应距墙壁 1 m 处。将普通营养琼脂平皿(Φ90 mm)放置各采样点,采样高度为距地面 0.8～1.5 m。采样时将平皿盖打开,扣放于平皿旁,暴露规定时间(Ⅱ类环境暴露 15 分钟、Ⅲ、Ⅳ类环境暴露 5 分钟)后盖上平皿盖及时送检。③将送检平皿置 36 ℃(±1 ℃)恒温箱培养 48 小时,计数菌落数,必要时分离致病性微生物。

(4)当送风口集中布置时,应对手术区和周边区分别检测,测点数不少于 3 点。当附近有显著障碍物时,可适当避开。应避开送风口正方:当送风口分散布置时,应按全室统一布点检测,测点可均布,但不应布置在送风口正下方。

2.物体表面采样方法

(1)采样时间:选择消毒处理 4 小时内进行采样。

(2)采样面积:被采表面＜100 cm²,取全部表面。被采表面≥100 cm²,取 100 cm²。

(3)采样方法:用 5 cm×5 cm 标准灭菌规格板,放在被检物体表面,用浸有无菌 0.03 mol/L磷酸盐缓冲液或生理盐水采样液的棉拭子 1 支,在规格板内横竖往返各涂抹 5 次,并随之转动棉拭子,连续采样1～4 个规格板面积,剪去手接触部分,将棉拭子放入装有 10 mL 采样液的试管中送检。门把手等小型物体则采用棉拭子直接涂抹物体采样。

(4)物体表面采样注意事项:①采集标本应有代表性,为了提高监测的准确性,可分污染区、半清洁区和清洁区三类采样。因为各种物体受污染的机会是不同的,那么各种物体表面检测出微生物的可能性也是不同的。②要有足够的样本数量,因为物体表面污染是不均匀的,因此一件物体需采集数份标本才能真实地反映污染情况。

3.医护人员手采样方法

(1)采样时间:采取手卫生后,在接触患者或从事医疗活动前采样。

(2)采样面积及方法:将浸有无菌 0.03 mol/L 磷酸盐缓冲液或生理盐水采样液的棉拭子一支在双手指曲面从指根到指端来回涂擦各两次(一只手涂擦面积约 30 cm²),并随之转动采样棉拭子,剪去手接触部分,将棉拭子放入装有 10 mL 采样液的试管内送检。采样面积按平方厘米(cm²)计算。若采样时手上有消毒剂残留,采样液应含相应中和剂。

4.医疗用品采样方法

(1)采样时间：在消毒或灭菌处理后，存放有效期内抽样采样。

(2)采样量及采样方法：①可用破坏性方法取样的医疗用品，如输液（血）器、注射器、棉和纸等可剪小块直接投入装有 10 mL 采样液的试管内送检。②对不能用破坏性方法取样的特殊医疗用品，可用浸有无菌生理盐水采样液的棉拭子在被检物体表面涂抹采样，被采表面＜100 cm²，取全部表面。被采表面≥100 cm²，取 100 cm²。③对注射针头、缝针、牙签等小件物品可直接投入装有 10 mL 采样液的试管内送检。

5.使用中消毒剂与无菌器械保存液采样方法

(1)采样时间：采取更换前使用中的消毒剂与无菌器械保存液。

(2)采样量及方法：用无菌吸管按无菌操作方法吸取 1.0 mL 被检消毒液，加入 9 mL 中和剂混匀。

6.高压灭菌器灭菌效果的监测

(1)化学测试法：利用某些化学物质在高温、高压的作用下发生颜色的改变而判断其灭菌效果。常用的有指示胶带和指示卡，胶带贴于需灭菌物品外包装表面，指示卡随灭菌物品一起放置，灭菌后观察指示剂的颜色变化。使用方便，但准确性较差。

(2)微生物学测试法：是最可靠的检查方法，一般定期每月测试 1 次。常采用国际通用的嗜热脂肪杆菌芽孢指示菌株监测。它抗湿热能力是所有微生物（包括芽孢）最强，高压蒸汽 121 ℃死亡时间是 12 分钟，132 ℃为 2 分钟。干热 160 ℃为 30 分钟，180 ℃为 5 分钟。在 56 ℃以下生长良好，对人不致病。

(3)新灭菌器：包括拟采用的新包装容器、摆放方式、排气方式及特殊灭菌工艺。使用前必须先进行生物监测，合格后才能使用。

7.等离子灭菌器灭菌效果的监测

(1)化学测试法：利用某些化学物质在等离子、强氧化的作用下发生颜色的改变而判断其灭菌效果。常用的有指示胶带和指示卡，胶带贴于需灭菌物品外包装表面或使用带测试剂的专用包装袋，指示卡随灭菌物品一起放置，灭菌后观察指示剂的颜色变化。必须使用专用包装袋或专用无纺布。

(2)微生物学测试法：每天测试一次。常采用嗜热脂肪杆菌芽孢指示菌株快速检测，3 小时出结果。

8.紫外线使用的监测

紫外线消毒的效果监测有物理监测法、化学监测法和生物学监测法。常用化学监测法：使用根据紫外线光敏涂料可随紫外线照射强度相应变色的原理结合实际要求剂量制成的指示卡，即可判断紫外线照射剂量是否达到消毒要求。

(1)监测方法：将指示卡正面放于离灯管 1 m 的中心处，照射 1 分钟。

(2)消毒效果判断：光敏涂料由白色变为紫红色，与周围相应标准色相比，可知灯管照射强度。新灯管≥100 μW/cm²为合格。旧灯管＜70 μW/cm²，＞40 μW/cm²，暂时可使用，但应延长照射时间。不足40 μW/cm²，不得继续使用。

(3)紫外线消毒效果影响因素：①细菌芽孢对紫外线的抗力较细菌繁殖体大，病毒的抗力比芽孢低，但常比非芽孢的抗性大。②微生物污染越严重，消毒所需的紫外线照射的剂量就越大。③有机物质的存在可明显影响紫外线消毒功效。④湿度超过 70%，紫外线对微生物杀灭率就会

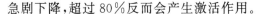

急剧下降,超过80%反而会产生激活作用。

(4)紫外线消毒方法:灯管离地面2.0～2.5 m,灯的功率平均每立方米不少于1 W/m³,每10 m²面积安装30 W灯管1支。

(5)使用紫外线注意事项:①紫外线消毒辐射的253.7 mm紫外线强度不得低于70 μW/cm²。②紫外线消毒的适宜温度为20～40 ℃,相对湿度为50%左右,过高、过低或空气中有水雾和灰尘,均可影响其消毒效果。③紫外线穿透力很弱,灯管外壁附有油渍、污垢、灰尘等均妨碍紫外线的功能。灯管表面每2周用无水乙醇棉球擦拭1次。④紫外线对人的眼睛和皮肤有刺激作用,照射中产生的臭氧对人亦有危害。

9.内镜消毒灭菌效果的监测

(1)检测合格标准:①消毒后的标准细菌总数每件<20 cfu,不能检出致病菌。②灭菌后的标准为无菌。

(2)采样方法:监测采样部位为内镜的内腔面。用无菌注射器抽取10 mL含相应中和剂的缓冲剂,从待检内镜活检口注入,用15 mL无菌试管从活检出口收集,及时送检,2小时内检测。

(张举红)

第六节　手术室职业安全与防护

一、职业暴露的概念与防护

职业暴露是指医务人员从事诊疗、护理等工作过程中意外被感染性病原体携带者或患者的血液、体液等污染了皮肤或黏膜,或者被含有感染性病原体的血液、体液污染的针头及其他锐器刺破皮肤有被感染的可能。护理工作目标是促进健康、预防疾病、减轻痛苦和提高生命质量。护士在护理患者的过程中,将健康带给他们的同时,自身却可能暴露于各种各样的危险因素之中。

(一)手术室职业暴露的危险因素

1.生物性或感染性危险因素

手术室是手术患者高度聚集及病原微生物相对集中的地方,医务人员在手术操作过程中直接频繁接触患者的体液、血液、分泌物,发生感染性疾病的风险最高。血液性病原体对护理人员最具危险性,其主要的传播途径为皮肤暴露或黏膜暴露,包括针刺、锐器伤、安瓿割伤等。针刺伤是护理人员最常见的职业事故,据资料统计,在中国,98%的护理人员发生过针刺伤。

2.化学药物损伤

手术室工作人员每天接触的各种清洁剂、消毒剂、麻醉废气、药品等有着潜在的毒副作用,护士在配制各种术中化疗药物同时,药物颗粒释放到空气中,含有毒性微粒的气溶胶通过呼吸道吸入,药物接触皮肤直接吸收入体内,引起白细胞下降、头晕、咽痛、月经不调、脱发等,对妊娠期可引起自然流产,致畸、致癌等;配制使用各种消毒剂如戊二醛、甲醛等对人体皮的皮肤、眼睛、呼吸系统都有一定程度的损伤。

3.物理性损伤

对手术室工作人员构成职业危害的物理性因素包括放射性、辐射、电磁波、负重等,手术护士长时间站立,体位相对固定,加上精神高度紧张,可引起腰部肌肉劳损,局部血液循环不良而发生腰酸背疼,下肢静脉曲张发病率高于普通人群,目前因高科技技术的应用而产生的电离辐射给医务人员的损伤已受到关注。

4.社会-心理因素

手术室护理人员女性居多,因女性特有的生理、心理以及工作压力,又经常面对死亡、患者伤痛而引起的痛苦呻吟所引起的负性情绪。护理人员严重缺编,工作紧张,对护理人员产生精神压力及心理危害,长期轮值夜班,生物钟打乱,进食休息没有规律,精神紧张,职业压力大,生活不规律可引起胃肠疾病;有的护士利用业余时间自修学历课程,休息时间减少,体力恢复欠佳易出现内分泌功能紊乱及免疫功能低下等一系列临床表现。

(二)职业暴露防护

1.标准预防的概念

对所有患者的血液、体液、分泌物、排泄物均视为具有传染性,必须进行隔离,不论是否有明显的血迹污染或是否接触不完整的皮肤与黏膜,接触上述物质者,必须采取防护措施,也就是标准预防。其基本特点如下。

(1)既要防止血源性疾病的传播,也要防止非血源性疾病的传播。

(2)强调双向防护,即防止疾病从患者传至医务人员,又防止疾病从医务人员传至患者。

(3)根据疾病的主要传播途径,采取相应的隔离措施,包括接触隔离、空气隔离和微粒隔离。

2.职业暴露防护措施

(1)尽快建立职业防护法:把手术人员的职业防护问题上升到法律的高度,在目前我国不具备将医护人员的职业防护问题立法的环境和条件下,卫生行政主管部门和疾病预防控制部门应尽快制订出医疗机构加强此项工作的强制性措施。

(2)强化手术人员职业安全教育,推广普遍性防护原则:坚持标准预防,认真执行消毒隔离制度,严格遵守操作规程,将职业防护纳入护理常规,建立定期体检,计划免疫制度,锐器伤的报告制度。

(3)加强锐器损伤防护管理:有研究表明,护士是发生针刺伤及感染经血液、体液传播疾病的高危职业群体。所以护士要特别注意预防针刺伤,安全处理针头。禁止双手回套针帽,针头用后及时放入防刺穿的容器内,在处理针头时不要太匆忙,在手持针头或锐器时不要将锐利面对着他人;在为不合作患者注射时,应取得其他人的协助;艾滋病患者用过的针头注射器不要分离,整副置于利器盒内;勿徒手处理破碎的玻璃,掰安瓿时用75%乙醇小纱垫,以免手划伤。

(4)规范洗手:接触每例患者前后均要洗手,掌握正确的洗手方法,即七步洗手法。

(5)消毒剂使用防护:在接触消毒剂时戴上防护手套,注意勿泼翻,勿溅入眼内或吸入其产生的气体。使用戊二醛消毒液时应将戊二醛存放于有盖的容器内,室内通风良好,减少有害气体的接触。

(6)气溶胶污染的防护:护理人员正确掌握药物的效能、毒性、进入人体的途径、配制方法及注意事项,配制化疗药物时戴口罩、帽子、乳胶手套、护目镜,将药液加入输液瓶中一定要回抽尽空气,配制后洗手。化疗用过的所有物品放入专用污物袋内扎口焚烧处理,建立护理人员健康档案,定期体检与检测。

(7)合理正确使用保护用具:清洁或无菌手套、塑胶围裙、防水隔离衣、防护镜、口罩、铅屏风、铅衣等都是防止职业暴露的必需品。

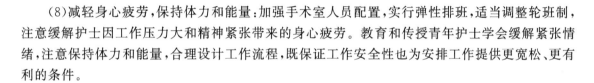

（8）减轻身心疲劳,保持体力和能量;加强手术室人员配置,实行弹性排班,适当调整轮班制,注意缓解护士因工作压力大和精神紧张带来的身心疲劳。教育和传授青年护士学会缓解紧张情绪,注意保持体力和能量,合理设计工作流程,既保证工作安全性也为安排工作提供更宽松、更有利的条件。

二、锐器伤的预防与处理

创建一个安全的手术室环境极为重要,因为外科医师、手术室护士、麻醉医师和手术室其他工作人员在手术过程中相互协作,多个人员在有限的空间里工作容易发生意外损伤。外科医师和手术室工作人员经常会发生被锐利器械刺伤,因此重视锐利器械的操作、分析刺伤原因,减少锐器损伤发生率是手术室中职业防护的一项重要内容。

（一）医务人员职业暴露的现状

1.锐器损伤发生频率

针刺伤和锐器损伤是全球医师和护士的一个重要的职业危险因素。一项研究显示中国护士有95％在工作期间曾发生过锐器损伤。主刀医师和第一助手发生锐器刺伤的危险最高,器械护士和其他刷手技术人员次之。尽管不同人员发生和暴露于此种危险的概率不同,但该危险永远存在于手术室。

2.锐器损伤发生的原因

锐利器械如剪刀、刀片、缝针、钩等在手术室使用最频繁,在术中传递、术后清洗,循环往复在各个环节中,容易误伤他人或自己。其中有1/3的器械在造成手术人员损伤后仍然和患者接触。这意味着不仅存在疾病由患者传递给医务人员的危险,同样也存在疾病由医务人员传递给患者的危险。医务人员发生锐器损伤的常见操作和情形有几种:①调整针头;②开启安瓿;③打开针帽;④寻找物品;⑤清洁器具;⑥针刺破针帽;⑦手术中意外受伤;⑧由患者致伤;⑨由同事致伤。

手术室工作的快节奏、频繁使用锐器、操作间狭小等因素都可能造成工作人员在各项操作中发生针刺伤或锐器伤。

3.发生锐器损伤不报告的原因

锐器损伤在工作场所频繁发生,但是在汇报的过程中常常出现漏报或不报的情况。有研究表明,在一些国家常出现漏报情况。以既往英国的一项研究为例,有28％的医师发生了锐器损伤后未上报。另有研究表明,不报率分别高达85.2％和72％。漏报和不报是传染病控制中的一个重要问题。

工作人员发生锐器损伤的原因分析中,缺乏相关知识可能是目前国内医务人员报告率低的一个因素。不报告的常见原因:①我不知道应该上报;②我不知道如何上报;③我的运气不至于这么差而患病;④我很忙,没空报告;⑤患者没有患传染病,没必要上报;⑥我已经接种了 HBV疫苗;⑦该器械没有使用过。

（二）锐器损伤预防措施

1.手套的应用

（1）单层手套使用:树立标准防护的理念是防止锐器损伤的关键,将每例患者的血液、体液、排泄物等均按传染性的物品对待,预防污染其他物品及感染医务人员。采取的防护措施有:在进行可能接触到患者血液、体液的操作时应戴手套。有研究表明:如果一个被血液污染的针头刺破一层乳胶手套或聚乙烯手套,医务人员接触的血量比未戴手套时可能减少50％以上。临床工作中外科医师和器械护士普遍意识到单层手套所提供的屏障仍十分薄弱,有报道指出:胸外科医师和器械护士使用手套的穿破率分别达到 61% 和 40%,并且其中 83% 的破损并未被外科医师发现。

(2)双层手套使用:有研究推荐使用双层手套,使用双层手套能够针对手套破损造成的危险提供较好的保护作用。当外层手套被刺破时,内层手套的隔离保护作用仍然存在,双层手套使工作人员沾染患者的血液危险降低 87%。虽然也有双层手套被刺破的现象,但双层手套同时被刺破则很少。此外,缝合用的实心针在穿过双层手套后其附带的血液量将减少 95%。由于术中手套破损不易被察觉,双层手套能够预防医务人员的手与患者血液的直接接触。双层手套临床应用的弊端是手的舒适性、敏感性和灵活性下降。

2.针头的使用

(1)注射器针头:工作人员在使用注射器操作后习惯回套上针帽,是造成刺伤的重要原因,尤其在忙碌的工作时,仓促地回套针帽,容易发生针刺伤。为避免针刺伤的发生,应要求工作人员养成良好的操作行为,立即并小心地处理使用过的注射器针头。美国疾病控制中心早于 1987 年在全面性防护措施中就提出:禁止用双手回套针帽,主张单手套针操作法。目前国内已有大部分医院执行禁止回套针头的保护措施,规范操作行为是降低针刺伤的重要环节之一。

(2)手术缝针:美国外科医师学会推荐:不要对缝针进行校正,在可能的情况下尽量使用无针系统,条件许可尽量使用高频电刀或钉合器。使用合适的器械拿取缝针。在缝针使用中不可使用手拿式直缝针线,不可用手直接拿取缝针,应使用针持或镊子。

(3)手术钝头缝针:手术中采用弧形缝针进行筋膜缝合时发生的刺伤占缝针刺伤的 59%。为了减少工作人员针刺伤的危险,人们提议应用钝头针。钝头针能够显著减少手套穿孔率。并且钝头针能够避免外科医师和手术室护士手部的针刺伤。

3.设立传递锐器的中间区域

所谓"中间区域"指被预先指定的放置锐器的区域,并且外科医师、器械护士均能十分方便地从中拿取锐器,这样可以减少用手直接传递锐器。使用中间区域传递锐器,也称为无接触传递技术。围术期护理学会 AORN 提出,手术室成员应当在条件允许时尽量使用无接触传递技术代替用手进行针或其他锐器的传递。

4.尖锐物品的处理

(1)尖锐物品处理原则:①将所有使用过的一次性手术刀、缝针、注射器针头等直接丢弃在利器盒里;②避免双手回套针头,如需重盖,应使用专用的针头移除设备或使用单手操作技巧完成;③不要徒手弯曲或掰断针头。

(2)利器盒的要求:①材质坚硬,不能被利器穿刺;②开口大小合适,能轻易容纳利器,避免开口过大,防止溅洒;③利器盒安置在适当并容易看见的高度;④利器盒装满 3/4 后便及时更换并移去。

(三)针刺伤后的处理

1.紧急处理步骤

(1)戴手套者应迅速、敏捷地按常规脱去手套。

(2)立即用健侧手从近心端向远心端挤压,排出血液,相对减少污染的程度;同时用流动水冲洗伤口。

(3)用 1% 活力碘或 2.5% 碘酊与 75% 乙醇对污染伤口进行消毒。

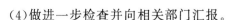

（4）做进一步检查并向相关部门汇报。

锐器损伤仍然是外科医师和手术室护士及其他工作人员健康的一个危险因素。医务人员必须了解这一危险因素并做好相关的防护工作。目前有许多有关该问题的信息资源,如国际锐器刺伤预防协会、国际医务人员安全中心等均可以提供相关防护知识。

2.建立锐器损伤报告管理制度

护士一旦被刺伤,报告医院有关部门,医院应立即评估发生情况,使受伤者得到恰当的治疗及跟踪观察。美国职业安全卫生署早在1991年就已经规定,医院必须上报医务人员血液暴露及针刺伤发生的情况。而且采用了弗吉尼亚大学教授Janise Jagger等建立的"血液暴露防治通报网络系统",制订了刺伤发生后的处理流程,以达到对职业暴露、职业安全的控制与管理。目前在我国卫生管理部门尚未制定相关制度,但各医院已在逐步建立刺伤发生后的上报制度。

三、血源性疾病职业暴露预防和处理

医务人员因职业关系,接触致病因子的频率高于普通人群。长期以来,医院感染控制主要是针对患者,而对医务人员因职业暴露而感染血源性传染疾病的情况关注甚少。我国目前人口中乙型病毒性肝炎总感染率高达60％左右,HBV携带者已有1.3亿,艾滋病的流行在我国也已经进入快速增长期,艾滋病患者已出现猛增趋势。国内学者调查发现,临床医务人员HBV、HCV、HGV等肝炎总感染率为33.3％明显高于普通人群(12.3％)。医务人员正面临着严峻的职业暴露的危险,因此,手术室工作人员明确血源性传染病职业暴露的防护与处理程序尤为重要。

（一）医务人员血源性传染病职业暴露的定义

医务人员在从事诊疗、护理、医疗垃圾清运等工作过程中意外被血源性传染病感染者或携带者的血液、体液污染了破损的皮肤或黏膜,或被含有血源性传染病的血液、体液污染了的针头及其他锐器刺破皮肤,还包括被这类患者抓伤、咬伤等,有可能被血源性传染病感染的事件称为血源性传染病职业暴露。

（二）护士感染血源性传播疾病的职业危害

（1）患者血液中会有致病因子,是造成医务人员感染血源性传播疾病的先决条件,医务人员经常接触患者的血液、体液等,职业暴露后感染的概率较常人高。血源性致病因子对医务人员的传染常发生于锐器和针刺损伤皮肤黏膜或破损皮肤接触等方式传播,多发生于护士,其次是检验科人员及医师。

（2）长时间从事采血、急救工作以及手术科、妇、产科、血液科的操作,接触患者血液、体液的机会大大增加,接触血量越大,时间越长,机体获得致病因子的量越大。医疗、护理活动中一切可能接触血液、体液的操作,包括注射、采血、输血、手术、内镜、透析及患者各类标本的采集、传递、检验及废弃处理过程均可造成职业性感染。综合不同国家或地区的研究资料,医务人员因针刺或损伤、接触受污染的血液,感染乙型病毒性肝炎的危险性为2％～40％,感染丙型病毒性肝炎的危险性为3％～10％。护理职业暴露感染HBV的危险性明显高于HCV、HIV。

（三）医务人员血源性传染病职业暴露的防护

（1）防护重点是避免与患者或携带者的血液和体液直接接触。

（2）加强对医务人员防范意识的宣传教育,树立良好的消毒灭菌观念。

（3）医务人员应遵守标准预防的原则,视所有患者的血液、体液及被血液和体液污染的物品为具有传染性的物质,在操作过程中,必须严格执行正确的操作程序,并采取适当的防护措施。

(4)医务人员在接触患者前后必须洗手,接触任何含病原体的物质时,应采取适当的防护措施:①进行有可能接触患者血液、体液的操作时,必须戴手套,操作完毕,脱去手套立即洗手,必要时进行手消毒。②在操作过程中患者的血液、体液可能溅起时,须戴手套、防渗透的口罩、护目镜;在操作时若其血液、体液可能发生大面积飞溅或可能污染医务人员身体时,还必须穿防渗透隔离衣或围裙,以提供有效的保护。③工作人员暴露部位如有伤口、皮炎等应避免参与血源性传染病如艾滋病、乙型病毒性肝炎等感染者的护理工作,也不要接触污染的仪器设备。④医务人员在进行侵袭性操作过程中,应保证充足的光线,注意规范的操作程序,防止发生意外针刺伤事件。

(5)污染的针头和其他一次性锐器用后立即放入耐刺、防渗透的利器盒或进行安全处置。

(6)摒弃将双手回套针帽的操作方法,如需回套,建议单手回套法。禁止用手直接接触使用后的针头、刀片等锐器。禁止拿着污染的锐器在工作场所走动,避免意外刺伤他人或自伤。

(四)应急处理程序

(1)立即在伤口旁轻轻挤压,尽可能挤出损伤处的血液,再用肥皂液和流动水冲洗伤口后用0.5%碘伏进行消毒,如果是黏膜损伤则用流动水和生理盐水冲洗。

(2)当事医务人应认真填写本单位的《医疗锐器伤登记表》,其内容应包括发生的时间、地点、经过、具体部位和损伤的情况等。

(3)医务人员发生意外事件后应在24～48小时内完成自身和接触患者血清的HIV和HBsAg相关检查,血清学随访时间为1年,同时根据情况进行相应处理。

(五)HIV职业暴露防护工作指导原则

1.HIV职业暴露的概述

HIV职业暴露指医务人员从事诊疗、护理等工作中意外被HIV感染者或艾滋病患者的血液、体液污染了皮肤或者黏膜,或被含有HIV的血液、体液污染的针头及其他锐器刺破皮肤,有可能被HIV感染的情况。艾滋病又称获得性免疫缺陷综合征(acquired immune deficiency syndrome,AIDS),是HIV感染人体引起的一种传染病。人体感染HIV后,免疫系统被破坏而引发一系列机会性感染和恶性肿瘤。HIV感染是指HIV进入人体后的带毒状态,个体称为HIV感染者。AIDS有三种传播途径,即性接触传播、经血液传播及母婴传播。全国AIDS的流行经过散发期、局部流行期已转入广泛流行期。

2.针头刺伤与感染

医务人员在工作中因针刺伤接触HIV的频率为0.19%,其中护士占67.0%,内、外科医师占17.5%,其他人员占15.5%。针刺伤或锐器伤对护士的威胁时刻存在,健康的医务人员患血源性传染病80%～90%是由针刺伤所致,其中护士占80%,经常发生在注射或采血时或处理注射器过程中,手术中传递剪刀、手术刀及缝针时,收拾手术污物或器械时,皮肤黏膜受损或血液污染的机会也较多。被针头刺伤后是否会感染HIV主要取决于针头是否被HIV污染,如果针头已被HIV污染了,就有感染的危险。感染可能性大小与针头的特性、刺伤的深度,针头上有无可见血液及血液量的多少、感染源患者的感染阶段以及受伤者的遗传特性有关。

空心针头较实心针头感染的可能性大;刺伤越深,针头上污染越多,感染的可能性就越大,反之感染的可能性就小;如作为感染源的患者在被刺2个月内因艾滋病死亡,被感染的可能性则更大。

3.HIV职业暴露分级

(1)一级暴露:①暴露源为体液、血液或者含有体液、血液的医疗器械、物品;②暴露类型为暴

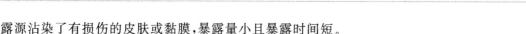

露源沾染了有损伤的皮肤或黏膜,暴露量小且暴露时间短。

(2)二级暴露:①暴露源为体液、血液或者含有体液、血液的医疗器械、物品;②暴露类型为暴露源沾染了有损伤的皮肤或黏膜,暴露量大且暴露时间长;或暴露类型为暴露源刺伤或割伤皮肤,但损伤程度较轻,为表皮擦伤或被针刺伤。

(3)三级暴露:①暴露源为体液、血液或者含有体液、血液的医疗器械、物品;②暴露类型为暴露源刺伤或割伤皮肤,但损伤程度较重,为深部伤口或者割伤物有明显可见的血液。

4.HIV 暴露源的病毒载量分级

HIV 暴露源的病毒载量水平分轻度、重度和暴露源不明三种类型。

(1)轻度类型:经检验,暴露源为 HIV 病毒阳性,但滴度低、HIV 病毒感染者无临床症状、CD4 计数正常者。

(2)重度类型:经检验,暴露源为 HIV 病毒阳性,但滴度高、HIV 病毒感染者有临床症状、CD4 计数低者。

(3)暴露源不明:不能确定暴露源是否为 HIV 病毒阳性。

5.HIV 职业暴露后的处理

医务人员预防 HIV 感染的防护措施应当遵照标准预防原则,通过采取一套标准的综合性防护措施不但可以大大减少受感染的机会,更可以避免一些不必要的歧视或误会。其措施包括以下几种情况。

(1)自我防护。①洗手:洗手是预防 HIV 传播最经济、方便、有效的方法。护士在接触患者前后、接触患者的排泄物、伤口分泌物和污染物品后都要洗手。洗手既是任何医疗、护理工作者接触患者前要做的第一件事,也是他们离开患者或隔离区要做的最后一件事。②手的消毒:手的消毒比洗手有更高、更严格的要求。医护人员的手在接触到大量高度致病性的微生物后,为了尽快消除污染到手上的细菌,以保证有关人员不受感染,或防上致病菌在患者和工作人员之间扩散,必须进行严格的手消毒。③戴手套:当护士预计到有可能接触到患者的血液、体液、分泌物、排泄物或其他被污染的物品时,应戴手套。在护理每例患者后要更换手套,防止护士变成传播 HIV 的媒介。手套发生破裂、被针刺破或其他原因破损时应及时更换手套。操作完毕,应尽快脱去受血液或体液污染的手套。脱去手套后,即使手套表面上并无破损,也应马上清洗双手。④戴口罩或防护眼罩:处理血液、分泌物等有可能溅出液体时,应戴口罩和防护眼罩。这样可以减少患者的体液、血液等传染性物质溅到医务人员眼睛、口腔及鼻腔黏膜上。隔离效果较好的防护性口罩是一种由特殊滤纸(过氯乙烯纤维)制成的高效过滤口罩,口罩只能使用一次,湿了就无阻菌效果。口罩应盖住口鼻部,不能挂在颈部。不反复使用。防护眼罩尽量一次性使用,若有困难每次使用后必须严格消毒处理。⑤穿隔离衣:在执行特殊手术或预料到衣服有可能被血液、体液、分泌物或排泄物污染时,应穿上隔离衣。

(2)HIV 患者物品处理。①病理标本的处理:标本容器应用双层包装并标记警示"HIV"字样,放入坚固防漏的密闭容器内以防溅出。②废物的处理:污染的废弃物品,如患者用过的一次性医疗用品及其他各种固体废弃物,应放入双层防水医疗垃圾袋内,密封并贴上"危险"等特殊标记,然后送到指定地点,由专人负责焚烧。没有条件焚烧时,可以先经过消毒后再抛弃。消毒可以用煮沸法,也可用次氯酸钠溶液或 1% 过氧乙酸。排泄物、分泌物等液体废物应倒入专用容器,然后用等量的含氯消毒剂混合均匀搅拌,作用 60 分钟以上,排入污水池。③血液、体液溅出的处理:对溅出的血液和体液的清除方法:戴上手套,用一次性毛巾或其他吸水性能好的物品清除溅出的血液或体液,再用消毒液消毒污染的表面;对大面积的溅出,应先用一次性毛巾盖住,然后用1%漂白粉浸泡10分钟,再按上述步骤处理;如有血液溅到嘴内,应用水反复冲洗口腔,用消毒溶液反复漱口;对溅在身上的血液,用吸水纸擦拭,再用去污剂洗涤,最后用消毒剂擦拭。④处理针头和其他尖锐物品:对针头、手术刀片和其他尖锐物品应小心处理,避免针头或其他锐器损伤。用过的针头不要重新回套上针帽,不要用手折弯或折断针头,不要从一次性注射器上取下针头。用过的带有针头的注射器手术刀或其他锐器使用后直接放在坚固的利器盒内,转送到处理部门。巡回护士应记录及报告所有血液、体液接触的情况。

6.HIV暴露后应急处理程序

(1)立即在伤口旁轻轻挤压,尽可能挤出损伤处的血液,再用肥皂液和流动水冲洗伤口后用0.5%碘伏进行消毒,如果是黏膜损伤则用流动水和生理盐水冲洗。

(2)当事医务人员认真填写本单位的《医疗锐器伤登记表》,其内容应包括:发生的时间、地点,经过、具体部位和损伤的情况等,同时进行相关检查的处理。

(3)医疗机构应当根据暴露级别和暴露源病毒载量水平对发生HIV病毒职业暴露的医务人员实施预防用药方案,预防用药方案分基本用药程序和强化用药程序:①基本用药程序为两种反转录酶制剂,使用常规治疗剂量,连续使用28天。②强化用药程序是在基本用药的基础上,同时增加一种蛋白酶抑制剂,使用常规治疗剂量,连续使用28天。预防性用药应当发生在HIV病毒职业暴露后尽早开始,最好在4小时内实施,最迟不得超过24小时,即使超过24小时,也应当实施预防性用药。

(4)医务人员发生HIV病毒职业暴露后,医疗机构应当给予随访和咨询。随访和咨询的内容包括:在暴露后的第4周、第8周、第12周及6个月对HIV病毒抗体进行检测,对服用药物的毒性进行监控和处理,观察和记录HIV病毒感染的早期症状等。

7.登记和报告

(1)医疗卫生机构应当对HIV职业暴露情况进行登记,登记内容包括:①HIV病毒职业暴露发生的时间、地点及经过;②暴露方式;③暴露的具体部位及损伤程度;④暴露源种类和含有HIV病毒的情况;⑤处理方法和处理经过,是否实施预防性用药、首次用药时间、药物毒副作用及用药的依从性情况;⑥定期检测和随访情况。

(2)医疗卫生机构每6个月应当将本单位发生HIV职业暴露情况汇总,逐级上报至上级疾病预防控制机构。

(王　娜)

第七节　手术室的操作流程

合理、准确、及时的安排并实施手术,直接影响到手术室工作质量、工作效率和手术患者的安全。手术室、麻醉科、手术科室必须共同努力,加强相互之间的有效沟通和协调,确保各个医疗环节正常进行,以达到提高医疗护理质量和工作效率的目的。

一、安排手术与人员

手术室护士长应合理安排择期手术与急诊手术,并保证手术室护士的配置满足手术需要。同时手术室护士每天应对次日行手术的患者进行术前访视。

(一)手术预约

1.择期手术预约

(1)手术预约:所有择期手术由手术科室医师提前向手术室预约,一般在手术前一天上午,按规定时间通过电脑预约程序完成。择期手术预约的具体内容包括:手术患者姓名、病区、床号、住院号、性别、年龄、术前诊断、拟定手术名称、手术切口类型、手术者包括主刀、第一助手、第二助手、第三助手、第四助手、参观人员、麻醉方式、手术特殊体位和用品等。

(2)手术房间安排:手术室护士长根据不同类型的手术,安排不同级别的手术间。安排原则为无菌手术与污染手术分室进行;若无条件时,应先进行无菌手术,后进行污染手术。安排手术时应注意以下事项:①护士长应在手术日前一天的规定时间内完成次日择期手术安排,并电脑确认提交后向全院公布信息,相关手术科室医师可由医院内网查询。②临时增加或更改择期手术顺序,手术科室医师需与手术室护士长和麻醉师协商后,决定手术时间,并及时更换手术通知单。③手术因故取消,手术科室医师应填写停刀通知单,及时与手术室护士长和麻醉师沟通。

2.急诊手术安排

急诊手术由急诊值班医师将急诊手术通知单填写完整(内容同择期手术),送至手术室,由手术室护士长或手术室值班护士根据急诊手术患者病情的轻重缓急、手术的切口分类,与麻醉科进行沟通后予以及时安排。如遇紧急抢救,急诊值班医师可先电话通知手术室,同时填写急诊手术通知单;手术室负责人员接电话后,应优先予以安排并与麻醉科沟通,5分钟内答复急诊手术患者入室时间,做好一切准备工作,以争取抢救时间。

(二)手术人员安排与术前访视

1.手术室护士的配置和调配

为保证医疗活动的正常进行,需根据各医院的实际工作量合理进行人员配置,一般综合性医院手术室护士与手术台比例为(2.5～3.5):1,同时需遵循以下原则,结合动态调配,将每个人的能力发挥到极致,达到人尽其用,物尽其用。

(1)年龄结构配备:年龄结构合理,老、中、青三结合,根据各年龄的不同特点合理安排,建议采用1:2:1的比例。

(2)职称配备:各级职称结构合理,形成一个不同层次的合理梯队,中、初级职称的比例为(0～1):4;800张以上床位的医院或教学医院比例可调整为1:3。

(3)专业能力配备:专业能力结构合理,根据从事本专业的年限和实际工作能力分高(10年以上)、中(5～10年)、低层次(5年以下)。

2.日间人员安排

手术前一天,在完成手术间安排后,麻醉科、手术室分别进行人员安排,按常规每台手术配备洗手护士和巡回护士各1名,特大手术如心脏手术、移植手术、特殊感染手术等,根据实际情况分别配备洗手护士和巡回护士各2名。根据不同的麻醉方式配备麻醉师1～2名。

3.夜间及节假日人员安排

除正常值班护士外,另设有备班,由第一值班护士根据手术需要进行人员统一调度安排;遇突发紧急事件时,向护士长汇报统一调配。

4.手术前访视

(1)访视目的:通过术前访视,对手术患者进行第一次身份核对和手术核对,同时对手术患者进行术前宣教和整体评估,了解手术患者心理需要,缓解其紧张和恐惧心理。

(2)访视方法及内容:手术前一天,由次日负责相关手术的巡回护士进行术前访视。手术室护士进入病房查看病史,核对术前知情同意书和手术医嘱,核对相关诊断报告和影像学资料,仔细查阅手术患者的一般生命体征、疾病史、手术史、过敏史、特殊化验指标(如乙肝、丙肝、梅毒、艾滋病等)、与输血相关的表单是否齐全等。与病房护士进行交流,了解手术患者的一般情况后与手术患者进行身份核对和术前宣教。与手术患者进行核对,包括:①开放式地询问手术患者姓名、年龄等基本信息;询问手术患者手术部位和手术方式,与病历核对。②核对身份识别腕带。③核对手术标识。为手术患者进行手术前宣教,内容包括手术室及手术流程简介;禁食、禁水情况;术日晨注意事项,包括病服反穿,不能穿内衣裤、去除饰物、假牙、隐形眼镜等,小便排空,如有体温异常、经期情况及时向手术医师说明;入手术室后须知,包括防止坠床的事宜、麻醉配合、可能遇到的护理问题及配合方法指导等;询问手术患者有无特殊需求。最后按术前访视单内容对手术患者进行评估,并正确填写。

5.手术资料汇总

每天实施的所有手术,应以手术科室为单位按手术类别(急诊、择期、日间手术),进行分类详细登记,每月汇总完成月报表交予医务处,同时保存原始资料。

二、转运和交接

(一)转运者及转运车要求

根据手术通知单,手术室工勤人员通过手术推车或平车的方式,前往病房接手术患者,外出接送手术患者时,必须严格按要求穿外出衣、换外出鞋,检查患者推车的完好性,并保持棉被清洁、整齐无破损。

(二)交接内容

到达病房后先核对手术患者的姓名、床号、住院号准确无误后,协助手术患者移动至患者推车上。病区护士应携带病历和手术所需物品护送手术患者至手术室,并与巡回护士在手术室门口半限制区进行交接,具体内容为:①根据病历内手术知情同意书和身份识别带核对手术患者姓名、病床号、住院号、拟手术名称、药物过敏史和血型。②检查手术标识是否准确无误。③确认禁食情况、肠道准备等术前准备均已完成,检查手术患者手术衣是否穿戴正确,是否已取下义齿、饰物等。④评估手术患者神志、皮肤情况、导管情况。⑤核对带入手术室的药物、影像学资料、腹带等特殊物品。交接核对无误后,病区护士与巡回护士一同填写《手术患者转运交接记录单》并签名。

此外,在转运途中,手术室护士应注意保证手术患者安全,推车者需站于手术患者头部,病历由参与护送的手术室护士或手术医师保管,他人不得随意翻阅,手术团队成员应保护手术患者的隐私。

(三)转运注意事项

(1)由病房进入手术室的手术患者须戴好手术帽进入限制区,步行进入手术室的当天手术患者,需在指定区域内更换衣、裤、鞋。

（2）工勤人员和巡回护士共同护送手术患者至指定手术间，分别站于手术室两侧，协助手术患者从患者推车缓慢转移至手术床上，呈仰卧位，垫枕。

（3）予手术患者膝盖处适当的约束保护，防止意外坠床。

（4）注意给予手术患者保暖措施，冬天可以使用保温毯。

（5）为减轻手术患者的紧张情绪，可根据手术患者的不同需求选择适当的音乐放松心情。

三、核对手术患者

为了防止发生手术患者错误、手术部位错误或操作/手术错误，手术团队必须对每一位进行手术的患者，按照美国医疗机构评审联合委员会（Joint Commission Accreditation of Healthcare Organizations，JCAHO）的规范要求进行术前核对。

（一）手术前确认程序

1.身份核对

根据 JCAHO 的标准，术前需要核对手术患者信息，要求至少采用两种以上信息，确保手术患者身份正确、有效，例如姓名、身份证号、住院号、生日和家庭地址，尤其需要注意，手术间号和床位号不能用作确认手术患者身份的信息来源。

确认手术患者身份时，要求有手术患者亲自参与，由手术患者自己说出自己的真实身份。对于可能服用镇静剂、听力障碍、身份无法确认的昏迷手术患者，可以通过核对身份识别腕带上的信息确认，包括姓名、住院号。

2.手术部位标识

手术患者进入手术室之前，必须做好手术相应部位标识。同一家医院须使用统一标识，以方便所有医务人员都能理解并达成共识。通常在手术患者清醒和有意识的状态下，由操作/手术医师亲自在手术患者身体相应手术部位用记号笔标注。

手术部位标识方法当前尚未统一规定，各医疗单位习惯有所不同。画箭头、画勾、画圆圈、画线等方法比较多用。许多医院均采用画箭头的方法，采用手术医师姓氏拼音第一个字母大写，并以箭头指向划刀的部位。通常不建议使用画交叉作为手术标识的方法，防止产生异议。

对有左右侧之分、多重结构（如手指、脚趾、病灶部位）、多平面部位（如脊柱）的手术部位做标识时，只在切口位置或附近做个标记，不要标识非手术部位，以防错误。当手术患者不能言语、昏迷或是儿童时，手术标识的标注得到授权，派遣对手术患者情况熟悉、能够起到核对作用的家属，共同参与手术部位的核对和标识工作。

（二）"Time-out"核对程序的步骤

Time-out 意为"暂停"，指在接下来的操作/手术之前，手术团队在操作/手术的地方（手术室、治疗室），必须全员参加的术前核对步骤。具体方法为：当主持的医师宣布"Time-out"开始时，手术团队中所有成员应停止自己手头的工作，仔细倾听核对，核对完毕，团队每位成员必须分别口头回答"核对正确"，当主持的医师宣布"Time-out"结束，方可进行下面的工作。无论手术室工作多么繁忙、环境多么嘈杂，"Time-out"都应执行得清楚、简单和彻底，不受任何其他事情的干扰，从而澄清事实，避免错误。"Time-out"核对程序具体包括以下几个步骤。

1.麻醉实施前"Time-out"

麻醉开始前，往往可以是麻醉师或巡回护士主持，手术医师等所有手术团队成员共同完成并记录，主要项目如下。

(1)确认手术患者身份信息及主要病情(必须两种信息以上):核对手术患者姓名、住院号、身份证号;手术知情同意书等所有相关文书、影像学资料正确且齐全;拟手术部位和手术方式、手术标记均正确无误;完成术野皮肤准备确认及全身皮肤评估;备齐手术所需的假体及体内植入物。

(2)确认麻醉相关情况:确认麻醉知情同意书及麻醉相关文书正确并齐全;确认完成麻醉设备术前安全检查;确认完成静脉液体通路;确认患者是否有明确药物过敏史,查看药物皮试结果,确认术前备血情况等。

2.手术实施前"Time-out"

手术划皮前,往往为巡回护士主持,手术医师、麻醉师等所有手术团队成员共同完成并记录,主要项目如下:

(1)再次确认手术患者身份信息及主要病情(必须两种信息以上):核对手术患者姓名、住院号、身份证号;核对拟手术部位和手术方式、手术标记、手术体位均正确无误。

(2)手术团队内部沟通:由手术医师提前讲解手术关键步骤及注意事项,预计手术时间、失血量及是否需要特殊器械、仪器设备等;麻醉师讲解手术患者的并存疾病,以及可能导致的危险性增加、麻醉重点方面等;巡回护士向团队说明灭菌物品检查确认,仪器设备、植入物准备完成情况;术前及术中特殊用药情况以及手术医师是否需要相关影像资料等。

3.手术患者离开手术室前实施"Time-out"

巡回护士主持,手术医师、麻醉师共同完成手术后确认并记录,具体内容如下。

(1)第三次确认手术患者身份(必须两种信息以上):核对手术患者姓名、住院号、身份证号。

(2)手术确认:确认实际手术实施方式、手术中物品清点、手术用药、正确的输血核查,再一次对皮肤状况进行评估,检查并确认各类管路固定牢固、衔接正确并保持通畅。明确手术患者去向(病房或监护室等)。

四、摆放手术体位

做到正确摆放手术体位,就可以充分暴露手术视野,同时保证能够维持手术患者正常的呼吸、循环功能,有效缩短手术时间,防止和减轻各种相关并发症的发生,是手术成功的基本保障之一,也是手术室护士必须正确掌握的最基本的操作技能之一。

(一)手术体位管理原则

(1)根据手术部位的不同,放置最佳的手术体位,使手术野充分暴露,便于医师的操作。

(2)应确保呼吸、循环功能不受干扰,有利于麻醉师术中观察以及静脉给药。

(3)避免肢体的神经血管受压、肌肉拉伤、皮肤受损等,保证手术患者安全。

(4)在确认手术患者被充分固定和支撑的同时,应尽可能地保持符合手术患者生理功能的舒适体位。

(5)应注意保护患者隐私,避免身体过分暴露。体位放置时各种物品(包括各类防护垫、固定带、护臂套、护脸胶布等)应准备充分。

(二)常见手术体位的应用范围和摆放方法

根据手术部位以及手术入路的需要分为五种常见手术体位,分别为仰卧位、侧卧位、俯卧位、膀胱截石位和坐位。

1.仰卧位

仰卧位适用于头、面、胸、四肢、腹部及下腹部手术,是外科手术中最常用的手术体位。

(1)摆放方法:①放置搁手板,将双臂放于搁手板上,外展<90°,防止臂丛神经受损,手心朝上,远端关节高于近端关节;亦可根据手术需要,使双臂自然放于身体两侧,用事先横放于手术患者背部的小单卷裹固定双手。遇神经外科额、颞、顶及颅前窝等手术,可用小单将身体包裹,并用约束带固定,松紧适宜。②根据手术患者腰前凸深度,放置厚薄合适的软垫,维持腰部正常生理曲线。③膝关节腘窝部垫一软垫,使双腿自然弯曲,以达到放松腹部肌肉,增加手术患者舒适度的目的。④双下肢伸直,使头、颈、躯干、下肢呈一直线摆放,用约束带固定于膝关节上2 cm左右,松紧以平插入一掌为宜。⑤双足跟部放置脚圈,减少局部受压。

(2)注意事项:①注意麻醉头架和器械托盘摆放的位置,避免影响手术患者呼吸、循环功能和麻醉师的观察。②肝、脾手术,如脾切除术、肝右叶切除术等,可根据手术需要在术侧垫一软垫,抬高并暴露术野。③胸部前切口手术,如乳腺癌根治术,将患侧上肢外展置于托手器械台上,外展<90°,调整托手器械台高度与手术床高度一致,并于术侧垫一软垫,充分暴露术野。④前列腺及膀胱手术,可根据手术需要,在手术患者骶尾部垫一软垫,既有利于暴露术野又分散了骶尾部的压力。⑤颅脑手术时,头部必须略高于躯体3~5 cm,有利于静脉回流,避免脑充血导致颅内压增高。

2.侧卧位

侧卧位主要分为90°侧卧位和半侧卧位,90°侧卧位适用于胸外科(如肺、食管)、泌尿外科(肾脏、输尿管等)和脑外科(颞部肿瘤、脑桥小脑角区肿瘤)手术;半侧卧位适用于胸腹联合切口及前胸部手术。

(1)90°侧卧位摆放方法:①待手术患者麻醉后,将手术患者身体呈一直线从仰卧位转成90°侧位,患侧朝上。②放置头圈于手术患者头下,使眼睛和耳朵处于头圈的空隙中。③90°侧卧位搁手架分为上下两层,患侧上肢放置于上层,健侧上肢放置于下层,并分别予以固定,手指稍露,便于观察末梢血液循环。④于健侧腋下(即胸部下方第4、5肋处)放置胸枕,其厚度以手术患者健侧臂丛神经及血管不受压为宜。⑤下腹部和臀部分别用一个髂托固定。⑥根据手术方式调整双腿伸直弯曲与否,并用约束带固定髋关节或膝关节。双腿间和踝部分别夹一软枕,避免骨隆突处受压。

(2)半侧卧位摆放方法:半侧卧位是指使手术患者侧转成30°~40°体位。首先将手术患者健侧上肢放置于搁手板上,外展<90°。患侧上肢用护臂套保护后屈曲固定于麻醉头架上,高度适宜,避免外展及牵拉过度。患侧肩、胸、腰背部放置适当的软垫或半侧卧位专用斜坡式软垫。健侧腋下平乳头处和/或髂前上棘处用1~2个髂托固定。双下肢用约束带固定,腘窝部垫一软垫。双足跟部放置脚圈,减少局部受压。

(3)注意事项:①将手术患者从仰卧位翻转成侧卧位的过程中,必须保持手术患者头、颈、躯干呈一直线,呈"滚筒式"翻转。②上肢搁手架应可调节高度和角度,使双上肢外展均不超过90°,并呈抱球状。③开颅手术放置侧卧位时,应使手术患者背侧尽量靠近床的边缘,并向前俯,必须注意身体的背部和四脚固定架之间要加衬垫,防止压伤。④手术患者导尿管及深静脉穿刺管应从空隙中穿出,保证引流通畅;电极板应粘贴于患侧下肢的大腿、小腿或臀部。

3.俯卧位

俯卧位适用于后颅窝、颈椎后路、脊柱后入路、腰背部等手术。

(1)摆放方法:①待手术患者麻醉后,将手术患者呈一直线从仰卧位缓慢转换为俯卧位,转换体位时使双臂紧贴于身体两侧,避免肩肘关节意外扭曲受伤。②将手术患者头部移出手术床,直接放置于头托上或固定于头架上,调整头托或头架位置及高度,保证手术部位突出显露的同时呼吸通畅。③双上肢平放于身体两侧,中单固定,约束带加固,或将双上肢自然弯曲置于头旁两侧搁手架上。④胸部垫一大软垫,尽量靠上,于髂嵴两侧各垫一小方垫;或将两个中圆枕呈外八字形斜垫于两锁骨至肋下,将一中圆枕横垫于耻骨联合和髂嵴下,呈三角形,使胸腹部呈悬空状,保持呼吸运动不受限和静脉回流通畅。⑤双侧膝盖下各垫一小软圈,两小腿胫前横置一软枕,使手术患者小腿呈自然微曲,增加舒适度。双足背下垫一小方软枕,避免足背过伸引起足背神经损伤。双腿用约束带固定。

(2)注意事项:①头部需妥善固定于头托或头架上,使用头托者必须注意前额、眼睛、耳朵、下颚、颧骨等处的保护,可选择凝胶头托或在放置体位前在前额、颧骨等易受压处给予防压疮透明敷贴,防止压疮发生。②放置俯卧位时应使用适当体位垫,使胸腹部悬空,避免受压,保持呼吸通畅和静脉回流。③男性手术患者注意避免阴茎和阴囊受压,女性手术患者注意避免乳房受压。④肥胖的手术患者,应注意两侧手臂的固定和保护,避免术中手臂意外滑落或由于固定约束过紧造成压伤。

4.膀胱截石位

膀胱截石位适用于会阴部及经腹会阴直肠手术。

(1)摆放方法:①将搁脚架分别置于手术床的两侧,根据手术患者大腿的长度及手术方式调节搁脚架的高度和方向。②手术患者呈仰卧位,待麻醉后,脱去长裤,套上棉质裤套,下移手术患者身体,直至其尾骨略超过手术床背板下沿。③将手术患者屈髋屈膝,大腿外展成60°~90°,分别缓慢置于搁脚架上,根据不同手术方式调节大腿间的角度及前屈角度,并用约束带固定双脚。④卸下或摇下手术床尾部1/3部分,根据手术需要,可于臀部下方置一软垫,减轻局部压迫,便于操作。⑤将一侧上肢置于身体旁,用小单包裹固定,另一侧上肢置于搁手板上,外展<90°。

(2)注意事项:①大腿前屈的角度应根据手术需要调整,经腹会阴手术,搁脚架与手术台成70°左右,单纯会阴部手术成105°左右,腹腔镜下左半结肠癌、乙状结肠癌和直肠癌根治术,双腿不要过度分开,股髂关节、膝关节屈曲成150°~170°。②两侧搁脚架必须处于同一水平高度。③放置截石位必须注意保护双侧腘窝,在腘窝下应置平整的薄软垫,并且避免其外侧面受硬物挤压,防止腓总神经损伤。④手术结束恢复原体位时候,动作应轻柔,先把一条腿从搁脚架上放下,这样患者循环状态不会有明显改变,避免导致直立性低血压。⑤对于有骨盆、股骨颈骨折史的手术患者,可通过抬高骶尾部使盆腔尽可能得到伸展。在放置和恢复位置时需尽量当心,尽可能让髋关节、膝关节同时移动,使髋关节不出现旋转,特别是外旋及外展。⑥放置截石位过程中,应注意手术患者的保暖,并且注意保护手术患者的隐私。⑦需进行肠道灌洗的直肠手术,应在手术患者臀下铺置防水巾,防止冲洗液浸湿床单,引起压疮发生。

5.坐位

坐位适用于后颅手术。

(1)摆放方法:①双腿选择合适的防栓袜或缠弹力绷带,避免栓塞的形成,防止深静脉血栓,甚至肺栓塞的发生。②双膝下垫一长圆枕,使两腿稍有弯曲,防止下肢过伸。③静脉通路通常建立于手术患者的左上肢,妥善固定,同时需保持静脉通路的通畅,外接延长管,方便于术中加药。④两臂套上护臂套,以防电刀灼伤。让双手指稍露,有利于在术中观察末梢循环。双手下分别放置长圆枕上并予以固定。⑤卸下手术床头板,双手抱住手术患者头部,床背慢慢抬起,直至床背成90°。⑥儿童或坐高较低者,臀下垫软方枕若干,使手术切口及消毒范围高于床背。⑦安置头

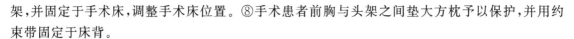

架,并固定于手术床,调整手术床位置。⑧手术患者前胸与头架之间垫大方枕予以保护,并用约束带固定于床背。

(2)注意事项:①穿防栓袜前,评估手术患者腿的长度和小腿最粗段的周长,选择合适的防栓袜。穿防栓袜前应先抬高双下肢,然后再穿。②为防止直立性低血压,床背抬高速度尽量放慢,在整个过程中,需密切监测各项指标,如有血压下降或心率减慢等,应立即停止体位变动。③体位安放完毕后,再次仔细检查头架的各个关节是否拧紧,检查手术患者身体的各部位是否已妥善固定;检查导尿管和深静脉穿刺管是否通畅,集尿袋可挂于手术患者左侧床边,以便观察术中的尿量。④手术结束后手术患者仍须保持坐位姿势送回病房,为保证安全,须将手术患者头部固定在床头。

五、协助实施麻醉与术中监测

作为手术室中的重要主体,麻醉师和手术室护士两者之间的相互了解和密切配合是确保所有手术患者生命安全、手术成功以及手术室正常运作的前提和保障。因此,一名合格的手术室护士除了掌握常规的手术室护理知识技能外,还应掌握麻醉基础知识和临床麻醉基础技术,能够正确协助麻醉师进行各种麻醉,冷静熟练配合麻醉师处理麻醉过程中的各种突发情况以及正确进行手术患者麻醉的监测。

(一)全身麻醉的方法和配合

1.全身麻醉概念

通过使用全身麻醉药物,经由呼吸道吸入、静脉注射或肌内注射进入机体,导致中枢神经系统受到抑制,使手术患者在失去知觉、反射抑制和一定程度的肌肉松弛的情况下接受手术。

2.全身麻醉的实施

主要分为两大步骤:全身麻醉的诱导、全身麻醉的维持。

(1)全身麻醉的诱导:使用全身麻醉药物后,手术患者由原先清醒状态转为意识消失,从而进入全身麻醉状态,然后实施气管插管的过程。在上述过程中,麻醉护士应配合麻醉师准备好相关器械,包括麻醉机及气管插管器具等,开放静脉和胃肠减压管;巡回护士应准备好负压吸引装置,同时在全身麻醉诱导过程中应密切关注手术患者的血压、心率、心电图和血氧饱和度等基础生命体征,妥善固定手术患者,防止诱导期间手术患者发生意外坠床。

目前临床较常用的全身麻醉诱导方式包括静脉诱导法、面罩吸入诱导法。静脉诱导法是先以面罩吸入纯氧2~3分钟,根据病情选择合适的静脉麻醉药及剂量,从静脉缓慢注入并严密监测手术患者情况。待手术患者神志消失后再注入肌松药,麻醉面罩进行人工呼吸,实施气管内插管。使用面罩吸入实施诱导首先将麻醉面罩扣于手术患者口鼻处,然后启动麻醉蒸发器,逐渐加大吸入药物浓度,一旦手术患者神志消失后,静脉滴注肌松药,行气管内插管。

(2)全身麻醉的维持:全身麻醉的维持主要分为三种,即吸入麻醉维持、静脉麻醉维持和复合全身麻醉维持。①吸入麻醉维持:使气体麻醉药或挥发性麻醉药经呼吸道吸入肺,由肺泡进入血液循环,继而到达中枢神经系统,以维持适当的麻醉深度。②静脉麻醉维持:将麻醉药物通过静脉进入血液循环,继而到达中枢神经系统,以维持适当的麻醉深度。③复合全身麻醉维持:指两种或多种全身麻醉药和/或麻醉方法的组合,实现麻醉时间、肌肉松弛的可控性,并可保持麻醉深度的平衡,以维持手术患者理想的麻醉状态。复合全身麻醉目前在临床得到越来越广泛的应用。

3.全身麻醉的监测

对于全身麻醉的手术患者必须实施严密的监测,主要包括以下几个方面。

(1)心电监护:通常作为术中患者心脏功能监护的重要组成,是观察患者生命体征改变极为重要的手段。心电监护时应特别注意观察 P 波与 QRS 波群的变化,以便及时发现手术患者心律失常的早期症候群。

(2)血流动力学监测:包括血压、中心静脉压等。血压监测分为袖带式自动间接血压监测和直接血压监测(即动脉内置管进行连续有创的血压监测),代表心肌收缩力和心排血量,是维持脏器正常血液供应的必要条件。中心静脉压监测能够提示有效血容量的情况,以及周围血管收缩或心功能情况,指导术中液体管理。

(3)呼吸力学监测:具体指标包括气道压力、气道阻力、胸肺顺应性及最大吸气负压等,这些参数的变化与通气功能、呼吸做功及机械通气对机体生理的影响有密切关系。

(4)血氧饱和度监测:无创监测氧合功能,可早期发现低氧血症,并在一定程度上反映循环状态,用于整个手术过程中监测患者的供氧情况。

(5)呼气末二氧化碳分压:可监测通气,指导麻醉机和呼吸机的安全使用,确定气管导管位置;还能反映肺血流,监测体内 CO_2 产量的变化,及时发现病情变化。

(6)血液气体分析:全面精确地判断患者的呼吸功能,包括通气、换气以及组织氧供与氧耗,是麻醉和重症患者诊治中的一项重要监测项目。可根据病情需要,经皮穿刺桡动脉、股动脉或腋动脉抽取血样,也可通过持续留置动脉导管抽取。

4.全麻的护理配合

(1)护理配合方法:麻醉前,应帮助手术患者了解全身麻醉这一麻醉方式,给予心理支持;麻醉前再次核对手术患者是否已去除可以活动的义齿;检查负压吸引装置使其呈完好备用状态,以便吸除呼吸道分泌物;备好急救药品和器材,同时检查手术患者约束保护是否松紧适宜,以免影响肢体血液循环。麻醉诱导时,及时传递必要的用品,协助麻醉师操作;还可用手掌轻按手术患者上腹部,以免面罩供氧时氧气进入胃内,引起胃肠道胀气。

(2)护理配合要点:①麻醉药物注入动脉可引起肢体血管痉挛,剧烈疼痛,甚至发生肢端坏死,因此开放静脉通路时应避免误入动脉,用药前必须进行严格的核对。②手术患者体质各不相同,注射麻醉药物后偶有过敏现象。因此麻醉药物需现配现用,静脉推注时应匀速、缓慢,同时准备好抗过敏药物。③有些麻醉药物(如丙泊酚)注射剂量过大或注射时速度过快,患者可发生一过性呼吸抑制、血压下降,应缓慢推注,必要时需行气管插管。④非气管插管麻醉情况下,必须做好实施气管插管的物品准备。⑤静脉用药时应防止麻醉药渗漏,以免造成组织坏死;如果发生,应马上拔除,再次穿刺静脉,可以选择热敷穿刺部位,也可使用局部封闭方法,通常选择 0.25% 普鲁卡因。

(二)阻滞麻醉的方法和配合

1.阻滞麻醉的方法

(1)臂丛神经阻滞:将麻醉药物注射至臂丛神经干(丛)旁,阻滞此神经的传导功能,从而达到此神经分布区域手术无痛的方法。

(2)颈丛神经阻滞:将麻醉药物注射至颈丛神经干(丛)旁,阻滞此神经的传导功能,从而达到此神经分布区域手术无痛的方法。

(3)蛛网膜下腔阻滞:将麻醉药物注射至蛛网膜下腔,使脊神经根、背根神经及脊髓表面部分

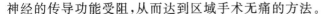

神经的传导功能受阻,从而达到区域手术无痛的方法。

(4)硬膜外腔阻滞:将麻醉药物注射至硬膜外腔,使脊髓神经根的传导功能受阻,从而达到区域手术无痛的方法。

(5)局部浸润麻醉:在手术切口四周的组织中,分层地注入局麻药物,以阻滞神经末梢而起到抑制疼痛的作用。

(6)表面麻醉:在人体器官黏膜表面喷洒渗透性强的局麻药,药物通过黏膜渗透,作用于神经末梢起到抑制疼痛的作用。

2.阻滞麻醉的护理配合

遵医嘱准备麻醉药,并与实施阻滞麻醉的麻醉师进行双人核对,核对无误后方可使用。提醒操作者每次注药前均要回抽,确定不在血管内方可注射,以防局麻药注入血管内。注意麻醉药物用量的计算,防止超量。局麻药物有可能引起变态反应、循环系统抑制、呼吸系统抑制、中枢神经系统抑制及中毒,手术进行过程中必须加强巡视和监测。蛛网膜下腔麻醉的平面可随体位发生变化,所以手术患者应在可调节床面的手术床上实施手术,并注意在麻醉前开放静脉通路,补充容量,维持有效血液循环。硬膜外腔麻醉前应协助麻醉医师放置正确的体位,麻醉过程中协助扶持患者,不要随意离开,防止患者坠床或意外发生;用药前确定置管位置,避免误入蛛网膜下腔,否则可能引起患者全脊髓麻醉。

六、手术前准备

为保证和改善术前准备的质量,每个手术室护士都应加强手术配合的练习,完善专科知识理论。标准化、严格的术前准备是成功手术的基础和保证。手术前准备主要分为三部分,分别是无菌手术器械台的准备、手术人员准备和手术患者准备,其中涵盖了许多手术室基础护理操作技能和手术室护理基本原则。

(一)无菌手术器械台的准备

为保证手术全程所有手术物品的无菌状态,防止再污染,在手术开始前,洗手护士必须先建立无菌器械台,形成无菌区域。

1.无菌手术器械台准备的基本原则

(1)在洁净、宽敞的环境中开启无菌器械包和敷料包,操作者穿着整洁,符合要求。

(2)建立和整理无菌器械台过程中以及洗手护士和巡回护士交接一次性无菌物品时,均不可跨越已建无菌区。

(3)无菌器械包和敷料包应在手术体位放置完成后打开。

(4)无菌器械台应保持干燥,一旦敷料潮湿必须更换或重新覆盖无菌巾。

(5)无菌手术器械台应为现用现备,若特殊情况下不能立即使用,则必须使用无菌巾覆盖,有效期为4小时。

2.铺无菌器械台的步骤

(1)无菌包开启前检查:①包外化学指示胶带变色情况;②包上灭菌有效期;③外包装是否破损、潮湿或污秽;④是否为所需的器械包或敷料包。

(2)开启无菌包顺序:徒手打开无菌器械包或敷料包的最外层,注意手与未灭菌物品不能触及外层包布内面;内层包布应使用无菌镊子或无菌钳打开,注意顺序为先对侧,再左右两侧,最后近侧;或由洗手护士完成外科洗手,并戴上无菌手套后再打开。

(3)建立无菌器械台:①直接利用无菌器械包或敷料包的包布打开后铺置于器械台上,建立无菌器械台。②利用无菌敷料包内的无菌敷料先建立无菌台面,然后打开无菌器械包将无菌器械移至无菌台面上。③铺无菌器械台时,台面敷料铺置至少应达到4层,台面要求平整,四周边缘下垂不少于30 cm。④手术托盘一般摆放正在使用或即将使用的器械和物品,可在铺置无菌巾的过程中使用无菌双层中单和大孔巾直接铺置其上,建立无菌手术托盘,也可用双层无菌托盘套铺置。

(4)整理无菌器械台:洗手护士按照相同的既定顺序整理常规手术敷料和器械。特殊手术器械及物品,可按术中使用顺序、频率分类放置,以方便洗手护士在手术配合中及时拿取所需器械及物品。

(5)清点器械及物品:手术开始前洗手护士与巡回护士必须完成所有手术纱布、器械及物品的清点,巡回护士逐项记录。

(二)手术人员准备

手术前,每一名手术团队成员必须严格按规范进行手术前自身准备,包括外科手消毒、穿无菌手术衣和戴无菌手套,通过规范、严格的手术前手术人员自身准备,建立无菌屏障,预防手术部位感染。

1.外科手消毒

指外科手术前医务人员用皂液和流动水洗手,再用手外科消毒剂清除或者杀灭手部暂居菌并减少常居菌的过程。应选择具有持续抗菌活性的手消毒剂。

(1)外科手消毒与手卫生定义:洗手、卫生手消毒以及外科手消毒统称为手卫生。其中洗手仅指用皂液和流动水洗手,去除手部皮肤污垢以及部分致病菌的过程。而卫生手消毒是指医务人员使用速干手消毒剂揉搓双手,减少手部暂住菌的过程。注意三者定义各有不同。

(2)外科手消毒的设施准备:洗水池应设置在手术间附近,高矮合适,防溅喷,洗水池面应光滑无死角,每天清洁。水龙头应为非手接触式,数量不少于手术间数。应在指定器皿放置清洁指甲用品,需要每天清洁消毒。手刷等搓刷用品应一人一用一灭菌或一次性无菌使用,同样定点放置。必须使用满足国家行业规定的外科手消毒剂,非手接触式出液器目前普遍使用,推荐一次性包装的使用,容器如果必须重复使用,用完后常规每次均清洁、消毒。

(3)外科手消毒原则:消毒之前必须洗手;接触不同手术患者、手套破损或者手被污染等情况,需要再次进行外科手消毒;外科手消毒全程均应始保证双手位于胸前,低于肩高于腰,这样水始终从手指远端自然流向肘关节。

(4)洗手方法与要求:①洗手之前正确佩戴帽子、口罩及防护眼罩,去除戒指、人工指甲等饰品,仔细修理指甲,长度规定不应超过指尖。②清洗范围包括双手、前臂和上臂下1/3,适量清洗剂即可,揉搓要细致。手部清洗的时候,可使用手刷等清洁甲下污垢,皮肤皱褶处也应重点清洗。③使用流动水清洗双手、前臂、上臂下1/3处。④需用干手物品擦干双手、前臂、上臂下1/3处。

(5)外科手消毒法步骤。①冲洗手消毒法:将双手的每个部位、前臂、上臂下1/3处用适量外科手消毒剂均匀涂抹,仔细揉搓2~6分钟,采用流动水彻底冲净以上部位,使用无菌毛巾或一次性无菌纸巾认真擦干。②免冲洗手消毒法:将双手的每个部位、前臂、上臂下1/3处用适量免冲洗手消毒剂均匀涂抹,仔细揉搓,直到消毒剂在皮肤表面干燥。具体消毒剂用法用量应按照外科手消毒剂产品包装使用说明来进行。

国家卫健委关于手卫生的规范中明确规定了外科手消毒中手部揉搓的步骤,包括:①掌心相

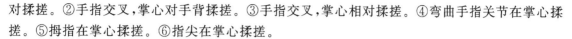

对揉搓。②手指交叉,掌心对手背揉搓。③手指交叉,掌心相对揉搓。④弯曲手指关节在掌心揉搓。⑤拇指在掌心揉搓。⑥指尖在掌心揉搓。

(6)注意事项:冲洗手消毒法中,用无菌毛巾、一次性无菌纸巾彻底擦干皮肤是指按顺序擦干手、前臂和肘部,两只手首先擦干,接着把无菌毛巾或一次性无菌纸巾叠成三角形状,光边向心,顺搭在一侧前臂之上,无菌巾两个角用另一侧手捏住,开始从手部向肘部逐渐移动,这样可以把水迹擦干,但注意一定不能回擦;最后把无菌巾翻转擦干对侧皮肤,方法同前。

2.无菌手术衣穿着

国内医院经常使用的主要有两种样式:第一种为背部对开式手术衣,第二种是背部全遮式手术衣。

(1)对开式无菌手术衣的穿着方法:①洗手后,将无菌手术衣衣领提起缓缓抖开,接着把手术衣轻掷向上,第一时间内将双手和前臂伸入衣袖内,再向前平行伸展开来。②然后需要洗手护士协助,在其身后帮助向后拉衣。③洗手护士交叉双手,腰带不交叉向后传递。④巡回护士在身后系带。⑤手术衣无菌区域为:肩以下、腰以上、腋前线的胸前及双手。

(2)全遮式无菌手术衣的穿着方法:①洗手后,将无菌手术衣衣领提起缓缓抖开。②接着把无菌手术衣轻掷向上,第一时间顺势将双手和前臂伸入衣袖,再向前方平行伸展开来,然后需要巡回护士协助,应在其身后将手伸至手术衣内侧,一起向后拉衣,手不得碰触手术衣外侧。③穿衣者戴无菌手套后将前襟的腰带递给已完成外科手消毒并戴好无菌手套的洗手护士。④洗手护士拉住腰带后嘱穿衣者原地缓慢转动一周,再将腰带还与穿衣者。⑤穿衣者将腰带系于胸前。⑥肩以下、腰以上的胸前、双手臂及侧胸、后背为无菌区域。

(3)注意事项:①一定要在手术间穿手术衣,周围空间应该足够大,必须面向无菌区。在穿衣的时候,无菌手术衣不可触及任何非无菌物品,一旦有所触及,需马上更换手术衣。②如有必要巡回护士向后拉衣领及衣袖时候,手术衣外表面一定不能被触及。③穿全遮式手术衣时,手套一定要先戴好,然后才能够接取腰带。④如果已经完成穿戴手术衣、手套,在手术开始之前的等待时间内,需将双手放在手术衣胸前的衣服夹层内,也可将双手互握放在胸前。不应将双手举过肩膀或交叉在腋下,亦不可将双手垂放于腰部以下。

(4)连台手术时更换无菌手术衣的方法:需要接台连续进行手术时,连台的手术人员应该把手套上的血迹首先洗干净,然后由巡回护士协助松解背部系带脱手术衣,接着去手套,注意整个过程中双手不能被污染,一旦污染则重新进行外科手消毒。

常用的两种脱手术衣的方法。①他人协助脱衣法:双手向前微微屈肘,巡回护士面向脱衣者,握住衣领向肘部及手的方向顺势翻转脱下手术衣,使得手套的腕部恰好翻转于手上。②个人脱衣法:脱衣者左手抓住右肩手术衣外面,从上拉下,使手术衣的衣袖由里向外翻转;同样方法拉下左肩,脱下手术衣,手臂及洗手衣裤要避免接触手术衣的外面,防止被污染的情况发生。

3.戴无菌手套

因为只有皮肤表面的暂居菌通过外科手消毒能去除及杀灭,皮肤深部常驻菌对此并无明显效果。手术进行过程中,手术者的汗液能够把皮肤深部的细菌带到手的表面。所以,戴无菌手套对手术人员来说是必不可少的。尤其要说明的是,外科手消毒并不能被戴无菌手套所替代。

(1)开放式戴无菌手套方法:①穿好手术衣,右手提起手套反折部,将拇指相对。②通常先戴左手,手套反折部用右手持住,左手对准手套五指插入;后戴右手,左手指插入右手手套的反折部内面同时托住手套,右手插入手套。③翻上反折部分并包住手术衣袖口。

（2）密闭式戴无菌手套方法：该方法与开放式戴手套法的区别是手术者的双手不直接暴露于无菌界面中，而是藏于无菌手术衣袖中，完成无菌手套的佩戴。

（3）协助术者戴无菌手套方法：①洗手护士用双手除拇指外手指插入手套反折口内面的两侧，手套拇指朝外上，小指朝内下，呈外八字形，四指稍用力向外拉开，手套入口得以扩大，对术者戴手套有帮助。②术者左手掌心朝向自己，应该五指向下对准手套，洗手护士协助上提，戴右手采用同样方法。③术者自己把手套反折翻转包住手术衣的袖口。

（4）注意事项：①持手套时，手稍向前伸，不要紧贴手术衣。②戴开放式手套时，未戴手套的手不可触及手套外面，戴手套的手不可接触手套的内面。③戴好手套之后，需把手套的反折处翻转过来包住手术衣袖口，腕部不能暴露；戴手套的手指在翻转的时候不能触碰皮肤。④戴有粉手套时，应用等渗盐水把手套上的滑石粉冲洗干净，然后再参与手术。⑤当洗手护士在协助术者戴手套时，戴好手套的手不能接触术者的皮肤。

（5）连台手术的脱无菌手套法：①首先依照连台手术脱手术衣法将手术衣脱去，反折手套边缘。②戴手套的右手应插入左手手套外部的反折处脱去手套，接着左拇指伸入右手手套内面的鱼际肌之间，最后向下脱去右手的手套。③双手一定不能被戴手套的手接触，一旦脱去手套，双手不能再触及手套外面，这样可以避免手被外界细菌污染。④如果需要继续参加下一台手术，双手必须在脱下手套后再次进行外科手消毒。

（三）手术患者准备

手术患者的皮肤表面存在大量微生物，包括暂住菌和常居菌，手术团队成员通过对手术患者进行清洁皮肤、有效备皮和消毒皮肤等术前准备工作，暂居菌被杀灭，最大程度地杀灭或减少常居菌，使得手术部位避免出现感染。

1.手术患者皮肤清洁

手术患者皮肤清洁的目的是清除患者皮肤残留污垢，根据患者的情况不同可采用以下方法。

（1）活动自如的手术患者：术前一天用含抑菌成分（氯己定、醇类）的沐浴露进行淋浴，嘱手术患者清洗手术切口四周皮肤，清理皮肤皱褶内的污垢。

（2）活动受限的手术患者：术前用含抑菌成分（氯己定、醇类）的沐浴露进行床上沐浴，条件许可的话床上沐浴最好两次以上（视患者身体状况和皮肤实际洁净度而定）。

2.手术患者术前备皮

许多微生物存在于人体皮肤表面，分为暂居菌群和常居菌群，术前备皮时一旦皮肤损伤时，暂居菌可以轻易地寄居从而繁殖，可以造成手术部位的感染。

（1）备皮方法：应尽可能使用电动毛发去除器。应谨慎使用脱毛膏，使用前应严格按照生产商的说明进行操作，以及对手术患者进行相关的过敏试验；应尽量避免使用剃毛刀，防止手术患者手术区域毛囊受损，继发术后感染；如需使用，应在备皮前用温和型肥皂水对皮肤和毛发进行湿润。对于毛发稀疏的患者，不主张术前备皮，但必须做皮肤清洁。

（2）备皮时间：手术当天，越接近手术时间越好。

（3）备皮地点：建议在手术室的术前准备室内进行；不具备此条件的医院也可在病区治疗室内进行。

3.手术患者皮肤消毒

手术前采用皮肤消毒剂将手术区域皮肤上的暂居菌杀灭，常驻菌得以最大限度地杀灭或减少，是减少手术部位感染的有效方法，所以为了减少手术部位的感染，必须严格地进行手术区皮肤消毒。

（1）常用皮肤消毒剂：手术患者皮肤消毒常用的药品、用途和特点见表9-5。

表 9-5 手术患者皮肤消毒常用的药品、用途和特点

药品	主要用途	特点
2%～3%碘酊	皮肤的消毒（需乙醇脱碘）临床上使用很少	杀菌谱广、作用力较强、能杀灭芽孢
0.2%～0.5%碘伏	皮肤、黏膜的消毒	杀菌力较碘酊弱，不能杀灭芽孢，无须脱碘
0.02%～0.05%碘伏	黏膜、伤口的冲洗	杀菌力较弱，腐蚀性小
75%乙醇	颜面部、取皮区皮肤的消毒使用碘酊后脱碘	杀灭细菌、病毒、真菌，对芽孢无效，对乙肝等病毒无效
0.1%～0.5%氯己定	皮肤消毒	杀灭细菌，对结核杆菌、芽孢有抑制作用

（2）注意事项：①采用碘伏皮肤消毒，应涂擦两遍，作用时间3分钟。②脐、腋下、会阴等皮肤皱褶处的消毒应注意加强。③在消毒过程中，操作者双手不可触碰手术区或其他物品。④遇术前有结肠造瘘口的手术患者，皮肤消毒前应先将造瘘部位用无菌纱布覆盖，使之与手术切口及周围区域相隔离，再进行常规皮肤消毒。⑤遇烧伤、腐蚀或皮肤受创伤的手术患者，应使用0.9%的生理盐水进行术前皮肤冲洗准备。⑥皮肤消毒后，应使消毒剂与皮肤有充分时间接触后，再铺无菌巾，以使消毒剂发挥最大消毒的作用。⑦进行头面部、颈后入路手术的时候，要考虑对眼睛的保护，可以在皮肤消毒前使用防水眼贴（或眼保护垫），避免消毒液进入眼内，对角膜造成损害。⑧皮肤消毒时，避免消毒液流入手术患者身下、止血袖带下或电极板下，防止发生化学性烧伤或诱发压疮。消毒过程中一旦弄湿床单，应及时更换，避免患者的皮肤在手术过程中长时间接触浸有消毒液的床单，导致皮肤灼伤（特别在婴幼儿手术中尤其注意）。⑨遇糖尿病或有皮肤溃疡的手术患者，手术医师进行皮肤消毒时，动作应尽可能轻柔。⑩用于皮肤消毒的海绵钳使用后不可再放回无菌器械台。

（3）皮肤消毒的方法和范围：以目前临床上使用较多的0.2%～0.5%碘伏为例，介绍手术区域皮肤消毒的范围如下。①头部手术：头部及前额。②口、颊面部手术：面、唇及颈部。③耳部手术：术侧头、面颊及颈部。④颈部手术：颈前部手术，上至下唇，下至乳头，两侧至斜方肌前缘；颈椎手术，上至颅顶，下至两腋窝连线。⑤锁骨部手术：上至颈部上缘，下至上臂上1/3处和乳头上缘，两侧过腋中线。⑥胸部手术：侧卧位，前后过腋中线，上至肩及上臂上1/3，下过肋缘，包括同侧腋窝；仰卧位，前后过腋中线，上至锁骨及上臂，下过脐平行线。⑦乳癌根治手术：前至对侧锁骨中线，后至腋后线，上过锁骨及上臂，下过脐平行线。⑧腹部手术：上腹部手术，上至乳头，下至耻骨联合，两侧至腋中线；下腹部手术，上至剑突，下至大腿上1/3，两侧至腋中线。⑨脊柱手术：胸椎手术，上至肩，下至髂嵴连线，两侧至腋中线；腰椎手术，上至两腋窝连线，下过臀部，两侧至腋中线。⑩肾脏手术：前后过腋中线，上至腋窝，下至腹股沟。⑪会阴部手术：耻骨联合、肛门周围及臀，大腿上1/3内侧。⑫髋部手术：前后过正中线，上至剑突，下过膝关节。⑬四肢手术：手术野周围消毒，上下各超过一个关节。

4.铺无菌巾

铺无菌巾，即在手术切口周围按照规定铺盖无菌敷料，以建立无菌手术区域，同时保证暴露充分的手术区域。

(1)铺无菌巾原则:①洗手护士应穿戴手术衣、手套后协助手术医师完成铺无菌巾。②手术医师未穿手术衣、未戴手套,直接铺第1层切口单;双手臂重新消毒,再穿手术衣、戴手套,铺余下的无菌巾单。③铺无菌巾至少4层,且距离切口2～3 cm,悬垂至床沿下30 cm,无菌巾一旦放下,不得移动。必须移动时,只能由内向外,不得由外向内。④铺无菌巾的顺序为先下后上,先对侧后同侧(未穿手术衣);先同侧后对侧(已穿手术衣)。

(2)常见手术铺无菌巾方法如下。

1)腹部手术:①洗手护士递第1～3块治疗巾,折边开口向医师,铺切口的下方、对方、上方,第4块治疗巾,折边开口对向自己,铺切口同侧,布巾钳固定。②铺大单2块,分别遮盖上身及头架、遮盖下身及托盘,铺单时翻转保护双手不被污染。③铺大洞巾1块遮盖全身,对折中单铺托盘。④若肝、脾、胰、髂窝、肾移植等手术时,宜先在术侧身体下方铺对折中单1块。

2)甲状腺手术:①对折中单铺于头、肩下方,巡回护士协助患者抬头,上托盘架。②中单1块横铺于胸前。③将治疗巾2块揉成团形,填塞颈部两侧空隙。④切口四周铺巾方法同腹部手术。

3)胸部(侧卧位)、脊椎(胸段以上)、腰部手术:①对折2块中单,分别铺盖切口两侧身体的下方。②切口铺巾,同腹部手术。

4)乳腺癌根治手术:①对折中单4层铺于胸壁下方及肩下。②中单1块包裹前臂,绷带包扎固定。③治疗巾5块,交叉铺盖切口周围,巾钳固定。④1块大单铺于腋下及上肢;另一块铺身体上部、头架。⑤铺大洞巾覆盖全身。⑥中单横铺于术侧头架一方,巾钳固定于头架或输液架上,形成无菌障帘。

5)会阴部手术:①中单4层铺于臀下,巡回护士协助抬高患者臀部。②治疗巾4块铺切口周围,大单铺上身至耻骨联合。③双腿套上腿套,注意不能触及脚套内层。

6)四肢手术:①大单4层铺于术侧肢体下方。②对折治疗巾1块,由下至上围绕上臂或大腿根部及止血带,巾钳固定。③中单包术侧肢体末端,无菌绷带包扎,用大单铺身体及头架。④术侧肢体从大洞巾孔中穿出。

7)髋关节手术:①对折中单铺于术侧髋部下方。②大单铺于术侧肢体下方。③治疗巾,第1块铺于患者会阴部,第2～5块铺于切口四周用布巾钳固定。④中单对折包裹术侧肢体末端,铺大单于上身及头架。⑤铺大洞巾方法同"四肢手术"。

七、手术中护理配合

(一)洗手护士配合

1.洗手护士工作流程

洗手护士工作流程主要包括以下几个步骤:①准备术中所需物品;②外科手消毒;③准备无菌器械台;④清点物品;⑤协助铺手术巾;⑥传递器械物品配合手术;⑦清点物品;⑧关闭伤口;⑨清点物品;⑩手术结束器械送消毒供应中心处理。

2.洗手护士职责

(1)手术前准备职责:洗手护士应工作严谨、责任心强,严格落实查对制度和无菌技术操作规程;术前了解配合要点、手术主要步骤、特殊准备,能够熟练地进行手术配合;按不同手术准备术中所需的相关器械,力求齐全。

(2)手术中配合职责:洗手护士应提前15分钟洗手,进行准备。具体工作分器械准备、术中无菌管理和物品清点几个部分。

1)器械准备包括：①整理器械台，按要求放置物品。②查看手术器械零件有无缺损，关节是不是处于良好状态。③正确无误、主动地传递术中需要的器械及物品。④已经使用过的器械随时回收，注意擦净血迹，保持器械干净。

2)术中无菌管理包括：①协助医师铺无菌巾；②术中严格遵守无菌操作原则，应保证无菌器械台及手术区始终整洁及干燥状态，如无菌巾潮湿，要第一时间更换，也可以再加盖新的无菌巾。

3)物品清点包括：①与巡回护士清点术中所需所有物品，术后确认并在物品清点单上签名。②术中病理标本要及时交予巡回护士管理，防止遗失。③关闭切口前与巡回护士共同核对术中所用的所有物品，正确无误后，告知主刀医师，才能缝合切口，关闭切口及缝合皮肤后再次清点所有物品。

（3）手术后处置职责：术后擦净手术患者身上的血迹，协助包扎伤口；术后器械确认数量无误后，用多酶溶液浸泡15分钟，初步处理后送消毒供应中心按器械处理原则集中处理，不能正常使用的器械做好标识并通知及时更换。

（二）巡回护士配合

1.巡回护士工作流程

巡回护士工作流程主要包括以下几个步骤：①术前访视手术患者；②核对（患者身份、所带物品、手术部位）；③检查（设备仪器、器械物品）；④麻醉前实施安全核查（Time-Out）；⑤放置体位；⑥开启无菌包，清点物品；⑦协助术者上台；⑧配合使用设备仪器，供应术中物品，加强术中巡视观察；⑨手术结束前清点物品，保管标本；⑩手术结束后与病房交接。

2.巡回护士工作职责

（1）术前准备：①术前访视应在术前进行，以更好掌握患者病情、身体及心理状况，还需要了解静脉充盈情况，如有需要也可简单向患者介绍手术流程，做好心理疏导；掌握手术名称、手术部位、术中要求及有无特殊要求等方面。②术前了解器械、物品的要求并准备齐全；检查所需设备及手术室环境，处于备用状态。③认真核对患者姓名、床号、住院号、手术名称、手术部位、血型、皮试、皮肤准备情况；按物品交接单核对所带物品；用药时认真做到"三查七对"。④根据不同手术和医师要求放置体位，术野暴露良好，使患者安全舒适。

（2）术中配合职责：①与洗手护士共同清点所有物品，及时准确地填写物品清点单，并签全名。②协助手术者上台，术中严格执行无菌操作，督查手术人员的无菌操作。③严密观察病情变化，重大手术做好应急准备。④严格执行清点查对制度，包括各种手术物品、输血和标本等，及时增添所需各种用物。⑤保持手术间安静、有序。

（3）手术后处置职责：①手术结束，协助医师包扎伤口。②注意保暖，保护患者隐私。③患者需带回病房的物品应详细登记，并与工勤人员共同清点。④整理手术室内一切物品，物归原处，并保证所有仪器设备完好，呈备用状态。⑤若为特殊感染手术，按有关要求处理。

（三）预防术中低体温

低体温是手术过程中最常见的一种并发症，60%～90%的手术患者可发生术中低体温，而术中低体温可导致诸多并发症，可导致住院天数、诊疗措施增加，医疗经费也会因此增加支出。因此手术室护应采取有效的护理措施来维持手术患者的正常体温，预防低体温的发生。

1.低体温的定义和特点

通常当手术患者的核心体温低于36℃时，将其定义为低体温。在手术过程中发生的低体温呈现出三个与麻醉时间相关的变化阶段，即重新分布期、直线下降期和体温平台期。重新分布期,指发生在麻醉诱导后的1小时内,核心温度迅速向周围散布,可导致核心温度下降大约1.6℃;直线下降期,指发生在麻醉后的数个小时内,在这一时期,手术患者热量的流失超过新陈代谢所产热量。在这一时期给予患者升温能有效限制热量的流失;体温平台期,指在之后一段手术期间内,手术患者体温维持不变。

2.与低体温相关的不良后果和并发症

手术过程中出现的低体温,除了给手术患者带来不适、寒冷的感觉外,在术中及术后可能导致一系列不良后果和并发症,包括术中出血增加,导致外源性输血、术后伤口感染率增加、术后复苏时间延长、麻醉复苏时颤抖、心肌缺血、心血管并发症、药物代谢功能受损、凝血功能障碍、创伤手术患者的死亡率增加、免疫功能受损、深静脉血栓发生率增加。

3.与低体温发生相关的风险因素

(1)新生儿和婴幼儿:由于新生儿和婴幼儿体积较小,体表面积相对较大,从而导致热量快速地通过皮肤流失;同时新生儿和婴幼儿的体温中枢不完善且体温调节能力较弱,容易受环境温度的影响,当手术房间室温过低时,其体温会急剧下降。

(2)外伤性或创伤性手术患者:由于失血、休克、快速低温补液、急救被脱去衣服等多因素导致外伤性或创伤性手术患者极易在手术过程中发生低体温,而且研究显示术中低体温会增加创伤性手术患者的死亡率。

(3)烧伤手术患者:被烧伤的组织引起的热辐射、暴露的组织与空气进行对流传导以及皮肤保护功能的损伤,都使烧伤手术患者成为发生低体温的高危人群。

(4)麻醉:全麻和半身麻醉(包括硬膜外麻醉和脊髓麻醉)过程中使用的麻醉药物尤其是抑制血管收缩类药物,使手术患者血管扩张,导致核心温度向患者体表散布。因此当麻醉过程长于1小时,患者发生低体温的风险增加。

(5)年龄:老年手术患者在生理上不可避免地出现生命器官功能减退,如脂肪肌肉组织的减少、新陈代谢率降低、对温度敏感性减弱等,以及对麻醉和手术的耐受性和代偿功能明显下降,因此更容易导致低体温。

(6)其他与低体温发生相关的因素:包括体重(消瘦患者)、代谢障碍(甲状腺功能减退、垂体功能减退)、抗精神病和抗抑郁症药物治疗的慢性疾病、使用电动空气止血仪、手术室室温过低、低温补液及血液制品输注、手术过程中开放的腔隙等。

4.围术期体温监测

(1)围术期体温监测的重要性:围术期常规监测体温,能够为手术室护士制订护理计划提供建议;将体温监测结果与风险因素的评估结合,有助于采取有效措施,预防和处理低体温。

(2)体温监测方式:能准确监测核心体温的四种体温监测方式是鼓膜监测法、食管末梢监测法、鼻咽监测法和肺动脉监测法,其中尤以前三种在围术期可行性较高。此外常用的体温监测部位还包括肛门、腋窝、膀胱、口腔和体表等。

5.围术期预防低体温的护理干预措施

(1)术前预热手术患者:手术患者需采取至少15分钟的预热在麻醉诱导之前,这样能显著降低患者核心、体表温度梯度,且麻醉药物引起的扩张血管的不良反应也能有效降低,从而预防低体温的发生,特别是能减少第一阶段出现的核心温度降低。

(2)使用主动升温装置:①热空气加温保暖装置:临床循证学已证明热空气动力加温保暖装置能安全有效预防术中低体温,对新生儿、婴幼儿、病态肥胖患者均有效果。②循环水毯:将循环

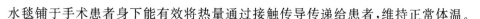

水毯铺于手术患者身下能有效将热量通过接触传导传递给患者,维持正常体温。

(3)加温术中输液或输血:术中当手术患者需要大量输液或输血时,尤其当成年手术患者每小时的输液量大于 2 L 时,应该考虑使用加温器将补液或血液加温至 37 ℃,防止因过量低温补液输入引起的低体温。同时有研究表明热空气动力加温保暖装置与术中静脉补液加温一起应用,可以取得更好地预防低体温的作用。

(4)加温术中灌洗液:当开放性手术实施的过程中,需要进行腹腔、胸腔、盆腔灌洗时,手术室护士可加温灌洗液至 37 ℃ 左右或用事先放于恒温箱中的灌洗液进行术中灌洗。

(5)控制手术房间温度:巡回护士应有效控制手术间温度,避免室温过低。在手术患者进手术间前15 分钟开启空调,使手术间的室温在手术患者到达时已达到 22～24 ℃。

(6)减少手术患者暴露:将大小适宜的棉上衣盖在非手术部位,保证非手术区域的四肢与肩部不暴露,达到保暖效果。术后转运至复苏室或病房的途中,应根据环境温度选择相应厚薄的被子,使手术患者肢体不致裸露在外。

(7)维持手术患者皮肤干燥:当手术前实施皮肤消毒的时候,消毒液的量应严加控制,一定不要让手术患者身下流入剩余的消毒液;洗手护士在术中需随时协助手术医师保证手术区域干燥,将血体液、冲洗液用吸引器及时吸尽。一旦手术结束,及时把皮肤擦净擦干,更换干净床单维持干燥。

(8)湿化加温麻醉气体:对吸入麻醉气体给予湿化加温,这种措施针对新生儿和儿童低体温的预防效果特别好。

(四)外科冲洗和术中用血、用药

1.外科冲洗

即在外科手术过程中采用无菌液体或药液冲洗手术切口、腔隙及相关手术区域,达到减少感染、辅助治疗的目的。常用于以下两种情况。

(1)肿瘤手术患者:常采用 42 ℃ 低渗灭菌水 1 000～1 500 mL 冲洗腹腔,或化疗药物稀释液冲洗手术区域,并保留 3～5 分钟,可以有效防止肿瘤脱落细胞的种植。

(2)感染手术患者:常采用 0.9% 生理盐水 2 000～3 000 mL 冲洗,或低浓度消毒液体冲洗感染区域,尤其对于消化道穿孔的手术患者可以有效降低术后感染率。

2.术中用血

(1)术中用血的方式:根据患者的病情,可采用以下几种方式。①静脉输血:经外周静脉、颈内静脉、锁骨下静脉进行输血。②动脉输血:经左手桡动脉穿刺或切开置入导管,是抢救严重出血性休克的有效措施之一,该法不常用,可迅速补充血容量,并使输入的血液首先注入心脏冠状动脉,保证大脑和心脏的供血。③自体血回输:使用自体血回输装置,将术中患者流出的血进行回收,经抗凝、过滤、离心后,将分离沉淀所得的红细胞加晶体液即可回输给患者。

(2)术中用血的注意事项:手术中用血具有一定的特殊性,应注意以下几个方面。①巡回护士应将领血单、领取血量、手术房间号等交接清楚;输血前巡回护士应与麻醉医师实施双人核对;核对无误,双方签名后方可使用,以防输错血。②避免快速、大量地输入温度过低的血液,以防患者体温过低而加重休克症状。③输血过程中应做好记录,及时计算出血量和输血量,结合生命体征,为手术医师提供信息以准确判断病情。④手术结束而输血没有结束,血制品必须与病房护士当面交班,以防出错。⑤谨防输血并发症及变态反应,特别是在全麻状态下,许多症状可能不典型,必须严密观察。

3.术中用药

手术室的药品除了常规管理外,还必须注意以下几点。

(1)手术室应严格区分静脉用药与外用药品,统一贴上醒目标签,以防紧急情况下拿错。

(2)麻醉药必须专柜上锁管理,对人体有损害的药品应妥善保管;建立严格的领取制度,使用须凭专用处方领取。

(3)生物制品、血制品、需低温贮存的药品应保存于冰箱内,按时查点。

(五)手术物品清点

手术过程中物品的清点和记录非常重要,应遵循以下原则。

(1)清点遵循"二人四遍清点法"原则,即洗手护士和巡回护士两人,在手术开始前、关闭腔隙前、关闭腔隙后、缝合皮肤后分别进行清点。

(2)在清点过程中,洗手护士必须说出物品的名称、数量和总数,清点后由巡回护士唱读并记录。

(3)清点过程必须"清点一项、记录一项"。

(4)如果在清点手术用物时,发现清点有误,巡回护士必须立即通知手术医师,停止关闭腔隙或缝合皮肤,共同寻找物品去向,直至物品清点无误后再继续操作。物品清点单作为病史的组成部分具有法律效应,不可随意涂改。

(六)手术室护理文书记录

护理文书是护理工作中需要书面记录、保存的档案,也是医疗机构中医疗文件的重要组成,它与医疗记录均为具有同等法律效力的证明文件。规范的手术室文书记录对提高手术室护理质量、保证手术安全、改善患者就医体验起到了重要的辅助作用。

1.手术室护理文书记录意义

手术护理文书指手术室护士记录手术患者接受专科护理治疗的情况,能客观反映事实。部分手术护理文书需保存在病历内,并且具有法律效力。特别是《医疗事故处理条例》引入了"举证责任倒置"这一处理原则,护理文书书写的规范及质量显得更为重要。手术室护士,应本着对手术患者负责、对自己负责的认真态度,根据卫健委印发的《病历书写规范》要求及手术室护理相关规范制度,如实、准确地书写各类护理文书。

2.手术室护理文书记录的主要内容

手术室护理文书一般包含四大部分:手术患者交接、手术安全核查、术中护理及手术患者情况和手术物品清点情况。

(1)手术患者交接记录:记录的护理表单是《手术患者转运交接记录单》。手术患者入手术室后,巡回护士与病区护士进行交接,对手术患者的神志、皮肤情况、导管情况、带入手术室药物及其他物品等内容交接记录并签名;手术结束后,巡回护士对手术患者的神志、皮肤情况、导管情况、带回病区或监护室药物及其他物品等内容进行记录并签名。

(2)手术安全核查:记录的护理表单是《手术安全核查表》。在麻醉实施前、手术划皮前、患者离开手术室前手术室巡回护士均应与手术医师、麻醉师一起进行手术安全核查,核查步骤必须按照手术安全核查制度的内容和流程进行,每核对一项内容,并确保正确无误后,巡回护士依次在《手术安全核查表》相应核对内容前打钩表示核对通过。核对完毕无误后,三方在《手术安全核查表》上签名确认。巡回护士应负责督查手术团队成员正确执行手术安全核查制度和签名确认,不得提前填写《手术安全核查表》或提前签名。

(3)术中护理及患者情况:记录的护理表单是《手术室护理记录单》。护理记录内容主要包括

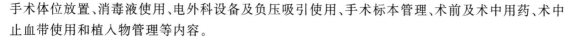

手术体位放置、消毒液使用、电外科设备及负压吸引使用、手术标本管理、术前及术中用药、术中止血带使用和植入物管理等内容。

（4）物品清点情况：主要是对手术中所用的器械、纱布、缝针等用品进行逐个清点，记录的护理表单是《手术器械清点单》。手术室护士应记录手术中所使用的器械、纱布、缝针等手术用品名称和数目，确保所有物品不遗落在手术患者体腔或切口内。手术过程中如需增加用物，应及时清点并添加记录。手术结束，巡回护士与洗手护士应确认物品清点情况后，签名确认。

3.手术室护理文书的书写要求

根据《病历书写基本规范》，填写手术护理记录单时，应符合以下的要求。

（1）使用蓝黑墨水或碳素墨水填写各种记录单，要求各栏目齐全、卷面整洁，符合要求，并使用中文和医学术语，时间应具体到分钟，采用 24 小时制计时。

（2）文书书写应当文字清晰、字迹工整、表达准确、语句通顺、标点正确。出现书写错误时，需在原错字上加上双划线，利用刮、粘、涂等方法去除或遮掩原始笔迹做法均是被禁止的。

（3）内容应客观、真实、准确、及时、完整，重点突出，简明扼要，并由注册护理人员签名；实习及试用期医务人员不具备单独书写病例的资质，其所写的病历均应当经过本医疗机构合法执业的医务人员审阅、修改并签名。

（4）护士长、高年资护士有审查修改下级护士书写的护理文件的责任。改正的时候，应当使用同色笔，修改日期要注明，并签名，原记录必须保持清晰易辨。

（5）抢救患者必须在抢救结束后 6 小时内据实补记，并加以注明。

（七）手术标本处理

1.标本处理流程

（1）病理标本：由手术医师在术中取下标本交给洗手护士，再转交巡回护士；巡回护士将标本放入容器，并贴上标签，写明标本名称；术后与医师核对后，加入标本固定液，登记签名，交给专职人员送病理科，并由接受方核对签收。

（2）术中冰冻标本：由手术医师在术中取下标本，交给洗手护士，由洗手护士交给巡回护士；巡回护士将标本放入容器，并贴上标签，写明标本名称，立即与手术医师核对，无误后登记签名，交给专职人员送病理科，并由接受方核对签收；病理科完成检查后电话通知手术室护士，同时传真书面报告；巡回护士接到检查结果后立即通知手术医师。

2.注意事项

（1）术中取下的标本应及时交予巡回护士，装入标本容器，及时贴上标签，分类存放。

（2）术中标本应集中存放在醒目且不易触及的场所仔细保管；用密闭容器传送，以确保标本不易打翻。

（3）术后手术医师与巡回护士一起核对，确定正确后加入标本固定液，登记签名之后再将标本放于指定的标本室的摆放处。

（4）专职工勤人员清点标本数目，确认正确后送病理室，病理室核对无误后签收。

八、手术后处置

（一）保温、转运和交接患者

1.手术患者离开手术室的保温与转运

（1）转运前准备：确认患者生命体征平稳，适合转运；各管路的通畅和妥善固定；麻醉师、手术医师、护士以及工勤人员准备妥善;确认转运车处于功能状态。

(2)转运中护理:在搬运患者时,应确认转运床位处于固定状态。在转运中,应注意以下几个问题。①手术患者的保温:麻醉后中枢体温调节功能出现下降,全麻、区域阻滞麻醉下,抑制了患者的肌肉震颤,导致正常产热受影响。同时,因为挥发性麻醉剂产生舒张血管作用,导致血管正常收缩反应受抑制,从而体热丢失,导致体温下降。同时周围环境温度,尤其是冬天,可能会加剧这种低温状态。②手术患者的呼吸:麻醉师陪同转运,注意观察呼吸的频率和深度,必要时携带监护仪器。转运过程中注意氧气供给,并保证手术患者转运过程中头部位置在没有特殊禁忌下偏向一侧。若置有气道导管的手术患者,确保气囊充盈,防止麻醉后反应以及搬运引起的恶心呕吐,造成误吸。③手术患者的意识改变:评估患者的意识,如出现苏醒恢复期的躁动,可以遵医嘱适当使用镇静药物;如患者意识清醒但不能配合各项治疗措施,可以遵医嘱给予保护性约束,但要注意观察使用约束带处皮肤的情况;同时做好各类导管的固定,并尽量固定在患者不能接触的范围内;正确使用固定床栏。

2.麻醉复苏室中手术患者的交接

麻醉复苏室亦称麻醉后监测治疗室(post-anesthetic care unit,PACU),用于为所有麻醉和镇静患者的苏醒提供密切的监测和良好的处理。人员配备包括麻醉医师和护士,物品配备除了常规处理装置(氧气、吸引装置、监测系统等)外,还需要高级生命支持设备(呼吸机、压力换能器、输液泵、心肺复苏抢救车等)以及各种药物(血管活性药、呼吸兴奋药、各种麻醉药和肌松药的拮抗药、抗心律失常药、强心药等)。PACU应有层流系统,环境安静、清洁、光线充足,温度保持在20~25℃,湿度为50%~60%。复苏室的床位数与手术台数的比有医院采用约为1:(1.5~2);护士与一般复苏患者之比约为1:3,高危患者为1:1。复苏室应紧邻手术室或手术室管辖区域,以便麻醉医师了解病情、处理患者,或患者出现紧急情况时能及时送回手术室进一步处理。手术结束后,患者需要转入PACU,手术巡回护士应当先电话与PACU护士联系,告知患者到达的时间和所需准备的设备。当手术患者进入PACU后,手术医师、麻醉医师和手术护士应分别与PACU医师和护士进行交接班。

(1)手术室护士交接的内容:手术患者姓名、性别、年龄、术前术后的诊断、手术方式、术后是否有引流管、引流管是否通畅、手术过程中是否存在植入物放置、手术中的体位和患者皮肤受压的情况等。

(2)麻醉医师应交接的内容:麻醉方式、麻醉药的剂量、术前术中抗生素的使用、出入量、引流量等。

(3)手术医师应交接的内容:术后立即执行的医嘱与特别体位、伤口处理情况等。

(二)麻醉复苏患者的评估

当手术患者进入PACU后应立即吸氧或辅助呼吸,以对抗可能发生的通气不足、弥散性缺氧和缺氧性通气驱动降低,并同时监测和记录生命体征。麻醉医师应向PACU工作人员提供完整的记录单,并等到PACU工作人员完全接管患者后才能离开。

1.基本评估

(1)手术患者一般资料:姓名、性别、诊断、母语和生理缺陷(如聋、盲)。

(2)手术:包括手术方式、手术者和手术可能的并发症。

(3)麻醉:包括麻醉方法、麻醉药、剂量、药物拮抗、并发症、估计意识恢复的时间或者区域麻醉恢复的时间。

（4）相关病史：包括术前和术中的特殊治疗、当前维持治疗药物，药物过敏史、过去疾病和住院史。

（5）生命体征及其他：包括基本的生命体征，以及液体的平衡（输液量和种类、尿量和失血量）、电解质和酸碱平衡情况等。

2.评估工具

评估工具详见表9-6、表9-7。这两个表格不仅可帮助PACU护士了解手术患者当前的整体状况，还可以为PACU护士正确观察手术患者和及时处理各种异常情况提供指导。表9-8是麻醉后恢复评分标准，以判断手术患者是否允许进一步转运。

表9-6 进入PACU基本情况表

生命体征：	体温_____ 血压_____ 脉率_____ 呼吸_____
麻 醉：	区域麻醉_____ 全身麻醉_____ 阻滞麻醉_____ 其他_____
	区域麻醉：止痛平面_____
	全身麻醉：无反应_____ 嗜睡_____ 苏醒_____
气 道：	口_____ 鼻_____ 气管_____ 肺_____
	气管插管_____ 气管切开_____

表9-7 PACU常规医嘱

1.给氧：面罩_____ 鼻导管_____ 流量（L/min）_____

2.监测：血压_____ 脉率_____ 呼吸_____ 体温_____ 心电图_____ 尿量_____

3.气管导管护理

①无菌吸引：痰色_____ 黏稠_____

②给氧方式：机械通气_____ T形导管法_____ 氧浓度_____

③拔除气管导管：按常规拔管指征

④定时放松套囊

4.继续手术室的静脉输液（药），直到手术者开出新的医嘱为止

5.心脏监测：ECG_____ CVP_____ PA_____ PCWP_____

6.脉搏血氧饱和度（SPO_2），血气分析（每小时一次）

7.用药

①如果心率少于__次/分，给阿托品 0.5 mg 静脉推注

②如果出现每分钟 6 次以上室性早搏，或者二联时，利多卡因 50 mg 静脉推注，同时呼叫麻醉专家会诊

③_____静脉给药，以缓解疼痛

④必要时：_____静脉_____μg/(kg·min)；_____静脉 μg/(kg·min)

8.下述情况发生时，请通知麻醉专家

血压_____ 或_____ 神志不清超过_____小时

呼吸_____ 或_____ 肢体活动障碍超过_____小时

心律（率）_____ 或_____

9.下述情况发生时，请通知手术医师

切口：渗血

引流管：引流管出血_____mL/h 以上

瞳孔：散大_____mm，左右不等大

表 9-8　麻醉后恢复评分标准

评分项目	得分
1.活动度	
・所有肢体能随意活动	2
・两个肢体能随意活动	1
・完全不能活动	0
2.呼吸	
・能做深呼吸和咳嗽	2
・呼吸困难,通气不足	1
・呼吸暂停(无自主呼吸)	0
3.循环	
・血压波动为麻醉前的±20%	2
・血压波动为麻醉前的±20%～50%	1
・血压波动为麻醉前的±50%	0
4.意识	
・完全清醒	2
・能唤醒	1
・无任何反应	0
5.皮肤颜色	
・粉红	2
・苍白、皮肤斑点	1
・发绀	0

3.监测内容

手术患者进入 PACU 后,应常规每隔至少 5 分钟监测一次生命体征,包括血压、脉搏、呼吸频率等,持续 15 分钟或至患者情况稳定;此后每隔 15 分钟监测一次。全身麻醉的患者应持续监测 ECG 和脉搏氧饱和度直至患者意识恢复,监测尿量及尿液的性状、水电解质平衡情况等。还应监测患者体温情况,及时保暖,有助于患者尽快复苏。

对于神经系统和意识的监测是麻醉复苏室的特殊监测项目,可应用神经刺激器监测肌肉功能的逆转情况;以及采用新一代的麻醉深度监测仪(双频谱指数-BIS),直接测定麻醉药和镇静药对脑部的影响,该仪器可提供一个从 0(无脑皮层活动)到 100(患者完全清醒)的可读指数,能客观地描述镇静、意识丧失和恢复的程度,对术后患者意识水平恢复的评估有参考价值。

除了以上标准监测内容,对于一些循环尚未稳定、应用血管活性药物和必须反复采取血样标本的患者,防治动脉导管是必要的,也便于监测有创血压,如有必要也可以放置中心静脉导管及 Swan-Gans 导管监测 CVP 和 PCWP。如果需要加强监测和处理,应送至 ICU 继续治疗。

(三)麻醉后并发症的护理

手术麻醉结束以后,绝大多数患者都会经历麻醉苏醒期,往往在麻醉复苏室处于相对平稳的状态,但是在手术后 1 天之内,术后并发症,甚至是可危及生命的严重并发症仍然随时有可能出现。麻醉以后发生循环、呼吸系统的并发症是极为常见的。如手术后患者能得到适当的观察和

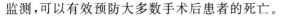

监测,可以有效预防大多数手术后患者的死亡。

1.循环系统并发症

手术后早期,最常见的并发症包括低血压、心肌缺血及心律失常。

(1)低血压:术后手术创面出血、渗透性利尿、液体量不足、体液转移至第三间隙等造成患者血容量绝对或相对不足,以上往往是麻醉后血压下降最多见因素,其他还包括静脉回流受阻、心功能不全引起的心排血量下降、椎管内麻醉以及残留的麻醉药物等都可导致低血压的发生。临床处理及护理措施包括准确评估患者术中及术后出血情况,监测出入量,积极采用对症治疗措施,给予吸氧,如患者需使用血管收缩药物,应严密监测血流动力学改变。

(2)高血压:患者术后血压较术前增高 20%~30%。多见于术前即有高血压,并且又没有正规服药治疗的患者,此类患者术后高血压概率较正常者明显增加。另外包括颈内动脉及胸腔内手术也是常见诱发因素。术后伤口疼痛及使用血管收缩剂同样可以诱发血压升高。临床处理及护理措施包括止痛,给予吸氧,给予抗高血压药物,必要时可给予血管扩张剂。

(3)心律失常和心肌缺血:诱发因素多见比如低氧血症、电解质代谢紊乱、交感神经兴奋性增高、发生于术中及术后低体温、某些特殊药物应用(一些麻醉药如阿片类药物和抗胆碱酯酶药)和恶性高热等,术前基础患有心血管疾病的患者,手术后诱发心肌缺血、心律失常的概率也较正常人为高。对于患者出现的循环系统并发症,一定要在手术后密切观察病情,记录生命体征变化,按病因进行诊断和处理。

2.呼吸系统并发症

PACU 患者中呼吸系统并发症出现的概率约为 2.2%,主要有通气量减少、低氧血症,另外也可以出现喉痉挛、上呼吸道梗阻、呕吐物误吸等情况。

(1)低氧血症:肺不张、肺水肿、肺栓塞、误吸、支气管痉挛等因素是引起术后低氧血症的最多见原因。往往临床表现为呼吸困难、呼吸急促、口唇发绀、昏迷、躁动、心动过速及心律失常等。

(2)通气量减少:因为麻醉镇痛剂的应用、肌松剂的残留作用、术后创面疼痛、胸腹部手术术后加压包扎、气胸以及呼吸系统基础疾病等均为术后导致通气量减少的常见原因。

(3)上呼吸道梗阻:常见有舌后坠、喉痉挛、手术切口血肿、声带麻痹、气道水肿等原因。临床可表现为鼾声呼吸、吸气性呼吸困难,严重可见三凹征,患者一般仍然保持深睡状,监测指脉氧下降显著。

术后出现上述并发症时,都应首先给予面罩吸氧,人工辅助通气,必要时可置入喉罩或重新气管内插管,根据病因对症处理。

3.神经系统并发症

常见为苏醒延迟、谵妄、中枢神经系统及外周神经的损害。麻醉药物残留作用往往导致苏醒延迟;老年患者谵妄发生率相对较高,许多药物均能诱发谵妄,围术期用药需考虑上述情况。颅内手术、颈动脉内膜切除术和多发性外伤可能导致神经系统的损伤;而外周神经的损伤多和手术直接损伤和术中体位安置不当有关;最常见的损伤位置是腓外侧神经、肘部(尺神经)、腕部(正中神经和尺神经)、臂内侧(桡神经)、腋窝(臂丛)。因此,手术中应仔细操作,避免误伤;同时维持患者合理正确的体位并加强巡查。

4.疼痛

由于外科手术直接可以损伤机体组织,或多或少会产生术后疼痛,导致机体出现一系列的复杂的生理病理反应。患者自身的感觉及情绪上的体验往往是不好的。BCS 舒适评分最常用于临床评估。方法具体是:持续疼痛 0 分;安静时无痛,深呼吸或咳嗽时疼痛严重为 1 分;平卧安静时无痛,深呼吸或咳嗽时轻微疼痛为 2 分;深呼吸时无痛 3 分;咳嗽时无痛 4 分。

镇痛药物:术后止痛的药物主要是阿片类;自控镇痛(patient controlled analgesia,PCA)得到了患者的满意以及认可,目前临床应用较广。手术患者可以自己调节 PCA 镇痛泵,术后患者感觉到疼痛时,自己通过控制器把镇痛药注入体内,实现止痛的效果。医护人员可以依据手术患者的可能疼痛程度及身体基础情况,编定镇痛泵工作程序,将镇痛药物和剂量提前设置好,这样就可以达到个性化给药。对于术后疼痛来说 PCA 的安全性也很高,镇痛药物的最小给药间隔以及单位时间内最大剂量可以由医务人员提前设定好,用药过量情况完全可以避免。另外,非甾体类药物、区域神经阻滞、局部镇痛临床也很常用,

非药物性措施,具体包括舒适的体位、冷热刺激、按摩、经皮神经电刺激、放松技术、想象等,但非药物治疗只能作为药物治疗的辅助,而不能替代药物有效镇痛。

5.肾脏并发症

通常局麻药以及阿片类药物会产生一些不良反应,患者括约肌松弛、尿潴留。少尿、多尿以及相应的水电紊乱是术后比较常见的并发症。术后应注意维持导尿管通畅;至少每个小时正确测量及记录尿量 1 次,能够为临床提供有价值的病情参考;注意监测血电解质,如果发现血电解质紊乱应及时纠正。

6.术后恶心、呕吐

通常术后恶心、呕吐发生率波动在 14%～82%,小儿的发生率较高,往往达到成人两倍,女性发生率比男性更高,肥胖者也有更高的发生率。手术和麻醉本身可以直接引起恶心、呕吐,麻醉性镇痛药、氯胺酮等药物也被认为能够使术后恶心、呕吐的发生率增高。对应方法有,对恶心、呕吐原因进行认真评估,对症处理是很有必要的,避免呕吐物误吸导致吸入性肺炎。部分患者术后更容易发生恶心、呕吐,预防性处理很有必要,术前或术中可以分别应用抗呕吐药物。

7.体温变化

由于麻醉药物的影响,麻醉状态下患者体温调节中枢功能受到干扰,伴随着环境温度的下降,内脏、直肠、食管等处的核心温度往往可以下降 6 ℃或更多,对于小儿患者更加明显。低体温能够导致机体出现一系列的继发性损害,比如心肌缺血、心肌抑制、心律失常、心排血量下降等,导致组织低灌注状态。预防低体温发生非常重要,护理工作与此密切相关。常用方法:术中将环境温度适度提高,用棉垫覆盖暴露的体腔;加热毯应用,用温热仪对静脉输注液体适当加温。常规测量术后患者体温,如有必要及时使用保温复温措施。术后高温往往和感染、输液反应以及恶性高热等因素有关系,药物及降温毯是常用的处理方法。

(四)医疗废弃物的处置

1.手术室医疗废弃物的分类

分类见表 9-9。

(1)医疗废弃物概念:医疗卫生机构在医疗、预防、保健以及其他与之相关的活动中产生的具有直接或者间接感染性、毒性以及其他危害性的废物。

(2)医疗废弃物的分类:医疗废弃物可以分为感染性废物、病理性废物、损伤性废物、药物性废物和化学性废物,共五类。

表 9-9　手术室医疗废弃物分类目录

类别	特征	常见组分或者废物名称
感染性废弃物	携带病原微生物,具有引发感染性疾病传播危险的医疗废弃物	1.被患者血液、体液、排泄物污染的物品,包括:①棉球、棉签、纱布及其他各种敷料;②一次性使用医疗用品及一次性医疗器械;③其他被患者血液、体液、排泄物污染的物品 2.废弃的血液、血清 3.使用后的一次性使用医疗用品及一次性医疗器械
病理性废弃物	手术过程中产生的人体废弃物	手术过程中产生的废弃的人体组织、器官等
损伤性废弃物	能够刺伤或者割伤人体的废弃的手术用锐器	1.手术用注射器针头、缝合针 2.各类手术用锐利器械,包括:手术刀片、取皮刀片、手术锯、克氏针等 3.玻璃安瓿、外用生理盐水瓶等
药物性废弃物	过期、淘汰、变质或者被污染的废弃药品	1.废弃的一般性药品,如抗生素等 2.废弃的麻醉药品,如利多卡因等 3.废弃的血液制品
化学性废弃物	具有毒性、腐蚀性的废弃化学物品	1.废弃的过氧乙酸、戊二醛等化学消毒剂 2.废弃的用于癌症患者伤口冲洗的化学制剂

2.医疗废弃物管理的基本原则

基本原则:为了维护人的健康和安全,保护环境和自然资源对医疗废弃物管理实行全程控制。

3.医疗废弃物收集包装袋及锐器容器警示标识和警示说明

按 2003 年 10 月 15 天开始施行的卫生部(现卫健委)第 36 号令《医疗卫生机构医疗废物管理办法》,医疗废物应放于专用的黄色医疗废弃物包装袋(以下简称包装袋)及锐器容器内,其外包装上应有明显的警示标识和警示说明。

4.手术室医疗废弃物处理的安全管理措施

手术室是医疗废弃物处置的特殊场所,必须做好以下几个方面的工作。

(1)不得将医疗废弃物混入生活垃圾中;应根据《医疗废物分类目录》五类要求,对医疗废弃物实施分类收集。

(2)医疗废物收集后,应当放置于有明显警示标识和警示说明的黄色袋内,损伤性废弃物放入专用锐器容器内;放入专用黄色袋内或者锐气容器内的废弃物不得取出;病理性废弃物由专职人员送医院规定的地方焚烧。

(3)盛装医疗废弃物的包装袋及专用锐器容器应密闭,无破损、渗漏及其他缺陷;盛装的废弃物不得超过整个容积的 3/4;使用后贴上标签,注明医疗废弃物产生的科室、日期、类别及特殊说明。专人定时回收,注意在手术室存放时间不得超过 24 小时。

(4)特殊感染(如气性坏疽、朊毒体、突发原因不明的传染性疾病)患者产生的医疗废弃物应使用双层包装袋并及时封口,尽量缩短在科室内存放时间。

(5)废弃物运输车及存放场所应按照规定用 2 000 mg/L 含氯消毒剂擦拭、喷洒消毒。

5.一次性物品的使用和管理

一次性物品可以分为一次性使用卫生用品、一次性使用医疗用品、一次性医疗器械共三类。

本节涉及的一次性物品指的是一次性使用医疗用品和一次性器械。一次性物品处置的原则为，先毁形，再处理。所有使用后的一次性使用医疗用品及一次性医疗器械视为感染性废弃物，必须先毁形，后按手术室医疗废弃物处理的安全管理措施处置。

（五）术后手术环境的处理

1.各类物品的处理

洗手护士收回手术台上各类物品，初步整理后，放在包布内或密闭容器内。其中污染的布类敷料放入污敷料车内，送洗衣房消毒处理后清洗；一次性辅料装入黄色垃圾袋作医疗垃圾处理，封口扎紧，并在外包装作明显标记；金属手术器械密封后，送消毒供应中心清洗灭菌；术中切取下的病理标本，按照病理标本处理原则和流程处理。

2.环境的处理

用 500 mg/L 的有效氯消毒液擦拭手术室物品表面，如有血渍污渍的地方用 2 000 mg/L 的有效氯消毒液擦拭；更换吸引装置、污物桶，并用 2 000 mg/L 的有效氯消毒液擦拭地面；及时更换手术床面敷料，为接台手术做准备；整理室内一切物品，物归原处；开启手术室层流或空气洁净设备，关闭手术室，以达到空气自净目的，并为下一台手术做好准备。

（王　娜）

第八节　手术室常见手术配合

一、胆囊切除术手术配合

（一）特殊用物准备

扁桃体血管钳、长剪刀、直角钳。

（二）手术配合

（1）常规消毒皮肤，铺巾。取右上腹直肌切口或右肋缘下斜切口，切开皮肤，皮下组织，直血管钳止血。

（2）按切口方向切开腹直肌前鞘及腹外斜肌，分离腹直肌的内外侧缘，依切口方向将其切断。分离腹内斜肌及腹横肌，切开腹直肌后鞘及腹膜，显露胆囊。

（3）探查后，用盐水纱垫保护切口，用深部拉钩和蒂氏拉钩显露肝外胆道和十二指肠韧带，进一步探查肝和胆囊。

（4）用盐水纱垫隔开周围脏器组织，艾力斯钳夹住胆囊底部向上牵引，切开胆囊管前面的腹膜，推开周围的疏松组织，显露胆囊管及其相连的胆总管及肝总管。

（5）分离胆囊管，用直角钳从其后方引过一根 4 号线，将胆囊管提起，分离胆囊动脉并结扎。

（6）游离胆囊，切开胆囊边缘浆膜，用组织剪、电烧将胆囊从胆囊床上剥下，出血点中线结扎。切断胆囊管，近端再结扎 1 次。

（7）用小圆针中线缝合胆囊床两侧腹膜，彻底止血。

（8）清点用物，关闭腹腔，常规逐层缝合，伤口覆盖纱布包扎。

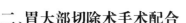

二、胃大部切除术手术配合

(一)特殊用物准备

3-0 可吸收线、吻合器、荷包钳及荷包线。

(二)手术配合

(1)常规消毒铺巾,取上腹部正中切口,常规进入腹腔,探查病变部位,决定手术方式。

(2)用深拉钩显露手术野,分离大小网膜,游离胃大弯,将胃提起,在大弯稍左处选出一无血管区,剪开胃结肠韧带,切断并结扎胃网膜血管通往胃壁的各分支。

(3)沿大弯向左游离至胃网膜左血管邻近无血管区的最后 1 个或 2 个分支,再向右切断并结扎胃网膜右血管各分支,直至幽门部。用剪刀将右侧胃后壁与横结肠系膜、胰腺之间及胃结肠韧带与横结肠系膜之间的粘连分开。

(4)将胃向上翻开,切断并结扎走向胃幽门部的各分支。

(5)游离胃小弯,剪开肝胃韧带,结扎胃右动脉,将胃翻向左侧,游离胃小弯及胰腺之间的粘连。

(6)分离十二指肠球部,切断并结扎胃十二指肠动脉的分支,用两把直可可钳在近幽门处夹住十二指肠,并在两钳间切断,络合碘消毒残端,胃残端用纱垫包裹。

(7)将胃向下方牵引,向左切断肝胃韧带,结扎胃左动脉,清除胃小弯的脂肪约 2 cm,以利缝合。

(8)在预定切除胃大弯侧夹两把直可可钳,小弯侧夹 1 把直可可钳并用闭合器闭合,两钳间将胃切除,移去标本,络合碘消毒残端,小弯侧闭合的残端 1 号线缝合浆肌层。

(9)胃肠道重建。将十二指肠残端用荷包钳及荷包线缝制荷包,将涂有络合碘的吻合器伞形头置入并收紧荷包线,放开胃残端,吸净胃内容物,络合碘消毒,并用吻合器将胃后壁与十二指肠残端吻合,将大弯侧残端用闭合器闭合,并用 1 号线将肌层缝合。

(10)用 1 号线缝闭后腹膜与肠系膜的空隙。

(11)冲洗伤口,止血,清点用物,常规关闭腹腔。

三、右半结肠切除术手术配合

(一)特殊用物准备

3-0 可吸收缝线、吻合器、引流管。

(二)手术配合

(1)常规消毒铺巾,取右上腹直肌切口,切开腹膜,探查病变。

(2)腹腔牵开器显露腹腔,剪开升结肠后外侧的后腹膜,分离结缔组织,向下剪开升结肠后及末端回肠系膜下的腹膜,向上剪开肝结肠韧带,游离右半结肠。

(3)分离回盲系膜血管、升结肠血管,结扎中结肠动脉、静脉及右结肠动静脉。

(4)在末段回肠的近端夹肠钳,下夹直可可钳,切除回肠末端、盲肠、升结肠及右半横结肠。

(5)回肠、横结肠端端吻合,以小圆针细线做间断缝合,3-0 可吸收缝线缝合全层,或用吻合器做功能性对端吻合。

(6)冲洗腹腔,仔细止血,放置引流管,清点物品后常规关闭腹腔。

四、肝切除术手术配合

(一)特殊用物准备

肝针、粗引流管、超声刀、氩气刀、肝拉钩、血管阻断钳。

(二)手术配合

(1)常规消毒铺巾,做右肋缘下斜切口或右上腹直肌或正中切口,切口上端至剑突左侧,常规进入腹腔。

(2)保护周围组织,用深拉钩充分显露,进行腹腔内探查。

(3)游离肝。用肝拉钩显露手术野,分离肝周围韧带,用扁桃体血管钳和组织剪依次分离切断肝圆韧带、镰状韧带、冠状韧带、三角韧带和肝胃韧带,中线缝扎或7号线结扎。切缘的预计可通过扣诊和用电灼画出界限。也可同时行胆囊切除。

(4)显露肝门。分离肝、十二指肠韧带上段,分离肝动脉、肝管及门静脉分支,用阻断套管和长气门芯环绕肝门并钳夹气门芯两端准备阻断。用扁桃体血管钳和直角钳先分离和夹住动脉和肝管,切断动脉,近端用7号线结扎,切断肝管后用7号线缝扎,门静脉分支用7号线结扎切断。

(5)结扎肝静脉。分离冠状韧带内侧,显露肝上的腔静脉,用肝针或7号线缝扎肝静脉主干。

(6)沿下腔静脉左缘与胆囊右缘的平面用CUSA离断肝,先切开肝包膜,逐步离断肝实质,遇有血管和肝管分支时用蚊式血管钳夹住切断,1号线结扎或缝扎。

(7)肝断面止血。肝针或7号线做褥式缝合,并用氩气刀烧灼肝断面,以大网膜缝合覆盖在肝断面上,左膈下放置引流管于切口旁引出。

(8)仔细止血,清点用物,常规关腹。

五、腹股沟斜疝修补术手术配合

(一)特殊用物准备

布带子、疝补片。

(二)手术配合

(1)常规消毒皮肤,铺巾,自腹股沟韧带中点上方2 cm处至耻骨结节做一与腹股沟韧带相平行的切口,切开皮肤、皮下组织,直血管钳止血。

(2)保护切口,铺皮垫,用巾钳固定。甲状腺拉钩牵开显露腹外斜肌腱膜及外环。

(3)用弯血管钳或手指将皮下脂肪组织及筋膜从腹外斜肌腱膜上推开,内达腹直肌前鞘,外至腹股沟韧带。

(4)在外环的外上方切开腹外斜肌腱膜,用弯血管钳在腱膜下潜行分离,剪开腱膜,显露并分离髂腹股沟神经及髂腹下神经。用弯血管钳提起腱膜,在深面分离,内达腹内斜肌与联合肌腱,外至腹股沟韧带。

(5)沿纤维方向切开提睾肌,显露精索及疝囊,疝囊一般在精索的内前方。如果疝囊小,就不用切开疝囊;如果疝囊大且进入阴囊,则自精索中部横断疝囊,远端旷置,近端向上钝性剥离达内环口。小疝囊向内翻转推至腹腔内,大疝囊断端4号线缝扎后推至腹腔内,然后将伞状填充物放入内环口,伞端用4号线固定于内环边缘和附近的腹横筋膜上。提起精索将补片平铺于精索深层,补片预留缺口包绕精索间断缝合缺口,修剪补片,用4号线将补片固定于联合肌腱和腹股沟韧带上,还纳精索间断缝合提睾肌。止血,还纳髂腹下和髂腹股沟神经于精索浅层,间断缝合腹外斜肌腱膜达外环口。

（6）缝合皮下、皮肤。

六、阑尾切除术手术配合

（一）特殊用物准备

麻头吸引器、石炭酸、棉棍。

（二）手术配合

（1）常规消毒，铺巾。取右下腹麦氏切口，切开皮肤，皮下组织，保护皮肤切口铺护皮垫。

（2）切开腹外斜肌腱膜，切开肌膜，甲状腺拉钩牵开肌层。

（3）切开腹膜，直钳将腹膜固定在皮垫上。

（4）用长平镊、卵圆钳找出阑尾，用艾力斯钳提起阑尾，依次切断阑尾系膜，中线结扎，用小圆针中线在阑尾根部做荷包缝合，阑尾根部用 7 号线结扎。手术刀涂以石炭酸切除阑尾，分别用石炭酸、乙醇、盐水棉棍擦拭阑尾残端。将阑尾残端埋入直肠，扎紧荷包线，做褥式缝合。

（5）检查腹腔有无出血，清点物品，关腹。

（6）更换干净的器械，逐层缝合。

七、乳癌改良根治术手术配合

（一）特殊用物准备

棉垫、线头、引流管×2、头皮针×2。

（二）手术配合

（1）常规消毒铺巾，做一梭形切口，切皮后用大巾钳依次夹住皮肤边缘，大刀向两侧潜行分离，干纱垫止血。

（2）显露遮盖腋窝的胸锁筋膜，剪开并清除腋窝的淋巴组织，干纱垫止血。

（3）切除乳腺组织，止血，放置引流，做减张缝合。

（4）纱布、棉垫、线头覆盖伤口，弹力绷带包扎。

八、甲状腺次全切除术手术配合

（一）特殊用物

3-0 可吸收缝线、皮片引流、显纱、布带子、扣线。

（二）手术配合

（1）常规消毒铺巾，在胸骨切迹上两横指沿颈部皮肤横纹作弧形切口。依次切开皮肤、皮下组织、颈阔肌，出血点直钳钳夹，电凝止血。

（2）分离皮瓣。上至甲状软骨，下至胸骨颈静脉切迹，两侧达胸锁乳突肌缘，弯钳电凝止血。两块干纱垫保护切口。

（3）牵引颈阔肌。直钳钳夹上侧颈阔肌边缘，并用布带子及艾力斯钳将其固定在头部托盘上。

（4）用电刀沿颈白线正中切开颈阔筋膜，上下扩大颈白线切口。

（5）切断颈前肌群。出血点中线结扎或缝扎。

（6）由上级至下级游离甲状腺组织。小圆针中线缝扎甲状腺作牵引，弯钳、组织剪分离甲状腺组织,小直角钳分离甲状腺上、下动静脉,7 号线结扎并切断,远端中线结扎,近端中线缝扎。

(7)切断甲状腺峡部。中线或 7 号线结扎。

(8)切除甲状腺弯钳数把钳夹甲状腺四周,并切除甲状腺体,细线结扎,3-0 可吸收线缝合包埋腺体残端,止血。

(9)同法切除另一侧甲状腺。

(10)冲洗切口,清点物品。

(11)中线缝合甲状腺前肌群,并放置皮片引流。

(12)细线或 0 号线缝合颈阔肌和皮下组织,并清点物品。

(13)扣线缝合皮肤。切口覆盖纱布及棉垫并加压包扎。

九、大隐静脉高位结扎剥脱术手术配合

(一)特殊用物

大隐静脉剥脱器、绷带、显纱、棉垫、弹力绷带。

(二)手术配合

(1)常规消毒铺巾,于卵圆窝处做一平行于腹股沟韧带的斜切口。

(2)切开皮肤及皮下组织,于卵圆窝内下缘找到大隐静脉主干,分离、中线结扎其分支并切断。

(3)7 号线结扎并切断大隐静脉,近端中线缝扎,远端插入剥脱器至膝下,并于该部位做一小切口,用 7 号线将远端静脉与剥脱器绑扎后切断。

(4)拔出剥脱器,同时抽出大隐静脉,干纱垫压迫止血。

(5)膝部以下静脉需剥脱时,将剥脱器从膝部静脉插入,将曲张静脉全部抽出。

(6)冲洗切口,清点物品,缝合筋膜。

(7)细线缝合皮下组织及皮肤。

(8)切口覆盖纱布及棉垫,弹力绷带加压包扎。

十、腹腔镜胆囊切除术手术配合

(一)特殊用物

腹腔镜器械、冲水管、钛夹。

(二)手术配合

(1)常规络合碘消毒皮肤,铺无菌巾。

(2)在脐部刺入气腹针并注入二氧化碳气体建立气腹,插入电视镜头。

(3)在剑突部、右肋缘下穿刺,置入 Trocar(穿刺套管锥),经腹腔镜直视做腹腔探查和胆囊切除术。

(4)分离胆囊管、胆囊血管,用钛夹夹闭并切断。将胆囊从肝床分离,彻底止血,并探查胆总管。

(5)取出胆囊,冲洗腹腔,清点用物,关闭切口。

十一、经腹腔镜乙状结肠癌根治术手术配合

(一)特殊用物

腹腔镜器械、吻合器、闭合器、超声刀、钉仓、钉仓钳、荷包钳等。

(二)手术配合

(1)气腹后,置入摄像头,观察腹腔和盆腔情况,是否适合腹腔镜手术。

(2)用超声刀分离乙状结肠和侧腹壁。此过程中同时解剖出左侧输尿管,并注意保护。

(3)剪开乙状结肠系膜前叶并与左侧术野会合后,用超声刀继续向上解剖,直至肠系膜下动脉根部。

(4)向下游离直肠,于拟切断肠管的位置用超声刀游离肠管周围的系膜和脂肪组织,从1号孔内置入钉仓,夹住肠管,切断盲肠。

(5)于脐与耻骨联合水平之间行左下腹3~4 cm的腹直肌旁切口,逐层进入腹腔,用直桶型的无菌塑料袋保护切口,将近段结肠提出腹壁外。于腹壁外修剪乙状结肠系膜,并切除、移走病变肠段。荷包钳夹住结肠近断端,荷包线缝合结肠断端,并于其中置入吻合器的钉砧头,收紧荷包线并打结。将其放回腹腔内,缝合左下腹切口的腹膜及后鞘,重新气腹。

(6)助手经患者肛门放入吻合器,腹腔内直视下旋出钻钉,主刀用胆囊抓钳将钉仓与钻钉对合,扣动扳机吻合,确认吻合口无张力后,放置引流管,分别置入吻合口的前后方。

(7)冲洗腹腔,清点纱布器械无误后,分层缝合。

十二、肾切除术手术配合

(一)特殊用物

肾蒂钳、开胸去肋器械。

(二)手术配合

(1)常规消毒皮肤,铺无菌单。取腰部切口,探查肾。

(2)用纱垫推开腹膜,打开肾周筋膜,用一深直角拉钩将其牵向内侧再用手分离肾蒂脂肪组织,以充分显露肾蒂。

(3)手指钝性分离肾周围脂肪及粘连处,出血点用中线结扎,直至显露肾动静脉,应先处理肾动脉,找到输尿管,用扁桃体钳夹住,待肾蒂处理完后再切断。

(4)肾及上段输尿管全部分离清楚,用3把肾蒂钳夹住肾血管,两把位于近端,1把位于远端,用手术刀在肾蒂间切断,用7号线结扎肾蒂残端,再用7号线缝扎。

(5)切下的肾用纱垫包好,此时只有输尿管与其相连,沿输尿管向膀胱方向分离,用两把血管钳夹住,周围以湿纱垫保护、切断。将离体肾放入弯盘内,输尿管残端用中线双重结扎,缝合。

(6)清点物品,冲洗伤口逐层缝合,盖无菌纱布。

十三、前列腺摘除术手术配合

(一)特殊用物

热盐水。

(二)手术配合

(1)常规消毒铺单,取下腹部正中切口。

(2)用盐水纱布将腹膜反折向上推,显露膀胱,用艾丽斯钳提起膀胱从中间切开吸尽尿液。

(3)用组织剪扩大膀胱切口,手指由膀胱插入直至前列腺内,在前列腺体及包膜间作钝性分离。

(4)助手将手指伸入肛门内,向前上顶起前列腺,术者剥离腺体将前列腺摘除的腺体应仔细察看是否完整,如有残缺遗留部分未摘除应进一步摘除干净。

(5)用热盐水纱垫压迫前列腺窝,暂时止血,用3-0可吸收线将膀胱作荷包缝合止血,缝线应穿过前列腺包膜及膀胱壁肌层和黏膜。

(6)放置尿管冲洗伤口,清点用物缝合伤口。

十四、腹腔镜下肾上腺切除术手术配合

(一)特殊用物

20 mL空针、粗引流管、中粗引流管、三通、无菌引流袋、18#(16#)尿管各1根,手套多备一副(用来作水囊)、超声刀、1 000 mL生理盐水、体位垫。

(二)手术配合

(1)腔镜的手术在进Trocar前需要通过水囊将皮下组织撑开,以免进Trocar时造成损伤。

(2)铺巾。先在胸腰段两侧各铺一小手巾,再以切口为中心铺4块小手巾,然后铺腹单。在铺单完成后,将平车放于与床同一水平线上,并用1块大手巾将平车与手术床连接。

(3)连接腹腔镜镜头、冷光源线、单极线、二氧化碳通气管、超声刀等。

(4)尖刀自脐与髂前上棘连线与腋前线交点处做第一个切口,依次切开皮肤、皮下、肌层,用弯钳分离筋膜,并把打水囊的一套用物递与医师。

(5)气腹建立后,由于切口大漏气,用皮针7号丝线缝两针到切口直径大约为1.5 cm后,置入10 mm套管针,建立人工二氧化碳气腹,压力为1.7~2.0 kPa(13~15 mmHg),引入摄像头。

(6)腹腔镜监视下于术侧锁骨中线肋缘下约1 cm及7 cm分别穿刺置入5 mm、10 mm套管针作为第2、3穿刺孔,分别引入器械,腋中线肋缘下建立第4穿刺孔。横行切开侧后腹膜及肾上腺筋膜,提起肾周筋膜并行钝性分离。自第4穿刺孔引入一钝性器械,牵开肝脾以暴露肾上腺。

(7)提起肾上腺内侧面,仔细分离肾上腺门区,显露肾上腺上、下动脉并用超声刀切断,分离肾上腺中央静脉,置双肽夹闭后切断。右肾上腺静脉较短,只有1 cm,可置1个钛夹。然后用超声刀于近端切断,仔细止血并检查脾、胰、结肠有无损伤,冲洗和清理手术区。

(8)用无菌橡胶手套剪掉手指后用7号丝线结扎成兜状,把标本经第1穿刺孔从腹腔中取出。

(9)肾上腺窝放置粗引流管,经腋后线套管引出,缝合切口。

十五、全子宫切除术手术配合

(一)特殊用物

双爪钳、有牙血管钳、普通纱布1块、可吸收缝线。

(二)手术配合

(1)常规铺巾,探查盆腔。

(2)分离子宫两侧圆韧带、阔韧带、主韧带、宫骶韧带,并用胖圆针7号丝线缝扎或结扎。

(3)切断宫颈阴道穹隆处,将半块酒精纱布放入阴道残端内,用可吸收缝线封闭残端。

(4)常规关闭伤口,取出阴道内纱布。

十六、卵巢癌细胞减灭术手术配合

(一)特殊用物

深部手术器械1套。

（二）手术配合

（1）常规铺巾,探查腹腔。

（2）按全子宫切除术切除子宫。

（3）切除大网膜,4 号线结扎,清扫腹腔各淋巴结,1 号线结扎。

（4）按常规方法切除阑尾。

（5）放置引流管,常规关闭腹腔。

十七、卵巢囊肿剔除术手术配合

（一）特殊用物

0 号可吸收缝线,3-0 可吸收缝线,弯有齿血管钳。

（二）手术配合

（1）常规消毒铺巾,铺护皮膜及无菌单,探查腹腔。

（2）将囊肿拉出腹腔,用 10 号刀片在囊肿上划 1 小口,蚊式钳夹住小口边缘,以纱布钝性分离并取出囊肿,3-0 可吸收缝线缝合切口。

（3）探查对侧卵巢。

（4）清点用物,常规关腹,覆盖伤口。

十八、阴式子宫切除及阴道前后壁修补术手术配合

（一）特殊用物

重锤、阴道拉钩 2 个、窥具、海绵钳、宫颈钳。

（二）手术配合

（1）消毒会阴和阴道。第 1 块络合碘海绵消毒会阴部皮肤,第 2 块络合碘刷洗阴道。

（2）三角针 1 号线将小阴唇缝于小手巾上,螺旋拉钩拉开阴道后壁,艾利斯钳夹住宫颈向外牵引,金属导尿管排尿并测定膀胱底部位置。

（3）游离膀胱腹膜反折并做标记。20 号刀片在膀胱子宫颈交界下方的阴道膜上做 1 横切口。环形延长后分离阴道黏膜,将膀胱向上推开,暴露膀胱宫颈韧带并剪开,7 号线结扎。拉钩牵开可见膀胱腹膜反折,用弯血管钳提起腹膜,用剪刀剪 1 小口,向两侧延长。在腹膜中点用小圆针 1 号线缝 1 针,蚊式钳固定末端,剪开后穹隆进入子宫直肠陷窝,在腹膜处剪小口延长并缝 1 针固定。

（4）切开双侧宫骶韧带及主韧带。双爪钳夹主宫颈作牵引,暴露宫骶韧带用妇科有牙血管钳或弯血管钳夹住切断,小胖针 7 号线缝扎,4 号线加固,主韧带处理同上。

（5）分离并切断双侧子宫动脉和静脉、圆韧带、卵巢固有韧带,切下子宫,并以 0 号可吸收缝线缝合残端。

（6）修补前壁。在阴道前壁用手术刀做三角形切口,用剪刀和盐水小纱布将阴道黏膜剥离。用 4 号刀柄 20 号刀片背面分离膀胱表层及筋膜,并剪去多余的阴道黏膜,再用 3-0 可吸收缝线缝合阴道黏膜。

（7）关闭后腹膜。小圆针 1 号线将阴道前壁及前壁腹膜与韧带残端做荷包状缝合,使韧带残端固定于腹膜两侧。呈两个半环状,在中间放置 T 型管引流。

（8）修补后壁。在后壁及皮肤交界处切口,用剪刀及纱布将阴道后壁向上做钝性分离,再用

3-0 可吸收缝线缝合后壁,三角针 1 号线缝合会阴部皮肤。

(9)油纱卷填塞阴道,压迫止血,置尿管。

十九、腹腔镜卵巢囊肿剔除术手术配合

(一)特殊用物

妇科腔镜器械。

(二)手术配合

(1)消毒腹部、会阴和阴道。第 1 块络合碘海绵消毒会阴部皮肤,第 2 块刷洗阴道,更换卵圆钳及消毒垫,用碘酒、酒精消毒腹部皮肤。

(2)导尿,消毒宫颈,上举宫器。

(3)11 号刀片切开脐部皮肤,大巾钳夹并提起脐周皮肤,气腹针脐部穿刺,人工气腹。左下腹、右下腹、脐部 3 个小切口分别放置 3 个打孔器。

(4)切开卵巢囊肿表面包膜、囊皮,吸净内容液体。剥离卵巢囊肿之囊壁,取出囊壁及内容物,卵巢剥离面电凝止血,冲洗。

(5)缝合腹部切口。

(张举红)

第九节　手术室应急情况处理

一、心搏骤停

心搏骤停是指各种原因(如急性心肌缺血、电击、急性中毒等)所致的心脏突然停止搏动,有效泵血功能消失造成全身循环中断、呼吸停止和意识丧失引起全身严重缺血、缺氧。一旦发生手术患者心搏骤停,手术团队成员应第一时间进行快速判断,并实施心肺复苏术。

(一)术中发生心搏骤停的原因

1.各种心脏病

如心肌梗死、心肌病、心肌炎、严重心律失常、严重瓣膜疾病。

2.麻醉意外

术中麻醉过深,或大量应用肌松剂,或气管插管引起迷走神经兴奋性增高,使原来有病变的心脏突然停跳。

3.药物中毒或过敏

常见的如局麻药(普鲁卡因胺)中毒,抗生素过敏,术中血液制品过敏等。

4.心脏压塞

心脏外科手术,如术中止血未完全或术中出血未及时引流出心包,易形成血块导致心脏压塞。

5.血压骤降

如快速大量失血、失液,或术中过量使用扩血管药物(如硝普钠),可使手术患者血压骤降至

零,心搏骤停。

(二)心肺复苏术的实施

心肺复苏术(CPR)是针对呼吸心跳停止的急症危重患者所采取的抢救关键措施,即胸外按压形成暂时的人工循环并恢复自主搏动,采用人工呼吸代替自主呼吸,快速电除颤转复心室颤动,以及尽早使用血管活性药物重新恢复自主循环的急救技术。若手术患者因心脏压塞引起心脏呼吸骤停应当马上实行手术,清除心包血块。心跳呼吸骤停急救有效的指标:触及大动脉搏动,收缩压 8.0 kPa(60 mmHg)以上;皮肤、口唇、甲床颜色由紫转红;瞳孔缩小,对光反射恢复,睫毛反射恢复;自主呼吸恢复;心电图表现室颤波由细变粗。

1.迅速评估

如果为术中已实施麻醉监护的手术患者,可以通过监护仪实时监测数据和触摸颈动脉搏动,判断脉搏和呼吸,但不可反复观察心电示波,丧失抢救时机;如果为术中未实施麻醉监护的手术患者,则手术室护士或手术医师应迅速判断其意识反应、脉搏和呼吸情况,若手术患者意识丧失,深昏迷,呼之不应,医护人员用 2 个或 3 个手指触摸患者喉结再滑向一侧,于此平面的胸锁乳突肌前缘的凹陷处,触摸颈动脉搏动,检查至少 5 秒,但不要超过 10 秒,如果 10 秒内没有明确地感受到脉搏,应启动心肺复苏应急预案。

2.启动心肺复苏应急预案

如果麻醉师在场,手术室护士应配合麻醉师和手术医师一同进行心肺复苏术;如果为局麻手术患者,手术室巡回护士应当立刻呼叫麻醉师帮助,同时协助手术医师开始心肺复苏术。

3.胸外按压及呼吸复苏

(1)胸部按压:抢救者站于手术患者的一侧,使手术患者仰卧在坚固平坦的手术床上,如果手术患者为特殊体位如俯卧位、侧卧位,手术团队应将其翻转为仰卧位,翻转时应尽量使其头部、颈部和躯干保持在一条直线上。抢救者一手的掌根放在手术患者胸部中央,另一手的掌根置于第一只手上,伸直双臂,使双肩位于双手的正上方。按压时要求用力快速按压,胸骨下陷至少 5 cm,按压频率至少 100 次/分,每次按压后让胸壁完全回弹,尽量减少按压中断。

(2)开放气道,进行呼吸支持:如果手术患者已置气管插管,则应使用呼吸机或简易人工呼吸器进行呼吸支持。如果手术患者未置气管插管,则手术室护士应协助麻醉师或手术医师用仰头提颏法和推举下颌法两种方法开放气道,同时给予简易人工呼吸面罩呼吸支持,同时应尽快实施气管内插管,连接呼吸器或麻醉机。

仰头提颏法是指抢救者一手置于手术患者的前额,用手掌推动,使其头部后仰,另一只手的手指置颏附近的下颌下方,提起下颌,使颏上抬。推举下颌法是指抢救者同时托起手术患者左右下颌,无须仰头,当手术患者存在脊柱损伤可能时,应选择推举下颌法开放气道。

(3)胸内心脏按压:在胸外心脏按压无效的情况下,可实施胸内心脏按压。应用无菌器械,局部消毒,左第 4 肋间前外侧切口进胸,膈神经前纵形剪开心包,正确地施行单手或双手心脏按压术。一般用单手按压时,拇指和大鱼际紧贴右心室的表面,其余 4 指紧贴左心室后面,均匀用力,有节奏地进行按压和放松,60~80 次/分;双手胸内心脏按压,用于心脏扩大、心室肥厚者,术者左手放在右心室面,右手放在左心室面,双手掌向心脏做对合按压,余同单手法。切勿用手指尖按压心脏,以防止心肌和冠状血管损伤。术后彻底止血,置胸腔引流管。

(三)电除颤

部分循环骤停的手术患者实际上是心室颤动,在心脏按压过程中,出现心室颤动者随时进行电击除颤才能恢复窦性节律。

1.胸外除颤

将除颤电极包上盐水纱布或涂上导电膏,一电极放在患者胸部右上方(锁骨正下方),另一电极放在左乳头下(心尖部),成人一般选用 200～400 J,儿童选用 50～200 J,第一次除颤无效时,可酌情加大能量再次除颤。

2.胸内除颤

术中或开胸抢救时使用胸内除颤电极板,电极板蘸以生理盐水,左右两侧夹紧心脏,成人用 10～30 J,放电后立即观察心电监护波形,了解除颤效果。

二、外科休克

休克是一急性的综合征,是指各种强烈致病因素作用于机体,使循环功能急剧减退,组织器官微循环灌流严重不足,导致细胞缺氧和功能障碍,以至重要生命器官功能、代谢严重障碍的全身危重病理过程。休克分为低血容量性、感染性、心源性、神经性和过敏性休克五类。其中低血容量休克是手术患者最常见的休克类型,由于体内或血管内血液、血浆或体液等大量丢失,引起有效血容量急剧减少所致的血压降低和微循环障碍,如肝脾破裂出血、宫外孕出血、四肢外伤、术中大出血等均可造成低血容量性休克。

(一)低血容量性休克的临床表现

早期患者出现精神紧张或烦躁,面色苍白,出冷汗,肢端湿冷,心跳加快,血压稍高,晚期患者出现血压下降,收缩压<10.7 kPa(80 mmHg),脉压<2.7 kPa(20 mmHg),心率增快,脉搏细速,烦躁不安或表情淡漠,严重者出现昏迷,呼吸急促,发绀,尿少,甚至无尿。

(二)低血容量性休克的急救措施

休克的预后取决于病情的轻重程度、抢救是否及时、抢救措施是否得力。所以一旦手术患者发生低血容量性休克,手术室护士应采取以下护理措施,协助手术医师、麻醉师,共同对手术患者进行急救。

1.一般护理措施

休克的手术患者送入手术室后,首先应维持手术患者呼吸道通畅,同时使其仰卧于手术床并给予吸氧;选择留置针,迅速建立静脉通路,保证补液速度;调高手术间温度,为手术患者盖棉被,同时可使用变温毯等主动升温装置,维持手术患者正常体温。

2.补充血容量

低血容量休克治疗的首要措施是迅速补充血容量,短期内快速输入生理盐水、右旋糖酐、全血或血浆、清蛋白以维持有效回心血量。同时正确地评估失液量,失液量的评估可以凭借临床症状、中心静脉压、尿量和术中出血量等进行判断。因此休克患者术前必须常规留置导尿管,以备记录尿量;术中出血量包括引流瓶内血量及血纱布血量的总和,巡回护士应正确评估、计算后告知手术医师;在快速补液时,手术室护士应密切观察手术患者的心肺功能,防止急性心力衰竭;在给手术患者输注库血前,要适当加温库血,预防术中低体温的发生。

3.积极处理原发病

(1)术前大量出血引起休克:如术前因肝脾破裂出血、宫外孕出血而引起休克的患者,进入手术室后所有手术团队成员应分秒必争,立即实施手术进行止血。

(2)四肢外伤引起休克:手术室护士事先准备止血带,并协助手术医师及时环扎止血带,并记

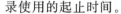

录使用的起止时间。

(3)术中大出血:洗手护士在无菌区内做好应急配合,密切关注手术野,协助手术医师采取各种止血措施,传递器械、缝针时应确保动作迅速、准确。巡回护士应及时向洗手护士提供各类止血物品和缝针,与麻醉师共同准备并核对血液制品。

(4)剖宫产术中发生大出血:手术医师可以通过按摩子宫、使用缩宫素、缝扎等方式进行止血,巡回护士应及时准备缩宫素等增强子宫收缩的药物。如遇胎盘滞留或胎盘胎膜残留情况,洗手护士应配合手术医师尽快徒手剥离胎盘控制出血,若出血未能有效控制,在输血、抗休克的同时,行子宫次全切除术或全子宫切除术,巡回护士应及时提供洗手护士手术器械、敷料及特殊用物,并准确进行添加器械和纱布的清点记录。

4.及时执行医嘱

在抢救手术患者的紧急情况下,巡回护士可以执行手术医师的口头医嘱,执行前必须复述,得到确认后方可执行。

5.做好病情观察及记录

注意观察手术患者的生命体征,包括出入量(输血、输液量、尿量、出血量、引流量等);记录各类抢救措施、术中用药及病情变化。

三、火灾

手术室发生火灾虽然罕见,但如果手术室工作人员忽视防火安全管理,操作不规范,仍然可能发生。因此手术室人员要充分认识到火灾的危险性,提高手术室火灾防范意识,防止发生火灾,并制订火灾应急预案,一旦发生火灾将损失降至最低。

(一)手术室发生火灾的危险因素

1.火源

(1)手术室内各种仪器设备:如电刀、激光、光纤灯源、无影灯、电脑、消毒器等,当设备及线路老化、破损发生漏电、短路,接头接触不良,使用后忘记关闭电源等情况,均是手术室发生火灾的导火索。

(2)手术室相对封闭的空间:如果通风不良、湿度过低,特别是在秋冬季,物体间相互摩擦极易产生静电,遇可燃物或助燃剂即可能导致火灾。

(3)高危设备的使用不当:如高频电刀在使用时会产生很高的局部温度,输出功率越高,产生温度也越高,遇到高浓度氧和乙醇时就会诱发燃烧。

2.氧气

氧气是最常见的助燃剂,患者在手术过程中一般都需持续供养,故可造成手术室中局部高氧环境,特别在患者头部。而当术中面罩吸氧时,由于密闭不严造成无菌巾下腔隙中的氧达到较高的浓度,可燃物在此环境中很容易燃烧。

3.可燃物

手术室内可燃物种类很多,如乙醇、碘酊、无菌巾、纱布、棉球、胶布等,尤以乙醇燃烧最常见,特别是乙醇挥发和氧气浓度增大可造成一种极易燃烧的混合物,一旦有火源就能燃烧,严重者可引起爆炸。

(二)手术室火灾预防措施

1.加强手术室管理

改进手术室的通风设备,防止氧气和乙醇在空气中积聚浓度过高;定期对仪器设备、线路进行维护和检修;氧气瓶口、压力表上应防油、防火,不可缠绕胶布或存放在高温处,使用完毕立即关好阀门;制订手术室防火安全制度及火灾应急预案,手术室内放置灭火器材,保证消防通道通畅。

2.加强术中管理

使用电刀时严格控制输出功率,严禁超出电刀使用的安全值范围;使用乙醇或碘酊消毒时,不可过湿擦拭,待其挥发完全后再开始使用电刀;使用任何带电的仪器设备前,必须确定不处在高氧环境中,使用完毕后及时关闭电源;对需要面罩吸氧的手术患者,应尽量给予低流量吸氧。

3.加强手术室人员的消防安全意识

树立防患于未然的观念,杜绝火灾隐患,防止发生火灾。组织全体医务人员学习一些基本的防火灭火安全知识,掌握灭火器材的使用方法。灭火器材有干粉、泡沫、二氧化碳,手术室配备的灭火器主要是二氧化碳灭火器,适合扑灭易燃液体、可燃气体、带电物质引起的火灾。

(三)手术室火灾应急预案及处理流程

1.原则

早发现、早报警、早扑救,及时疏散人员,抢救物资,各方合作,迅速扑灭火灾。

2.现场人员应对火灾四步骤(按照国际通用的灭火程序"RACE")

(1)救援(rescue):组织患者及工作人员及时离开火灾现场;对于不能行走的患者,采用抬、背、抱等方式转移。

(2)报警(alarm):利用就近电话迅速向医院火灾应急部门及"119"报警,有条件者按响消防报警按钮,迅速向火灾监控中心报警;在向"119"报警时讲清单位、楼层/部门、起火部位、火势大小、燃烧物质和报警人姓名,并通知邻近部门关上门窗、熟悉灭火计划和随时准备接收患者;与此同时,即刻向保卫科、院办、主管副院长汇报,并派人在医院门口接应和引导消防车进入火灾现场。

(3)限制(confine):关上火灾区域的门窗、分区防火门,防止火势蔓延。

(4)灭火或疏散(extinguish or evacuate):如果火势不大,用灭火器材灭火;如果火势过猛,按疏散计划,及时组织患者和其他人员撤离现场。

3.救助人员灭火、疏散步骤

救助人员接到报警到达后,立即采取以下步骤展开灭火和疏散。

(1)报警通报:立即通知所有相关领导、部门以及可能殃及的区域,要求相关人员到位,启动相应流程,做好灭火和疏散准备。

(2)灭火:①确定火场情况,做到"三查三看"。一查火场是否有人被困,二查燃烧的是什么物质,三查从哪里到火场最近;一看火烟,定风向、定火势、定性质,二看建筑,定结构,定通路,三看环境,定重点、定人力、定路线。②在扑救中,参加人员必须自觉服从现场最高负责人的指挥,沉着、机智、正确使用灭火器材,做到先控制、后扑灭。③抓住灭火有利时机,对存放精密仪器、昂贵物资的部位,应集中使用灭火器灭火,一举将火灾扑灭在初起阶段。④有些物品在燃烧过程中可产生有毒气体,扑救时应采取防毒措施,如使用氧气呼吸面罩,用湿毛巾、口罩捂住口鼻等。

(3)疏散:积极抢救受火灾威胁的人员,应根据救人任务的大小和现有的灭火力量,首先组织人员救人,同时部署一定力量扑救火灾,在力量不足的情况下,应将主要力量投入救人工作。

4.疏散的原则和方法

主要包括:①火场疏散先从着火房间开始,再从着火层以上各层开始疏散救人;本着患者优先的原则,医院员工有责任引导患者向安全的地方疏散。即先近后远,先上后下。要做好安抚工作,不要惊慌、随处乱跑,要服从指挥;对于被火围困的人员,应通过内线电话或手机等通信工具,告知其自救办法,引导他们自救脱险。②疏散通道被烟雾所阻时,应用湿毛巾或口罩捂住口鼻,身体尽量贴近地面,匍匐前进,向消防楼梯转移,离开火场;对火灾中造成的受伤人员,抢救人员应采用担架、轮椅等形式,及时将伤员撤离出危险区域。③禁止使用电梯,防止突然停电造成人员被困在电梯里。疏散通道口必须设立哨位指明方向,保持通道畅通无阻;最大限度分散分流,避免大量人员涌向一个出口,因拥挤造成伤亡事故。④疏散与保护物资:对受火灾威胁的各种物资,是进行疏散还是就地保护,要根据火场的具体情况决定,目标是尽量避免或减少财产的损失。在一般情况下,应先疏散和保护贵重的、有爆炸和有毒害危险的以及处于下风方向的物资。疏散出来的物资不得堵塞通路,应放置在免受烟、火、水等威胁的安全地点,并派人保护,防止丢失和损坏。

四、停电

手术室停电通常可分为由人为原因造成的停电和意外情况引起的停电。如维修线路、错峰用电、拉闸限电或打雷时保护性的关闭电源等人为原因导致的停电,应事先告知手术室,做好停电准备,保证手术安全。若由恶劣天气、火灾、电路短路等意外情况引起的手术室停电,虽无法事先预料,但要提高警惕,完善应急工作。

(一)手术室停电预防措施

1.按手术室建筑标准做好配电规划

医院及手术室系统应建立两套供电系统,当其中一路发生故障时,自动切换至备用系统,保障手术室及其他重要部门的供电。同时,医院及手术室还应备有应急自供电源系统,当两套外供系统全部出现故障时,可紧急启动,维持短时间供电,为抢修赢得时间,为患者的安全提供保障。

2.加强手术室管理

每个手术间配备有足够的电插座,术中用电尽量使用吊塔与墙上的电源插座,少用接线板,避免地面拉线太多;电插座应加盖密封,防止进水,避免电路发生故障;每个手术间有独立的配电箱及带保险管的电源插座,以防一个手术间故障影响整个手术室运作;设备科相关人员必须定期对手术室的电器设备进行检测和维护;手术室严禁私自乱拉乱接电线;如发生断电应马上通知相关人员查明原因,防止再次发生。

3.加强手术室人员的用电安全意识

制订防止术中意外停电制度、停电应急预案,组织学习安全用电知识,术中合理使用电器设备,防止仪器短路。

(二)手术室停电应急预案及处理流程

1.手术间突发停电

(1)手术室人员立即报告科主任、护士长,电话报告医院相关部门。

(2)巡回护士使用应急灯照明,保证手术进行,清醒的患者做好安抚工作。

(3)断电后麻醉呼吸机、监护仪、微量输液泵等用电设备均停止工作,尽量使用手动装置替代动力装置,如呼吸机改手控呼吸,监护仪蓄电池失灵无法正常工作,应手动测量血压、脉搏和呼吸,以及时判断患者的生命体征,保证手术患者呼吸循环支持。

(4)防止手术野的出血,维持手术患者生命体征稳定,如为单间手术间停电可以先将电刀、超声刀等仪器接手术间外电源;如为整个手术室的停电应立即启动应急电源。

(5)关闭所有用电设备开关(除接房外电源的仪器),由专业人员查明断电原因,排除后恢复供电。

(6)做好停电记录包括时间及过程。

2.手术室内计划停电

(1)医院相关部门提前通知手术室停电时间,做好停电前准备。

(2)停电前相关部门再次与手术科室人员确认,以保证手术的安全。

(3)问题解除后及时恢复供电。

(张举红)

第十节　术后麻醉恢复室护理常规

麻醉术后患者在麻醉术后监护病房,虽然仅有短暂的停留,但因在此期间对其生命的支持等同于手术中的麻醉管理,所以 PACU 是保证麻醉手术后患者的生命安全重要的一个监护治疗环节;在 PACU 期间主要的管理工作是由护理人员完成的。当患者的病情出现变化时护士首先给予初步的处理;当发生严重并发症时,护士会迅速汇报医师进行急救,稍有贻误便可发生不可逆转的后果。患者从手术间至 PACU 及从 PACU 返回病房的二次转运,也都存在着很大的风险,所以必须严格按照统一可行的制度和流程去执行,才能确保 PACU 患者的生命安全。

一、PACU 医护人员的基本素质和工作要求

(1)PACU 是个相对封闭并与外界隔离的治疗环境,对医护人员基本素质要求更高,医护人员首先具备较高的业务素质,熟练的专业护理技能,同时还必须具备高尚的医德品质、优良的医德修养,更需具备能够处处严于律己、踏实工作、慎独工作的敬业精神;对患者实施人文护理关怀及优质的护理服务。

(2)PACU 医务人员需具备熟练使用苏醒室内的呼吸机、监护仪、除颤器、简易呼吸器、负压吸引器等设备的能力,患者进入前需确保这些设备均处于良好的备用状态(图 9-4、图 9-5)。

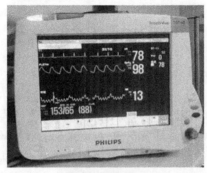

图 9-4　监护仪

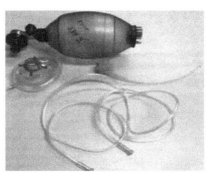

图 9-5 简易呼吸器与加压吸氧面罩

(3)熟知常规必备物品,如喉镜、气管插管、氧气袋、手电、吸痰管、口咽通气管、鼻咽通气管、加压面罩、听诊器、血压计及抢救药品的放置位置,随手便可触及(图 9-6、图 9-7、图 9-8)。

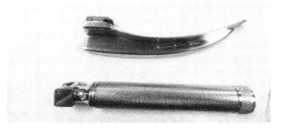

图 9-6 麻醉用喉镜

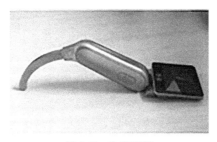

图 9-7 电子喉镜

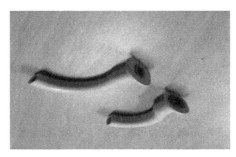

图 9-8 口咽通气管

(4)保证吸痰管、注射器、吸氧管、电极片、消毒剂、洗手液、手消毒液、无菌手套等一次性用品充足供应。

(5)保证供给氧气的准确性,防止吸入混合气体而致意外低氧血症甚至是死亡的情况发生;保障用电不可间断,专人负责管理。

（6）感染控制制度：为预防医院患者间发生交叉感染，入室前需要穿着隔离服，除苏醒室工作人员及相关麻醉及手术医师外，减少其他人员出入；与患者接触的医护人员须佩戴口罩帽子；传染病及感染患者需要专用病室监护，并在其使用呼吸机时配用人工鼻；患者出 PACU 后做空气及用物消毒处理；苏醒室内严格遵守无菌技术操作原则及操作前洗手制度，执行物体表面、地面、空气消毒制度，避免医源性感染的发生。

二、PACU 入室的标准

麻醉术后的患者，都有一个恢复的过程，为确保患者术后安全，避免术后意外情况或并发症的发生，同时减少医疗工作不必要的重复性工作，术后进入 PACU 按如下标准执行。

（1）凡是全麻患者麻醉后清醒不完全，自主呼吸未完全恢复者、肌肉张力差或因某些原因气管导管未拔除者，均应送入恢复室。

（2）各种神经阻滞麻醉术后生命体征不稳定、术中发生意外情况、术中使用大量镇痛镇静药物、有迟发性呼吸抑制危险者。

（3）特殊病情手术后，需要在手术室环境短暂监测、治疗者。但乙肝等传染性患者在手术间内苏醒，不入恢复室。

三、进入 PACU 的交接流程和内容

（一）交接流程

负责患者的麻醉医师、巡回护士与恢复室医师护士交接，护士还需在"手术患者签字单"三联单上签字备案。

（二）交接内容

1.麻醉医师与 PACU 医师交接内容

（1）一般资料：手术名称、时间、麻醉方法。

（2）药物使用：镇痛药、肌松药、心血管活性药等。

（3）特殊情况：失血量、输血量、液体量、尿量、牙齿松动等情况；拔管特殊注意事件、病情特殊注意事项。

2.手术巡回护士与 PACU 护士交接内容

（1）核对资料：病历、患者身份（腕带）、物品、记录单、病号服、药品、X 线等各种片子。

（2）输液管路通畅及固定情况、皮肤情况、各种引流管通畅情况、妥善安置固定情况。

（3）安全检查：输液用药性质、血液制品、腕带、病历核对。

四、患者入苏醒室的转运

麻醉术后患者，多数转运过程都是很常规的工作，但是有部分患者因手术间面临紧急的接台手术，或手术结束过快而麻醉药物还需要时间代谢，或是呼吸功能恢复不完全需要简易呼吸器辅助呼吸，或术后已苏醒出现躁动，甚至还有因血压低用升压药物持续维持等情况出现，所以术后转运过程要根据病情不同而有侧重，存在一定的风险，应该重视并要严格按工作流程执行。

（1）由麻醉医师负责把患者送入 PACU，或由 PACU 护士从手术间接患者至 PACU。

（2）将患者从手术台移至苏醒室平车上，给予患者头低脚高位或头低位。

（3）妥善固定好各种管路，维持各管路通畅，生命支持药物正常输入，防治各种管路被刮碰或被患者自行拔除。

（4）转运途中有气道阻塞或呕吐误吸发生的危险，注意让患者保持侧卧位。

（5）病情重者，途中应不间断给予吸氧或辅助呼吸，以防发生低氧血症；并适当加快转运速度。

（6）转运中负责麻醉医师或苏醒护士，应在患者头部位置严密观察患者面色、呼吸状态等，防止发生病情突变以急救。

五、PACU 评估及监测处理

常规工作是对术后患者进行呼吸功能恢复的正确评估，选择有效的给氧方式，降低低氧血症发生概率；给予术后患者保温，以提高患者舒适度并加快复苏。病情发生变化时，护士首先要快速进行初步处理，有困难时需立即通知医师。

（1）常规监测血氧饱和度、心电及无创血压，评估气道通畅程度；少数患者因病情的需要给予监测 $ETCO_2$、有创动脉压力及体温，至少 15 分钟一次并记录。

（2）实时对患者意识、疼痛、恶心呕吐、手术切口出血等进行评估和初步的处理，必要时按医嘱执行用药并记录。

（3）气管插管者等待呼吸完全恢复，血气分析正常，患者清醒，循环功能基本稳定及无特殊情况即可拔除插管。

（4）全麻后苏醒期间重点注意：①保持呼吸道通畅，插管患者注意保持插管固定的牢靠性，防止脱出。及时负压吸引清除气道内分泌物，保持插管气囊压力在 $1.5\sim2.5$ kPa（$15\sim25$ cmH$_2$O），检查插管深度并记录，拔管后清醒者去枕平卧，头偏向一侧，有效方式吸氧。加强对呼吸频率、呼吸幅度、皮肤颜色的观察，对缺氧及二氧化碳蓄积应做出确切诊断并汇报医师治疗处理。②保持循环稳定，密切观察血压、脉搏、中心静脉压，如有血压下降、高血压、心律失常，立刻汇报医师查明原因并及时处理。③监测心电，观察尿量、引流情况，若有继发出血立即报告医师，做好二次手术准备。④意识恢复评估：全麻后 2 小时意识未恢复即认为麻醉苏醒延迟，应考虑麻醉药物的影响，回顾手术麻醉中有无严重低血压与低氧血症；严重贫血、低温、糖代谢紊乱、水电解质失衡及中枢神经系统本身疾病影响，均应及早防治，除加强呼吸循环管理，查明原因对症处理外，必要时遵照医嘱给相应麻醉药拮抗如纳洛酮、毒扁豆碱、氨茶碱、美解眠、哌甲酯（利他林）等药物处理。⑤实时评估患者肢体活动情况，区域麻醉肢体活动及感觉运动功能情况，全麻后四肢能否自主活动及清醒后对握力的评估。

（5）拔管指征的评估及实施拔管要点如下。

拔管指征：①呼吸空气情况下，血氧饱和度达 92％以上。②呼吸方式正常，患者自主呼吸不费力，每分钟呼吸频率小于 30 次，潮气量大于 300 mL。③患者意识恢复，可以合作。④保护性吞咽、咳嗽反射恢复。⑤肌张力恢复，持续握拳有力，抬头试验阳性（无支撑抬头坚持10 秒）。

实施拔除插管：①患者已经符合拔管指征即拔管；或是病情需要可提前拔管，但拔管后要严密监测血氧情况。②拔管前要了解气道情况，充分吸氧，清理气道内、口腔内分泌物。③放出气囊气体。⑤加大吸氧流量，监测血氧饱和度达 95％以上。⑤嘱患者张嘴，边吸引边将吸痰管连同插管一起拔出，头偏向一侧，继续用面罩给氧。现在也有主张拔管同时不做气道吸痰，气道吸痰负压下有可能导致肺泡塌陷,拔管瞬间导致误吸,可在拔管前先做膨肺吸痰后即刻拔管,气道里即使有分泌物也可被肺内气体吹出。⑥监测血氧饱和度,评估是否存在气道梗阻或通气不足的征象,若发生低氧血症应迅速处理,积极纠正处理诱发因素。

六、离室标准

(一)PACU 离室标准

1.全麻患者需要达到如下几点

(1)全麻患者需完全清醒,恢复知觉、能正确辨别时间和地点。

(2)呼吸道通畅,呼吸交换满意,无呕吐及误吸危险。

(3)全麻后四肢能自主活动。

(4)循环功能稳定。

2.患者离室的其他标准

(1)中枢神经系统标准:术前神志正常者,神志恢复,有指定性动作;定向能力恢复,能辨认时间和地点;肌张力恢复,平卧抬头能持续 10 秒以上。

(2)呼吸系统标准:能自行保持呼吸道通畅,吞咽及咳嗽反射恢复,通气功能正常,呼吸频率为 12~30 次/分,能自行咳嗽排除呼吸道分泌物,$PaCO_2$ 在正常范围,或达到术前水平,呼吸空气条件下 5 分钟后血氧饱和度仍能>95%。

(3)循环系统标准:心率血压不超过术前值的 20% 并稳定 30 分钟。

(4)椎管内麻醉后,呼吸循环稳定,麻醉平面在 T_6 以下,最后一次椎管内给予局麻药 1 小时以后,感觉及运动神经功能已有恢复,交感神经功能已恢复,循环功能稳定不需要升压药。

(5)术后麻醉性镇痛药或镇静药用后观察 30 分钟无异常反应。凡是术中术后使用了镇静镇痛药物,出室前均由麻醉医师根据 Steward 评分对患者进行评价。大于等于 4 分方可离开恢复室。

(6)没有麻醉或手术并发症,如气胸、活动性出血等。

(7)如果病情危重,需进一步加强监测和治疗患者则直接转入 ICU。

(二)PACU 转出流程及交接内容

患者达到转出标准,由 PACU 护士提出,麻醉医师确认签字转送原来病房。

1.转出流程

转出流程见图 9-9。

2.与病房护士交接内容

(1)与病房护士交接病情,监护仪显示患者生命体征正常且平稳,在护理记录单上双方签字。

(2)交接内容包括简要病史、诊断、麻醉及手术经过,术中用药、生命体征变化、输血输液情况、麻醉药及拮抗剂使用情况,恢复苏醒经过、仍有可能发生的问题、下一步需要注意观察和处理事项,及皮肤完好情况等,并将患者随身携带的病服、活动义齿、药品、各种片子等一并交予护士及家属,签字备案。

(3)转运工作应由 PACU 护士及护工护送;重危患者应由麻醉医师或与手术医师共同护送,转运流程参见患者入苏醒室的转运;并向病房医师详细交接病情,移交病历与治疗记录。

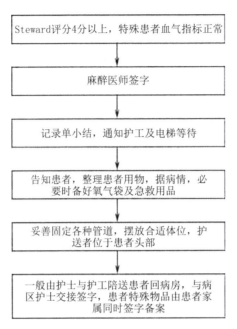

图9-9 转出流程

3.术后患者转入ICU标准

（1）病情危重,循环不稳定,仍需血管活性药物维持者,应在不间断监测和治疗的条件下转入ICU。

（2）呼吸衰竭,其他多脏器功能不全或衰竭者,休克纠正患者,尚未彻底或估计较长时间呼吸仍不能恢复到满意程度或出现呼吸系统并发症,复杂的口腔、咽部等特殊部位手术后患者仍需呼吸支持或监测的条件下转至ICU。

（3）心肺复苏患者直接转至ICU。

（4）术前既有昏迷,呕吐误吸等情形,直接送入ICU。

（5）感染伤口大面积暴露患者。

（6）特殊感染患者:多重耐药菌感染、炭疽气性坏疽破伤风、艾滋病、狂犬病患者。

（7）其他医院感染管理规定需要特殊隔离患者。

（8）其他器官系统功能异常或病情需要送入ICU进一步治疗情形的。

（三）PACU患者转入ICU的流程及交接

凡是需要转入ICU的患者,均是因为在PACU短时间内其意识不能恢复、需要长时间带气管插管、需长时间循环支持、术中或术后发生过严重并发症等患者,这些患者的转运过程都存在着生命危险,有的需要辅助呼吸,有的需要升压药维持,必须重视转运过程中的安全。

（1）对较为复杂的大手术,评估生理功能在1～2天内难以稳定,随时可能出现严重并发症者,手术后直接转至ICU。

（2）对已经进入恢复室的患者,术后已2～4小时以上生理功能不稳定或出现比较严重并发症,由PACU室护士提出,麻醉医师下达医嘱,与患者家属沟通后转入ICU继续监测治疗。

（3）首先电话联系ICU做好准备;呼叫电梯等候,以缩短患者等待时间。

（4）苏醒室进行病情记录小结,对患者现在状态、下一步加强观察护理问题总结并记录。

（5）各种管路妥善放置，需要泵入药物要保证连续不间断；需要使用简易呼吸器辅助呼吸的患者途中不可间断，必要时携带氧气袋等急救物品。

（6）由麻醉医师、苏醒室护士和手术医师同时参加患者 ICU 的转运。外科医师和护士在转运车前方，麻醉医师在转运车后方（患者头部位置处）保证充分通气，必要时简易呼吸器辅助呼吸。

（7）途中密切观察患者的呼吸、血压、心率及面色等，以维持途中的治疗和应对病情突变。

（8）至 ICU 后，与护士交接内容同病房交接并签字。

（张举红）

参 考 文 献

［1］窦超.临床护理规范与护理管理［M］.北京:科学技术文献出版社,2020.

［2］吕巧英.医学临床护理实践［M］.开封:河南大学出版社,2020.

［3］刘永华,姜琳琳,谈菊萍.基础护理技术［M］.武汉:华中科技大学出版社,2020.

［4］杨庆菊.现代临床护理思维［M］.北京:科学技术文献出版社,2020.

［5］张占堆.外科护理［M］.南昌:江西科学技术出版社,2020.

［6］肖芳,程汝梅,黄海霞,等.护理学理论与护理技能［M］.哈尔滨:黑龙江科学技术出版社,2022.

［7］孔翠,马莲,谭爱群.常见疾病基础护理实践［M］.广州:世界图书出版广东有限公司,2022.

［8］万霞.现代专科护理及护理实践［M］.开封:河南大学出版社,2020.

［9］张晓艳.临床护理技术与实践［M］.成都:四川科学技术出版社,2022.

［10］王婷婷.临床护理实践精要［M］.北京:科学技术文献出版社,2020.

［11］王林霞.临床常见病的防治与护理［M］.北京:中国纺织出版社,2020.

［12］任丽,孙守艳,薛丽.常见疾病护理技术与实践研究［M］.西安:陕西科学技术出版社,2022.

［13］韩美.现代临床消化病护理思维与实践［M］.昆明:云南科技出版社,2020.

［14］王庆秀.内科临床诊疗及护理技术［M］.天津:天津科学技术出版社,2020.

［15］潘红丽,胡培磊,巩选芹,等.临床常见病护理评估与实践［M］.哈尔滨:黑龙江科学技术出版社,2022.

［16］兰洪萍.常用护理技术［M］.重庆:重庆大学出版社,2022.

［17］屈庆兰.临床常见疾病护理与现代护理管理［M］.北京:中国纺织出版社,2020.

［18］李艳.临床常见病护理精要［M］.西安:陕西科学技术出版社,2022.

［19］于翠翠.实用护理学基础与各科护理实践［M］.北京:中国纺织出版社,2022.

［20］王婷,王美灵,董红岩,等.实用临床护理技术与护理管理［M］.北京:科学技术文献出版社,2020.

［21］王玉春,王焕云,吴江,等.临床专科护理与护理管理［M］.哈尔滨:黑龙江科学技术出版社,2022.

［22］陈若冰,朱慧,安晓倩.内科护理［M］.北京:中国医药科学技术出版社,2022.

［23］雷颖.基础护理技术与专科护理实践［M］.开封:河南大学出版社,2020.

［24］宋鑫,孙利锋,王倩,等.常见疾病护理技术与护理规范［M］.哈尔滨:黑龙江科学技术出版

社,2021.

[25] 邵秀德,毛淑霞,李凤兰,等.临床专科护理规范[M].济南:山东大学出版社,2021.

[26] 王艳.常见病护理实践与操作常规[M].长春:吉林科学技术出版社,2020.

[27] 尉伟,郭晓萍,杨继林.常见疾病诊疗与临床护理[M].广州:世界图书出版广东有限公司,2021.

[28] 张翠华,张婷,王静,等.现代常见疾病护理精要[M].青岛:中国海洋大学出版社,2021.

[29] 吴春格.临床护理研究指导[M].北京:科学技术文献出版社,2020.

[30] 张俊英,王建华,宫素红,等.精编临床常见疾病护理[M].青岛:中国海洋大学出版社,2021.

[31] 吴雯婷.实用临床护理技术与护理管理[M].北京:中国纺织出版社,2021.

[32] 杨志敏.临床护理探索与实践[M].长春:吉林科学技术出版社,2020.

[33] 李艳,赵丽华,宋蓓,等.实用护理学理论与护理技能[M].哈尔滨:黑龙江科学技术出版社,2021.

[34] 李淑杏.基础护理技术与各科护理实践[M].开封:河南大学出版社,2021.

[35] 孟凌春,刘琴.基础护理技术[M].广州:世界图书出版广东有限公司,2020.

[36] 王娜,张娜芹,马春梅,等.动脉瘤性蛛网膜下腔出血病人认知功能障碍的护理研究进展[J].护理研究,2019,33(7):1170-1173.

[37] 余文静,肖瑶,胡娟娟,等.预防围手术期患者低体温的最佳证据总结[J].中华护理杂志,2019,54(4):589-594.

[38] 李云飞,廖芯,张佩嘉,等.手术室护理安全管理理论与方法研究进展[J].护理研究,2019,33(12):2092-2096.

[39] 任丽艳.护理安全干预机制在手术室护理管理中的应用[J].护理研究,2020,34(20):3736-3737.

[40] 李宁.浅谈手术室护理对术后感染的干预作用[J].中国感染与化疗杂志,2023,23(2):273.